高等院校医学与生命科学系列新形态实验教材

人体解剖学实验

系统解剖学篇

主　编　王俊波　袁张根　王　征
副主编　季　华　王统彩　毕晓晨

ZHEJIANG UNIVERSITY PRESS
浙江大学出版社
·杭州·

图书在版编目(CIP)数据

人体解剖学实验.系统解剖学篇 / 王俊波，袁张根，
王征主编.— 杭州：浙江大学出版社，2024.5

ISBN 978-7-308-24905-8

Ⅰ.①人… Ⅱ.①王… ②袁… ③王… Ⅲ.①人体解
剖学－实验 Ⅳ.①R322－33

中国国家版本馆 CIP 数据核字(2024)第 086996 号

人体解剖学实验(系统解剖学篇)

王俊波　袁张根　王　征　主编

责任编辑	季峥(really @zju.edu.cn)
责任校对	潘晶晶
封面设计	林智广告
出版发行	浙江大学出版社
	(杭州市天目山路 148 号　邮政编码 310007)
	(网址：http://www.zjupress.com)
排　　版	杭州晨特广告有限公司
印　　刷	浙江省邮电印刷股份有限公司
开　　本	787mm×1092mm　1/16
印　　张	15.75
字　　数	401 千
版 印 次	2024 年 5 月第 1 版　2024 年 5 月第 1 次印刷
书　　号	ISBN 978-7-308-24905-8
定　　价	59.00 元

《人体解剖学实验(系统解剖学篇)》
编委会

前　言

随着教育改革的不断深入和"健康中国"战略的实施,医学教育中的实验教学越来越受到重视。人体解剖学作为医学专业的基础课程,与临床实践的关系尤为密切。为适应现代医学教育模式,着眼于应用型人才的培养,加强人体解剖学实验课程教学对医学生的培养具有重要意义。

本实验教材为人体解剖学实验之系统解剖学篇,由 16 章 33 个实验组成。每个实验包括实验目的、实验材料、实验提示、实验内容和实验拓展 5 个栏目,其中实验拓展包含练习题和微故事。

本实验教材以人民卫生出版社出版的《系统解剖学》(第九版)全国统编教材为基础,着重讲授系统解剖学的基础知识,注重与临床知识的紧密联系,并且通过每个实验的练习题进行强化巩固,体现综合性、简洁性、实用性和启发性等特点。

为便于学生学习,本书配套了数字新形态资源,学生通过扫描二维码,可以随意查看,并放大、旋转得到清晰的人体三维立体结构等。同时,我们不忘党的二十大报告指出的要全面贯彻党的教育方针,落实立德树人根本任务,坚持为党育人、为国育才,以培养"仁心仁术"之医学人才为使命,在书中增加了微故事等包含思政元素的内容。本实验教材主要供临床医学本科学生使用,也可供医学其他专业学生使用。

由于时间仓促,书中难免有欠妥之处,诚恳希望广大读者批评指正。

浙大城市学院

王俊波

2024 年 3 月

C目 录
Contents

第一部分　运动系统实验

第一章　骨　学

实验 1　总　论

【实验目的】

1. 掌握骨的形态、分类和构造。

2. 熟悉骨的化学成分和物理性质。

3. 了解骨生长发育过程中如何增长和增粗。

4. 了解骨的血管、神经和骨的可塑性。

【实验材料】

1. 完整的全身骨骼支架。

2. 纵行剖开的长骨标本,示骨松质、骨密质、骨膜、骨髓腔。

3. 骨髓标本,脱钙骨和煅烧骨。

4. 典型的长骨、短骨、扁骨和不规则骨。

【实验提示】

1. 观察全身的骨架时,注意骨骼的整体分布和不同形态骨的分布部位,思考骨的形态、位置与其所在部位的机能联系。不必过多注意骨之间的连结方式。

2. 观察骨骼标本时,要轻拿轻放,爱护标本。

3. 观察骨膜时用镊子轻轻夹起,注意勿夹损或撕脱。

4. 观察煅烧骨时应轻拿轻放。

【实验内容】

正常人体内有 206 块骨。

名　称	数　量
躯干骨	51 块(椎骨 24 块,肋骨 12 对,胸骨、骶骨和尾骨各 1 块)
颅　骨	23 块(脑颅骨 8 块和面颅骨 15 块)
上肢骨	64 块(上肢带骨 2 对和自由上肢骨 30 对)
下肢骨	62 块(下肢带骨 1 对和自由下肢骨 30 对)
听小骨	6 块(位于颅骨内,内容上属于感觉器部分)
合　计	206 块

1. 骨的形态分类

（1）长骨　主要分布于四肢，如股骨，呈长管状，有一体两端，两端处相对膨大，称为骺。

（2）短骨　主要成群位于既能负重运动又灵活的部位，如踝部和腕部。短骨形似立方体，常有多个关节面。

（3）扁骨　多呈板状，一般参与围成体腔的壁，起到保护和支撑作用，如颅盖骨、肋骨和髋骨等。

（4）不规则骨　形状不规则，如椎骨。有些不规则骨，如上颌骨、筛骨、蝶骨等内有与外界相通的腔隙，其具有生理意义。

2. 骨的构造

（1）骨膜　取 1 块没有去骨膜的标本，可见其表面有 1 层不光滑的软组织，用手术刀做 1 个"十"字形切口，然后用镊子缓慢撕开此层纤维性膜（即骨膜），在剥离过程中认真体会骨膜与骨之间的连结。

骨的构造

（2）骨质和骨髓　骨质包括骨松质和骨密质。取一纵形剖开的长骨标本观察，在骨中央可见一腔隙，称为骨髓腔；其周围的壁外层色淡且非常致密，称为骨密质；其内层的结构疏松，称为骨松质。骨密质在骨干处最厚，而趋向两端逐渐变薄。骨松质主要由骨小梁组成，骨小梁相互交织呈网状。骨松质主要存在于骨的两端（骺）。颅盖骨内、外侧的骨密质分别称为内、外板，两者之间的骨松质称为板障。再观察另 1 块剖开的湿骨标本，在骨髓腔及两端骨松质中充填的一些软组织即为骨髓。

（3）骨的 X 线片示教

1）在 X 线片上，可见到骨密质、骨松质和骨髓腔。

2）在幼儿胫骨上、下端可见有不显影的带状或线状部分，称骺软骨。与成人胫骨进行对照观察，可见在成人胫骨上、下端有 1 条均匀一致的白线，称骺线。

（4）骨的物理及化学特性

1）取煅烧骨一段，用手轻压，观察、体会骨的脆性。

2）取一段用稀盐酸浸过的骨，尝试是否可以将其弯曲，体会骨的弹性。

3）再取未经处理的骨，与上述两者比较，思考发生上述现象的原因。

3. 全身骨骼的配布

观察全身骨骼支架，注意不同形态骨的分布部位。如多分布于四肢的长骨，手腕部和足踝部的短骨，围成体腔的肋骨、胸骨、髋骨等，不规则骨椎骨等。

实验拓展

【练习题】

一、A1 型单项选择题

1. 哪块骨不是不规则骨　　　　　　　　　　　　　　　　　　　　（　　）

　　A. 蝶骨　　　　　　B. 上颌骨　　　　　　C. 筛骨　　　　　　D. 椎骨

　　E. 跟骨

2. 下列各骨中,不属于长骨者为 （ ）

    A. 胫骨   B. 肱骨   C. 跖骨   D. 掌骨

    E. 肋骨

3. 短骨不包括 （ ）

    A. 跟骨   B. 指骨   C. 大多角骨   D. 足舟骨

    E. 骰骨

4. 关于骨髓的叙述,不正确的是 （ ）

    A. 可分为黄骨髓和红骨髓

    B. 红、黄骨髓皆有造血功能,是人体最大的造血器官

    C. 胎儿及婴幼儿时期都是红骨髓

    D. 存于骨髓腔和骨松质中

    E. 短骨、扁骨、不规则骨和长骨骺的红骨髓终生存在

5. 下列对骨的描述,不正确的是 （ ）

    A. 骨属于一种器官   B. 成人通常有 206 块

    C. 主要由骨组织构成   D. 锁骨属于躯干骨

    E. 趾骨属于长骨

6. 下列对骨质的描述,不正确的是 （ ）

    A. 骨质分骨密质和骨松质   B. 骨密质分布于骨表面

    C. 颅盖骨的骨松质称板障   D. 颅盖骨表层的骨密质称骨盖

    E. 颅盖骨内有静脉经过

7. 以下关于骨基质的描述,不正确的是 （ ）

    A. 骨基质主要由有机质和无机质组成   B. 无机质主要为碱性磷酸钙

    C. 无机质赋予骨韧性   D. 有机质主要为胶原纤维和糖蛋白

    E. 有机质赋予骨弹性

二、A2 型单项选择题

1. 患者,女,18 岁,拟诊白血病,需进行骨髓穿刺来检查骨髓象。穿刺抽取红骨髓,适合
   穿刺抽取的骨骼为 （ ）

    A. 股骨   B. 髂骨   C. 肱骨   D. 椎骨

    E. 肩胛骨

2. 患者,男,2 岁,摔倒后因上肢疼痛就诊。经 X 线检查显示尺骨变形,诊断为青枝骨
   折。出现青枝骨折的原因是 （ ）

    A. 骨膜较厚   B. 有机质占 1/2

    C. 无机质占 30%   D. 骨髓以红骨髓为主

    E. 骨内膜造骨旺盛

三、X 型多项选择题

1. 骨由下列哪些组织构成 （ ）

    A. 骨质   B. 骨膜   C. 骨髓   D. 骨骼肌

    E. 骨连结

2. 骨按照形态分类,包括　　　　　　　　　　　　　　　　　　　　　　　　(　　)

   A. 躯干骨　　　　　　B. 骨干　　　　　　C. 不规则骨　　　　　　D. 短骨

   E. 髋

【微知识】

一、世界法医学鼻祖——宋慈

宋慈(1186—1249),字惠父,号自牧,福建路建宁府建阳县(今属福建南平)人。南宋官员、法医学家。

宋慈自幼受学于父,后相继受学于朱熹弟子吴稚、名儒真德秀等。他廉政爱民,执法严明,听讼清明,决事果断;制订办案规约,清整积案,理清曲直,雪冤禁暴;整顿盐运;赈灾济困,实行"济粜法",接济饥民。南宋淳祐九年(1249 年)逝世,获赠朝议大夫。

宋慈办案注重实地检验。他总结了多代法医的经验,再加上本人四任法官期间的心得,于淳祐七年(1247 年)撰成《洗冤集录》五卷。该书记载验伤、验尸、血型鉴定、检骨、死伤鉴别、毒物分辨,以及急救法、治服毒药方等,是世界上最早的法医学专著,不少内容至今仍可借鉴。该书对宋、元、明、清各代的司法检验工作有重要的影响,后被译成法、英、荷、德、日、朝、俄等多种文字,在世界各国广泛流传,对法医学的发展有重大贡献。因此,他有"世界法医学鼻祖"之称。

二、影响骨生长的因素

骨对我们十分重要。那么,影响骨生长的因素有哪些?

①遗传因素,为主要因素。研究表明,身高与遗传因素高度相关。男、女身高分别有79％、92％受遗传因素影响,所以有人说"父母高,子女相对较高"。

②充足的阳光。阳光的照射能促进皮肤中的胆固醇转化为钙。

③维生素 D。

④无机盐,如钙、磷、锌。

⑤生长激素、甲状腺激素等。

⑥适当的体育锻炼。体育锻炼能加速血液循环,加快人体新陈代谢。

⑦其他因素,如慢性肾炎等。

思考:鱼肝油、蛋黄、瘦肉、豆类及海洋动物等食物中,哪些含钙量大?

实验 2　躯干骨

【实验目的】

1. 掌握躯干骨的组成。

2. 掌握椎骨的一般形态和各部椎骨的主要特征。

3. 掌握胸骨的基本形态、分部,以及胸骨角的特征和临床意义。

4. 掌握肋的组成和分类,如真肋,假肋,以及肋骨的一般形态、结构;熟悉第1肋的特征。

5. 掌握躯干骨重要的骨性标志,如颈动脉结节、第 7 颈椎棘突(隆椎)、胸骨角、剑突、骶岬、骶角。

【实验材料】

1. 各部椎骨：颈椎、胸椎、腰椎、骶骨和尾骨,肋骨,胸骨。
2. 全身骨骼支架。

【实验提示】

1. 观察骨骼标本时,应对照教材上的插图,准确地将其放在解剖学方位上,即分清其上、下、前、后、左、右各方向,因为结构的位置是以解剖学方位为基准的。观察时参照完整的骨架,更易弄清楚相对的位置关系。
2. 在活体上摸认各重要的骨性标志。
3. 实习完毕后必须把标本整理好,发现缺失和损坏者,应及时报告任课老师。

【实验内容】

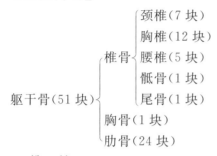

$$躯干骨(51块)\begin{cases} 椎骨\begin{cases} 颈椎(7块) \\ 胸椎(12块) \\ 腰椎(5块) \\ 骶骨(1块) \\ 尾骨(1块) \end{cases} \\ 胸骨(1块) \\ 肋骨(24块) \end{cases}$$

1. 椎　骨

(1)椎骨的一般结构　取胸椎标本观察椎骨的一般结构。

1)解剖学方位的确定　解剖学形态结构和位置之间关系的描述通常依据解剖学方位。因此,在教师示教和学生实习过程中,首先是确定手中所持标本的解剖学方位,如果是左右对称的结构,还要区别是左侧还是右侧。胸椎解剖学方位的确定依据是：大的圆柱体结构为椎体,朝前放置,椎体之间的连结面为水平位,后方向下的凸起为棘突,尖朝向后下方。

2)形态结构的观察　每一椎骨通常由椎体、椎弓以及椎弓发出的 7 个凸起组成。椎体在前,呈短圆柱形,椎体的后面稍凹。椎弓在椎体的后方,与椎体之间形成椎孔。实际观察整条脊柱,全部椎骨的椎孔串连在一起形成 1 个管状结构,即椎管。观察椎弓：其与椎体相连结的部分短而细,称为椎弓根。椎弓根的上、下缘处凹陷成缺口,分别称为椎上切迹和椎下切迹,尤其是椎下切迹凹陷较为明显。上一椎骨的椎下切迹和下一椎骨的椎上切迹合成椎间孔,手拿相邻 2 块椎骨呈上下位放置后从其侧面观察,结合观察整体脊柱标本的侧面,并用镊子从椎间孔进入椎管,体会两者之间的关系。椎间孔内有脊神经通过,可结合尸体标本观察椎间孔内通行的脊神经。椎弓后面部分的板状结构称为椎弓板。椎弓表面附着有 7 个凸起：1 个向后,称棘突;1 对伸向两侧,称横突;1 对向上,称上关节突;1 对向下,称下关节突。上、下关节突都有光滑的关节面。将手中的椎骨呈上下位放置或从整体脊柱标本的侧面观察上一椎骨的下关节突和下一椎骨的上关节突是如何相关节的。

胸椎

(2)各部椎骨的特点

1)颈椎　共有 7 个,除第 1、2、7 颈椎有较特殊的形态外,其他颈椎有一些共同的特征。

① 颈椎的共同特征：椎体较小,椎孔大且近似三角形,横突上有一小孔为横突孔,颈椎

棘突粗短、末端常有分叉。

② 特殊颈椎

第1颈椎（寰椎）：为1个卵圆形的骨环，因此又名寰椎。寰椎没有椎体，也没有棘突和关节突，主要由两侧骨质肥厚的侧块及连结于侧块之间的前弓与后弓构成。在观察过程中根据以下特征确定手中所持寰椎的解剖学方位：2个侧块的上、下均有关节面，其中凹陷较深的为上关节面，与枕骨的枕髁相连结；2个弓中，1个稍短而且曲度小的为前弓，前弓的后面中部有关节凹（齿突凹），与第2颈椎的齿突相关节；侧块的下面有圆形的下关节面，与第2颈椎相连结。

寰椎

第2颈椎（枢椎）：又名枢椎，其主要特点是椎体有一向上的凸起，为齿突。齿突前面有关节面，与寰椎的前弓关节凹相关节。将寰椎和枢椎按照解剖学方位上下放置在一起，认真体会两者之间的连结。

枢椎

第7颈椎（隆椎）：又名隆椎，其主要特点是棘突特长而粗大，其末端变厚而不分叉。当头向前屈颈时，可在活体上触摸到一明显凸起处，即隆椎的棘突，它常作为计数椎骨的骨性标志。

2）胸椎　共12个，其主要特点为椎体两侧和横突上均有较光滑的凹陷，是与肋骨的肋头、肋结节相连结的关节面，分别称为上、下肋凹和横突肋凹。棘突较长，斜向后下方，互相掩盖，呈叠瓦状排列。上、下关节突的关节面呈冠状位。将相邻的2块胸椎按照解剖学方位上下放置在一起，然后将一肋骨的后端与它们连结在一起，并结合整体骨架标本，观察它们之间是如何连结的。

3）腰椎　共5个，其主要特点为椎体特别肥大，棘突为一长方形骨板，呈矢状位水平向后伸。上、下关节突的关节面呈矢状位。

4）骶骨　成人骶骨由5个骶椎融合而成。在观察过程中首先要确定手中所持标本的解剖学方位：光滑略凹陷的面为其前面，较细的一端向下。骶骨的形态近似三角形，上宽下尖，前面略凹陷且光滑，后面粗糙不平。骶骨上端的宽阔部为骶骨底，其前缘中份向前凸出，称为岬，为女性骨盆测量的重要标志。骶骨尖向下与尾骨相接。骶骨两侧的上方有耳状面，与髋骨的耳状面构成骶髂关节。骶骨前面可见4对骶前孔，后面有4对骶后孔。在骶骨内有一纵贯骶骨的管道，称为骶管，该管下端的三角裂孔是骶管裂孔。在骶管裂孔下部两侧各有一向下的凸起称为骶角，可在活体上触摸到，此为临床骶管麻醉时寻找骶管裂孔的重要的骨性标志。用镊子或探针认真体会骶前、后孔与骶管的关系。骶前孔和骶后孔都有脊神经通过。

5）尾骨　由4～5个尾椎融合而成。尾骨近似三角形，上接骶骨尖。人类尾骨逐渐退化。

2. 肋

由肋骨和肋软骨构成，共12对。只观察肋骨。在观察之前，首先是确定手中所持肋骨的解剖学方位：前端扁平且较宽，借肋软骨与胸骨相连。体部扁平，有内侧、外侧两面及上、下两缘。后端有一略呈圆形膨大的，称为肋头。内面下方有1条纵行的浅沟，称为肋沟。肋骨除第1肋之外，其余各肋结构大致相同。肋骨细而长，为呈弓形弯曲的扁骨，分为前、后两端及中部的体3个部分。肋间血管和神经沿肋体内侧面近下缘处的肋沟走行。后端为肋头，其有关节面与邻近两胸椎体肋凹相接。肋头的外侧有肋结节，结节上也有关节面与胸椎横突肋凹相接。观察第1肋，近内缘处上面前份有一小凸起，即前斜角肌结节，为前斜角肌附着处。其前、后方分别有锁骨下静脉沟和锁骨下

肋骨

动脉沟。

3．胸　骨

观察整体骨架标本,结合触摸自身胸前部正中体会胸骨的位置和骨性标志。在实习过程中将胸骨放置于解剖学方位,即上宽下尖,前面略凸起。胸骨属于扁骨,自上而下分为胸骨柄、胸骨体和剑突3个部分。胸骨柄的上缘正中的切迹为颈静脉切迹,在活体上可以触摸到。胸骨中部呈长方形,称为胸骨体,其与胸骨柄相接处形成突向前方的横行隆起,称为胸骨角,在活体能够触摸到,其两侧接第2肋软骨或第2肋间隙,是计数肋的重要骨性标志。剑突薄而狭长,其形状不一,有的穿孔,或末端分叉。

在观察躯干骨的同时,可对照标本,在自身摸认下列骨性标志:隆椎棘突、骶角、颈静脉切迹、胸骨角、剑突、肋骨。

实验拓展

【练习题】

一、A1 型单项选择题

1. 典型胸椎形态的主要特点为 （　　）

　　A. 有横突肋凹,棘突朝后,关节突的关节面呈水平位

　　B. 椎体有肋凹,上、下关节突的关节面呈冠状位

　　C. 棘突朝下后方,上、下关节突的关节面呈矢状位

　　D. 有横突肋凹,棘突呈板状平伸向后

　　E. 横突有孔,关节突的关节面呈矢状位

2. 有关骶骨的描述的是正确 （　　）

　　A. 5 块骶椎的棘突融合成骶中间嵴　　　B. 骶骨的前面通常有 5 对骶前孔

　　C. 骶骨底的前缘中份向前隆凸,叫岬　　D. 骶管裂孔两侧向下凸出,称骶脚

　　E. 骶管容纳脊髓骶段

3. 胸骨角是下列哪 2 个部分的连结处 （　　）

　　A. 胸骨和第 2 肋　　　　　　　　　　　B. 胸骨柄与胸骨体

　　C. 胸骨与锁骨　　　　　　　　　　　　D. 胸骨体与剑突

　　E. 以上都不对

4. 有关肋的描述,正确的是 （　　）

　　A. 第 10、11 肋又称浮肋　　　　　　　B. 第 3 肋前端正对胸骨角

　　C. 第 1 肋的下面有锁骨下动、静脉沟　　D. 第 1 肋骨的内缘前份有前斜角肌结节

　　E. 第 6～12 肋前端连结形成肋弓

5. 下列不能用于计数肋骨和椎骨的结构是 （　　）

　　A. 隆椎棘突　　　　　B. 肋弓　　　　　　C. 胸骨角　　　　　　D. 肩胛骨下角

　　E. 上述结构都不可以

6. 关于椎骨的叙述,正确的是 （　　）

　　A. 分颈、胸、腰、骶、尾椎,5 块腰椎融合成 1 块腰骨

B. 椎骨由前面的椎体、后面的椎弓组成,两者围成椎孔

C. 相邻椎骨的椎弓板之间围成椎间孔

D. 椎间孔上下贯连,形成椎管

E. 从椎弓上发出棘突、横突、上关节突、下关节突各 1 对

7. 第 7 颈椎的形态结构特征不包括　　　　　　　　　　　（　　）

A. 又名隆椎　　　　　　　　　　B. 棘突长而不分叉

C. 活体易于触及　　　　　　　　D. 常作为计数椎骨序数的标志

E. 横突孔有椎动脉经过

8. 椎骨的一般形态不包括　　　　　　　　　　　　　　　（　　）

A. 前方的椎体　　　　　　　　　B. 后方的椎弓

C. 椎弓分椎弓根和椎弓板　　　　D. 椎弓板发出 5 个凸起

E. 棘突 1 个

9. 胸骨角向后平对　　　　　　　　　　　　　　　　　　（　　）

A. 第 2 胸椎下缘　　　　　　　　B. 第 3 胸椎下缘

C. 第 4 胸椎下缘　　　　　　　　D. 第 5 胸椎下缘

E. 第 6 胸椎下缘

10. 胸椎的形态结构特征是　　　　　　　　　　　　　　　（　　）

A. 关节突关节面呈水平位　　　　B. 横突肋凹与肋结节相关节

C. 棘突特别短　　　　　　　　　D. 第 1 胸椎有横突孔

E. 椎体横断面呈肾形

11. 颈椎的形态结构特征为　　　　　　　　　　　　　　　（　　）

A. 椎体粗壮　　　　　　　　　　B. 椎体横断面呈肾形

C. 椎孔较大,呈三角形　　　　　　D. 关节突的关节面近似冠状位

E. 棘突呈板状,水平伸向后方,彼此之间的间隙较大

12. 肋的形态结构特征是　　　　　　　　　　　　　　　　（　　）

A. 第 1～8 肋前端连于胸骨,称为真肋　　B. 第 9～10 肋软骨连成肋弓

C. 外面近下缘处有肋沟　　　　　D. 分为真肋和假肋

E. 肋属扁骨

13. 胸骨角平对　　　　　　　　　　　　　　　　　　　　（　　）

A. 第 1 肋　　　　B. 第 2 肋　　　　C. 第 3 肋　　　　D. 第 4 肋

E. 第 5 肋

14. 颈椎的形态结构特征是　　　　　　　　　　　　　　　（　　）

A. 关节面都呈冠状位　　　　　　B. 横突孔只存在于第 1～6 颈椎

C. 都有棘突　　　　　　　　　　D. 都有关节突

E. 第 6 颈椎横突末端前有颈动脉结节

15. 第 2 颈椎的特征不包括　　　　　　　　　　　　　　　（　　）

A. 又名枢椎　　　　　　　　　　B. 有椎体

C. 与寰椎前弓后面的齿突凹相关节　D. 体积最大

E. 向上伸出齿突

16. 第3～6颈椎的形态结构特征包括 （　　）

    A. 椎体大,呈心形　　　　　　　　　B. 横突末端有颈动脉结节

    C. 有横突孔　　　　　　　　　　　　D. 上、下关节突的关节面呈冠状位

    E. 棘突长而不分叉

17. 有肋凹的椎骨是 （　　）

    A. 第1颈椎　　　B. 第2颈椎　　　C. 第7颈椎　　　D. 胸椎

    E. 腰椎

二、A2 型单项选择题

1. 患者,男,20岁,外伤后自觉腰背痛,经 X 线检查诊断为第12胸椎压缩性骨折。第12
   胸椎的形态结构特征是 （　　）

    A. 椎体横断面呈椭圆形　　　　　　B. 无肋弓

    C. 棘突短而分叉　　　　　　　　　D. 上关节突关节面朝向后

    E. 横突有横突孔

2. 患者,男,35岁,头痛,恶心、呕吐,发热,体格检查显示脑膜刺激征阳性,诊断为脑脊
   髓膜炎。在第3腰椎和第4腰椎棘突间行腰椎穿刺,抽脑脊液化验。腰椎的棘突特
   征是 （　　）

    A. 短而分叉　　　　　　　　　　　B. 长而不分叉

    C. 呈叠瓦状　　　　　　　　　　　D. 呈板状,水平向后延伸

    E. 向下倾斜排列

3. 患者,男,20岁,因肛肠手术,需行椎管内麻醉。麻醉药物可经何处注入骶管 （　　）

    A. 骶粗隆　　　B. 骶管裂孔　　　C. 骶前孔　　　D. 骶后孔

    E. 骶角

4. 肛门、会阴部手术时,患者取左侧卧位,弯腰低头曲背,两手抱膝。医生采用骶管麻醉
   技术,将麻醉药物注入骶管。骶管麻醉的体表标志是 （　　）

    A. 骶岬　　　　B. 骶粗隆　　　C. 骶角　　　D. 尾骨尖

    E. 骶后孔

三、B1 型单项选择题

（1～3题共用备选答案）

    A. 第2～6颈椎　　B. 胸椎　　　C. 腰椎　　　D. 寰椎

    E. 隆椎

1. 椎体粗壮、呈肾形的是 （　　）

2. 棘突末端分叉的是 （　　）

3. 椎体横断面呈心形的是 （　　）

（4～7题共用备选答案）

    A. 寰椎　　　　B. 枢椎　　　　C. 隆椎　　　D. 胸椎

    E. 腰椎

4. 呈环状,无椎体、棘突和关节突的椎骨是 （　　）

5. 由前弓、后弓和侧板组成,前弓后面有齿突凹的椎骨是 （　　）

6. 具有齿突的椎骨是 （　　）

7. 棘突特别长,末端不分叉,在活体易于摸到,为计数椎骨序数的标志的椎骨是 （　　　）

四、X型多项选择题

1. 下列有关胸骨的叙述,错误的有 （　　　）
   A. 分为体和剑突2个部分　　　　　　B. 体上缘有颈静脉切迹
   C. 胸骨角平对第2肋　　　　　　　　D. 胸骨角平对第4胸椎下缘
   E. 剑突下端游离

2. 躯干骨包括 （　　　）
   A. 椎骨　　　　　B. 胸骨　　　　　C. 肋骨　　　　　D. 锁骨
   E. 胫骨

3. 下列有关椎骨的描述,错误的有 （　　　）
   A. 颈椎横突有孔　　　　　　　　　　B. 第2颈椎又称枢椎
   C. 胸椎仅横突有肋凹　　　　　　　　D. 成人椎骨有32～34块
   E. 椎体和椎弓围成椎孔

4. 胸骨正确的说法有 （　　　）
   A. 从上向下由4个部分组成　　　　　B. 胸骨柄、体相连处稍向前凸出
   C. 胸骨两侧连结肋软骨　　　　　　　D. 胸骨柄上缘中部凹陷称颈静脉切迹
   E. 胸骨柄与剑突相连处两侧连结第4肋软骨

5. 骶骨的特征有 （　　　）
   A. 骶管上口称骶管裂孔　　　　　　　B. 有4对骶后孔
   C. 有5对骶前孔　　　　　　　　　　D. 由5块骶椎融合而成
   E. 关节突融合后形成骶外侧嵴

【微知识】

无语良师

没有解剖学就没有医学。人体解剖学是医学生必修的重要基础课程。在人体解剖学的教学过程中,遗体捐献者做出了巨大的贡献。"大体老师""无语良师"是医学生对遗体捐献者的尊称。他们是带领医学生走进医学殿堂的引路人。他们的生命已然终结,却无私浇灌他人的健康之树;他们的躯体不再完整,却时刻庇佑他人的生命周全。

陈锡臣先生是浙江大学教授,不爱高谈阔论,内心却有着坚定的原则与高远的信念。他的夫人王梦仙女士一直受到众人的敬重,因为她不仅平易近人,而且心系民众。王梦仙女士在身体虚弱的情况下,萌生了把自己的遗体捐献给医学院进行研究的想法。陈锡臣先生不仅赞成妻子的想法,而且提出了捐献自己遗体的意愿。正如他们的儿子陈天来老师所说:"我父亲是被我母亲带动着捐献遗体的。"

在2016年的那个春天,夫妇俩相继离世,仅仅相距56天。他们的姓名,永远留在了"无语良师"碑上,紧紧相连。

一鲸落,万物生。无语良师将生命的衰竭转化为无数意识的苏醒与启蒙,以突破世俗障碍的勇气去触发最后一次回响,带领医学生揭开人体结构的神秘面纱,将自己的身躯献给医学,完成最后的谢幕。

实验 3 颅 骨

【实验目的】

1. 掌握颅骨的组成和功能。
2. 熟悉脑颅骨的名称和位置。
3. 掌握筛骨、蝶骨、颞骨的分部及各部的重要结构。
4. 熟悉面颅骨的名称和位置。
5. 掌握上、下颌骨的分部、形态和重要结构。
6. 掌握眶、骨性鼻腔的位置、形态和重要结构。
7. 掌握鼻旁窦的概念,以及它们的名称和位置。
8. 掌握颅的侧面观结构:翼区(翼点)、颧弓、颞窝、颞下窝和翼腭窝。
9. 熟悉颅的上面观。
10. 掌握颅底内、外面观的形态结构。
11. 熟悉新生儿颅的特征及生后的变化。
12. 掌握颅骨的重要骨性标志:下颌角、颧弓、乳突、枕外隆凸。

【实验材料】

1. 成套分离颅骨和完整颅。
2. 冠状切颅骨,示颅底的内面和外面。
3. 矢状切颅骨和新生儿颅骨。

【实验提示】

1. 颅骨某些部位骨质薄而易碎,拿起或放下时,动作要小心轻柔。尤其是两眼眶之间的部分,切勿用手指插入眼眶或鼻腔内,否则可能会弄碎菲薄的骨板。要用手托住颅底,手指可伸入枕骨大孔协助固定。操作时最好使用双手。

2. 观察分离颅骨时,必须随时对照完整颅观察,这样才能充分理解分离颅骨及其重要结构在整体颅上的位置。

3. 颅骨的形态结构和位置关系极为复杂。在实习时,一定要将实物标本与参考书和图谱中的插图结合观察,以帮助确认各块骨的解剖学位置和寻找一些重要结构。

4. 注重颅骨的整体观察和一些局部结构,例如,前面观察时注意眼眶的构成、鼻腔外侧壁的结构、硬腭的构成。在观察颅底的上面和下面时,注重一些孔裂的通向,可用细丝,如细的枝条或塑料管体会孔裂的走向。

【实验内容】

$$
颅骨(23块)
\begin{cases}
脑颅骨(8块)
\begin{cases}
成对(2对):顶骨、颞骨\\
不成对(4块):额骨、枕骨、蝶骨、筛骨
\end{cases}\\
面颅骨(15块)
\begin{cases}
成对(6对):鼻骨、泪骨、上颌骨、颧骨、腭骨、下鼻甲\\
不成对(3块):梨骨、下颌骨、舌骨
\end{cases}
\end{cases}
$$

颅骨(可分开)

颅骨共 23 块(6 块听小骨不统计在内),分脑颅骨和面颅骨 2 个部分。取完整颅,去顶盖颅、矢状切半边颅和分离颅骨观察。

1. 脑颅骨

脑颅位于颅的后上部，由8块颅骨组成，共同围成颅腔。

（1）额骨　1块，位于颅的前上部，即额部。额骨分为额部、眶部和鼻部，内含空腔，称为额窦。

（2）顶骨　2块，位于额骨的后方，中线的两侧。

（3）枕骨　1块，位于顶骨的后方，构成颅的后下部。枕骨前下部有一大孔为枕骨大孔，借此分为前方的基底部、后方的鳞部和两侧的外侧部。

（4）颞骨　2块，位于顶骨的下方，参与颅腔外侧壁和颅底的构成。颞骨分为鳞部、鼓部和岩部。岩部内含有前庭蜗器官。

（5）蝶骨　1块，位于颅底中部，枕骨的前方，因形似蝴蝶而得名。蝶骨分为蝶骨体、大翼、小翼、翼突。蝶骨体内含空腔，称为蝶窦。

（6）筛骨　1块，位于颅底，在蝶骨的前方及左、右两眼眶之间。筛骨分为筛板、垂直板、筛骨迷路。筛骨内含空腔，称为筛窦。

2. 面颅骨

面颅位于颅的前下部，由15块颅骨组成，共同构成颜面的骨性基础。

（1）上颌骨　2块，位于面颅的中央。上颌骨分为上颌体和4个凸起（额突、颧突、牙槽突、腭突）。上颌骨体内含空腔，称为上颌窦。

（2）鼻骨　2块，位于上颌骨的内上方，居两眼眶之间，即鼻根部。

（3）颧骨　2块，位于上颌骨的外上方，构成面颊部凸起的骨性基础。

（4）泪骨　2块，构成眶内侧壁的前部。

（5）下鼻甲　2块，位于鼻腔外侧壁的下部。

（6）腭骨　2块，位于上颌骨的后方。腭骨分为水平板和垂直板2个部分。

（7）犁骨　1块，为垂直位呈斜方形骨板，构成鼻中隔的后下部。

（8）下颌骨　1块，位于面部下方，可分为一体和两支。下颌体呈蹄铁形，其上缘有容纳下颌牙的牙槽。下颌体的前外侧有1对颏孔。下颌支位于体的后外方，其上缘有2个凸起，前为冠突，后为髁突。髁突的上端膨大成为下颌头。下颌支内侧面有一孔，称为下颌孔。由孔插入细丝可通入下颌管，此管贯通骨质，开口于颏孔。下颌支的后缘和体的下缘相交之角为下颌角，在活体下颌骨下缘和下颌角都可以触摸到。

（9）舌骨　1块，呈"U"字形，位于下颌骨的下方。舌骨分为体、大角、小角3个部分。舌骨体和大角在活体颈部前面上缘的深处可以触摸到。

3. 完整颅

（1）颅盖　取完整颅，从上方观察颅盖，可以看到额骨、顶骨和枕骨的一些部分。额骨和顶骨之间连结的缝为冠状缝，两顶骨连结的缝为矢状缝，顶骨和枕骨连结的缝为人字缝。

（2）颅底

1）颅底内面（上面）观　取1块去掉颅盖骨的颅骨标本观察，可见颅底的内面有3个明显的凹陷，自前向后分别称为颅前窝、颅中窝和颅后窝。各窝内有许多特殊的形态结构和裂孔，这些裂孔大多数与颅外相通，故观察时可借助细丝查看它们连通颅外的位置。

颅底内面观

①　颅前窝：在颅底的最前部，较浅，由额骨、筛骨和蝶骨构成，窝的中部低凹处是狭长骨板，为筛板。板上有许多孔，称为筛孔，下通鼻腔，在实习观察时可见从骨性鼻腔透过的光线，两者之间仅有薄的筛板相分隔，因此，此处为颅底骨易发生骨折之处。颅前窝两外侧部下邻眼眶，可以将食指和拇指分别放置于颅前窝和眼眶内感觉两者之间的骨板，注意动作要轻柔。

②　颅中窝：主要由蝶骨和颞骨构成。颅中窝中央是蝶骨体的上面，其中央的凹陷称为垂体窝，窝的前方有一浅沟，称为交叉沟，其向两侧通过视神经管通眼眶。在垂体窝和交叉沟内分别有垂体和视交叉，此形态结构特点具有两种临床意义：一是垂体肿瘤可以压迫前方的视交叉，从而损害视觉；二是有垂体肿瘤时，可以从头部侧面的X线片上观察到垂体窝的扩大。在视神经管的外侧还有通向眼眶的裂隙，称为眶上裂。视神经管和眶上裂内有重要的神经通过。在颅中窝蝶骨体两侧有3对自内前向外后方的小孔，分别为圆孔、卵圆孔和棘孔。它们分别有上颌神经、下颌神经和脑膜中动脉通过。从颅底的上面观察左右3对小孔的位置排列呈"八"字形。

③　颅后窝：在颅底后部，而且最大和最深，主要由颞骨岩部和枕骨构成。颅后窝的中央部分有一斜坡面，是枕骨基底部的上面，称为枕骨斜坡，其上面与脑桥和延髓相邻。因此，枕骨基底部骨折容易损伤其上面的脑桥和延髓，从而危及生命。枕骨斜坡的前外侧为颞骨岩部的后面，其中央部分的孔为内耳门，由此孔通内耳道。颅后窝的中央有枕骨大孔，其前外侧有舌下神经管，内有舌下神经通过。枕骨大孔的后部可见横行的浅宽的沟，称为横窦沟，向前延续为乙状窦沟，乙状窦沟末端终于颈静脉孔。横窦沟和乙状窦沟内分别有横窦和乙状窦，而颈静脉孔处除了有乙状窦延续成颈内静脉通过之外，还有许多重要的神经从此孔通过。

2）颅底外面（下面）观　将颅翻转，结合摘去的下颌骨观察颅底下面，注意上、下方向已与解剖学位置相反。

颅底下面后部中央有枕骨大孔，其后上方的隆凸为枕外隆凸，枕骨大孔的前外侧有椭圆形隆起，称为枕骨髁。其上方有舌下神经管，内有舌下神经通过。枕骨髁的外侧靠前方有一不规则的孔，为颈静脉孔。此孔前方的圆形孔为颈动脉管外口，颈内动脉从此处进入颅腔。在颈静脉孔的外侧有一细长的凸起，称为茎突。茎突的后外方有圆形隆起，称为乳突，其属于颞骨的一部分，在活体耳垂的后方可以触摸到。茎突与乳突之间的孔，称为茎乳孔，内有面神经通过。其前方的深窝为下颌窝，其与下颌骨相关节，将拇指放置于耳屏的前方，然后做张口闭口运动，便可以感觉到下颌头在下颌窝的移动。下颌窝前方的横行隆起，称为关节结节。颅底下面前部的中央部分为硬腭，思考硬腭是由哪些骨构成的。硬腭后缘的上方有左、右鼻后孔，两孔之间为犁骨后缘。

（3）颅的前面　从颅前面观察，可见颅前面主要由额骨、颧骨、鼻骨、上颌骨和下颌骨构成，它们共同构成面部轮廓的骨性基础以及围成骨性眼眶和鼻腔。

1）眼眶　呈锥体形，可分尖、底和四壁。尖向后内，有视神经管通颅腔。底为眶口，朝向前，在眶上缘可见眶上孔（或眶上切迹），在眶下缘的下方有眶下孔。眼眶上壁为颅前窝的底，眼眶内侧壁邻接鼻腔的筛窦，在其前部有泪囊窝，向下延续为鼻泪管，通入鼻腔。试用探针从泪囊窝向下通入鼻泪管，可达下鼻道。眼眶下壁主要是上颌骨，其与上颌窦邻接，此壁的后部以眶下裂与外侧壁相隔。眼眶外侧壁较厚，后部有眶上裂，通颅腔。眶下裂和眶上裂内有重要的血管、神经通过。

2）骨性鼻腔　在鼻腔中部有骨性薄板为鼻中隔，但鼻中隔并非完全居于正中。在正中矢状切面的颅骨标本或鼻腔外侧壁模型上观察,可见骨性鼻腔的外侧壁上有 3 片骨性凸起,从上而下分别为上鼻甲、中鼻甲和下鼻甲,其中除了下鼻甲是独立的骨附着于鼻腔侧壁以外,上鼻甲和中鼻甲是筛骨迷路内侧面的骨性隆起,属于筛骨上的结构。各鼻甲下方分别为上鼻道、中鼻道和下鼻道,从骨性标本上可见一些孔道开口于鼻道,它们是鼻旁窦和鼻泪管的开口。

　　3）鼻旁窦　共 4 对,包括额窦、蝶窦、筛窦和上颌窦。额窦位于额骨内,开口于中鼻道。蝶窦是位于蝶骨体内的空腔,开口于上鼻甲的后上方。筛窦位于筛骨迷路内,由许多不规则的小房组成,可分前、中、后三组小房,其中前、中组小房开口于中鼻道,后组小房开口于上鼻道。上颌窦最大,位于上颌骨内,开口于中鼻道,但上颌窦口高于窦底部,故在直立时引流不畅,感染后容易形成慢性炎症。

　　(4) 颅的侧面　在完整颅侧面观察,可见其中部有一骨性孔,为外耳门。外耳门前为颧弓,在颧弓上方有一较大的凹陷,称为颞窝,在颞窝内有额、顶、蝶、颞 4 骨相结合所形成的翼点。此处骨质薄弱,在受外力打击时容易发生骨折,而且在翼点的内面有脑膜中动脉前支通过,因此,骨折容易累及脑膜中动脉。颧弓下方、上颌体和颧骨后方的不规则间隙为颞下窝,向上与颞窝连通。颞下窝向内侧通过翼上颌裂与翼腭窝相通。翼腭窝向外通颞下窝,向前借眶下裂通眶,向内借腭骨与蝶骨围成的蝶腭孔通鼻腔,向后借圆孔通颅中窝,借翼管通颅底外面,向下移行于腭大管,继经腭大孔通口腔。借助细枝条体会翼腭窝的连通。在颧弓后端的下方有一凹陷,称为下颌窝,其与下颌骨的下颌头相关节。在实习时,将下颌骨按照解剖学方位放回原位,然后上下活动下颌骨,认真观察下颌头在下颌窝内的运动。或者将拇指放置于耳屏的前方,然后做张口闭口运动,认真体会下颌头在下颌窝的运动。

　　(5) 新生儿的颅　观察婴儿头颅标本,颅顶诸骨尚未完全愈合,在一些部位具有膜性结构,称为颅囟。前囟:位于冠状缝与矢状缝会合处,呈菱形;后囟:位于人字缝与矢状缝会合处,呈三角形;另外还有蝶囟和乳突囟。前囟和后囟的形态学特征在临床上对产妇胎儿体位的确定具有极其重要的意义。

　　结合颅骨的观察,请在自己身体上触摸并确认下列骨性标志:乳突、枕外隆凸、下颌角、下颌头和颧弓。

实验拓展

【练习题】

一、A1 型单项选择题

1. 以下颅骨中,成对的是　　　　　　　　　　　　　　　　　　　　　　(　　)
   A. 下颌骨　　　　　　B. 犁骨　　　　　　C. 枕骨　　　　　　D. 蝶骨
   E. 顶骨

2. 垂体窝位于下列哪块骨的上面　　　　　　　　　　　　　　　　　　(　　)
   A. 筛骨　　　　　　B. 额骨　　　　　　C. 上颌骨　　　　　　D. 颞骨岩部
   E. 蝶骨

3. 脑颅骨不包括　　　　　　　　　　　　　　　　　　　　　　　　　(　　)
   A. 蝶骨　　　　　　B. 颧骨　　　　　　C. 筛骨　　　　　　D. 额骨

E. 颞骨

二、A2 型单项选择题

1. 患儿,男,14 岁,从滑板上摔下来,头撞在柏油路上。影像学检查显示蝶鞍破坏。损伤的骨是 （　）

  A. 筛骨　　　　B. 枕骨　　　　C. 额骨　　　　D. 蝶骨

  E. 顶骨

2. 患儿,男,1 个月,颅内感染后出现颅内水肿,导致颅内压升高。体格检查发现前囟隆起。前囟闭合于 （　）

  A. 1～2 个月　　B. 3～4 个月　　C. 5～6 个月　　D. 1～2 岁

  E. 3～4 岁

三、B1 型单项选择题

（1～4 题共用备选答案）

  A. 颞骨　　　　B. 蝶骨　　　　C. 筛骨　　　　D. 额骨

  E. 枕骨

1. 组成乳突的骨是 （　）
2. 组成茎乳孔的骨是 （　）
3. 组成翼突的骨是 （　）
4. 组成中鼻甲的骨是 （　）

（5～7 题共用备选答案）

  A. 颞骨　　　　B. 蝶骨　　　　C. 舌骨　　　　D. 下颌骨

  E. 犁骨

5. 属于含气骨的是 （　）
6. 参与构成鼻中隔的是 （　）
7. 成对的骨是 （　）

四、X 型多项选择题

1. 参与翼点形成的骨有 （　）

  A. 额骨　　　　B. 顶骨　　　　C. 枕骨　　　　D. 筛骨

  E. 蝶骨

2. 前囟位于下列哪些结构相接处 （　）

  A. 矢状缝　　　B. 冠状缝　　　C. 人字缝　　　D. 枕内隆凸

  E. 枕外隆凸

3. 下颌骨包括 （　）

  A. 髁突　　　　B. 冠突　　　　C. 下颌头　　　D. 下颌窝

  E. 翼肌粗隆

实验 4　上肢骨

【实验目的】

1. 掌握上肢骨的组成、名称和位置。

2. 掌握肱骨、桡骨、尺骨的位置、形态及主要结构。

3. 熟悉手骨的分部和各骨的形态、结构；掌握腕骨的名称及排列顺序。

4. 掌握上肢骨重要的骨性标志：肩峰，喙突，肩胛下角，肱骨内、外上髁，尺骨鹰嘴，桡骨头，桡骨茎突，尺骨茎突。

【实验材料】

1. 完整全身骨架、全套上肢骨。

2. 成人手骨 X 线片。

【实验提示】

1. 观察时，首先要按实验内容中的描述，根据骨的特点先明确是左侧还是右侧，把骨标本放在解剖学位置，并经常对照完整骨架观察，以了解各骨的结构以及在整体中的位置。

2. 在认真观察上肢骨的形态特点的同时，注意结构与功能相结合，上肢骨的结构适应上肢灵活和快捷运动的功能。

【实验内容】

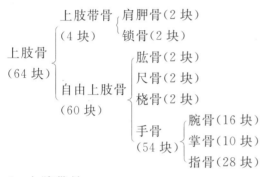

$$上肢骨（64块） \begin{cases} 上肢带骨（4块） \begin{cases} 肩胛骨（2块） \\ 锁骨（2块） \end{cases} \\ 自由上肢骨（60块） \begin{cases} 肱骨（2块） \\ 尺骨（2块） \\ 桡骨（2块） \\ 手骨（54块） \begin{cases} 腕骨（16块） \\ 掌骨（10块） \\ 指骨（28块） \end{cases} \end{cases} \end{cases}$$

1. 上肢带骨

（1）锁骨　呈横向"S"字形弯曲，位于胸廓前上部两侧。内侧端粗大，为胸骨端，与胸骨柄锁切迹相接；外侧端扁平，为肩峰端，与肩峰相接。锁骨全长几乎均可以在胸部与颈部交界处通过皮肤触摸到，方法是首先在胸骨柄的上方触摸到颈静脉切迹，沿其两侧的骨性隆起便为锁骨。

锁骨

（2）肩胛骨　位于背部的外上方，位于第 2～7 肋，呈三角形的扁骨。在观察其形态结构之前，首先要确定手中所持肩胛骨的解剖学方位是左侧还是右侧的。肩胛骨有 2 个面：光滑并且凹陷的为其前面。肩胛骨有 3 个角：肩胛骨的外侧角最为肥厚，并有 1 个梨形关节面，称为关节盂，其与肱骨头相关节；肩胛

肩胛骨

骨的下角呈锐角，其尖部圆钝，在活体的背部可以触摸到；肩胛骨的内侧角在背部脊柱外侧可以触摸到。在完整骨架上可观察到内侧角平第 2 肋，下角平第 7 肋，它们都是计数肋骨重要的骨性标志。肩胛骨有 3 条缘：其上缘的外侧部有一指状弯曲的凸起，称为喙突，其在锁骨外侧段的下方一横指处可以触摸到；上缘中部有一大的缺损处，称为肩胛切迹。肩胛骨有 2 个面：其前面为一大的浅窝，朝向肋骨，称为肩胛下窝；其后面被一横列的肩胛冈，分为冈上窝和冈下窝。肩胛冈的外侧端向外侧伸延，其在肩关节后方的外侧可以触摸到，称为肩峰。肩胛骨的形态结构较为复杂，需要记忆的名词较多，为了帮助记忆，现对其归纳如下：肩胛骨有 1 个"1"，即位于外侧角呈梨形的关节盂；肩胛骨有 2 个"2"，即肩胛骨有前方、

后方 2 个面,以及分别位于关节盂上方、下方的盂上、下 2 个结节;肩胛骨有 3 个"3",即肩胛骨有内侧、外侧和下方 3 个角,上方、内侧和外侧 3 个缘,以及肩胛下窝、冈上窝和冈下窝 3 个窝。

2. 自由上肢骨

（1）肱骨　为位于臂部的长骨,可分为两端一体。在观察其形态结构之前,首先要确定手中所持肱骨的解剖学方位:观察肱骨的两端,宽而扁平的为其下端,其略向前弯曲;上端有一半球状的光滑面,为肱骨头,朝向内上方。

肱骨

1）肱骨上端　有半球形的关节面,为肱骨头,其与肩胛骨的关节盂相关节。肱骨头的周边处为解剖颈,为关节囊附着处。肱骨头前下方的凸起称为小结节,其外侧的隆起称为大结节。大、小结节之间的纵沟为结节间沟,由大、小结节向下延长的骨嵴分别称为大结节嵴和小结节嵴。上端与体分界处稍细的部分为外科颈,为肱骨容易骨折的部位。

2）肱骨中部　肱骨体中部外侧面有一粗糙隆起,称为三角肌粗隆,是三角肌的附着处,体的后面有 1 条由内上斜向外下的宽而浅的沟,为桡神经沟,有同名神经通过,因此,肱骨体骨折时易损伤其后方的桡神经。

3）肱骨下端　前后略扁平,外侧份有 1 个半球形的光滑关节面,称为肱骨小头,内侧份是 1 个形似滑车的光滑关节面,称为肱骨滑车。肱骨下端位于最内侧的凸起称为肱骨内上髁,而肱骨下端位于最外侧的凸起称为肱骨外上髁,但此凸起常不明显。滑车的后上方有一深窝,称鹰嘴窝,内上髁的后下方有一浅沟,称为尺神经沟,内有尺神经通过。肱骨内上髁和外上髁分别可以在活体肘关节的内侧和外侧触摸到,尤其是肱骨内上髁较容易通过皮肤触摸到,在其后方的外侧,用一手指深压此处,前臂和手内侧皮肤便会产生异样感,此为尺神经受压所致。

（2）尺骨　位于前臂的内侧,分为一体两端。在观察其形态结构之前,首先是确定手中所持尺骨的解剖学方位,分清是左侧还是右侧尺骨:观察尺骨的两端,细小的为其下端,在其后内侧有一凸起,称为尺骨茎突。尺骨的上端较为粗大,前面有一大的凹陷的关节面,称为滑车切迹（半月切迹）,其与肱骨滑车相

尺骨

关节。在切迹的上、下方各有一凸起,分别称为鹰嘴和冠突,冠突外侧有一关节面,称为桡切迹,其与桡骨头相关节。尺骨下端称为尺骨头,与桡骨的尺切迹形成关节。尺骨头的后内侧有向下的凸起,称尺骨茎突。尺骨和桡骨的茎突分别可以在活体手腕的内侧和外侧清楚地触摸到。通过游离的尺骨和桡骨标本认真体会两者之间的连结,将尺骨和桡骨按照解剖学方位放置在一起,在它们的上端可以观察到桡骨头与尺骨的桡切迹相关节,而在它们的下端则可以观察到尺骨头与桡骨的尺切迹相关节。

（3）桡骨　位于前臂外侧,分为一体两端。在观察其形态结构之前,首先确定手中所持桡骨的解剖学方位:观察桡骨的两端,细小的为其上端,在其粗大下端的外侧有一凸起,称为桡骨茎突。桡骨上端为桡骨头,顶端微凹有光滑的关节凹,其与肱骨小头相关节。桡骨头的周围有环状光滑之关节面,称环状

桡骨

关节面,与尺骨相连。头下方的缩细部分为桡骨颈,其下内侧有一粗糙凸起,称为桡骨粗隆,为肌的附着处。桡骨体的前面微凹且光滑;后面微凸,表面粗糙。桡骨下端粗大,其内侧面有与尺骨头相关节的尺切迹;外侧有向下的锥状凸起,称为桡骨茎突,此为重要的骨性标志。桡骨下端的下面有光滑的关节面,称为腕关节面,与腕骨相连结。

（4）手骨　分为腕骨、掌骨和指骨（用串连的手骨标本并结合手部 X 线片观察）。

1）腕骨　由 8 块小的短骨组成，它们排列成近侧和远侧两列，每列 4 块。近侧列由桡侧向尺侧依次为手舟骨、月骨、三角骨和豌豆骨，但豌豆骨位于三角骨的前面；远侧列为大多角骨、小多角骨、头状骨和钩骨。近侧列前 3 块（除外豌豆骨）共同形成一椭圆形的关节面，与桡骨下端的腕关节面等相关节。8 块腕骨并未排列在 1 个平面上，从前面看，其内侧缘和外侧缘较凸出，中间处凹陷为腕骨沟。

2）掌骨　共 5 块，它们的命名由桡侧向尺侧依次称为第 1～5 掌骨，每一掌骨分一体及两端，近侧端称掌骨底，远侧端称掌骨头，底与头之间部分为体。

3）指骨　共 14 节，除拇指只有 2 节外，其余 4 指均有 3 节，它们由近端向远端依次称为近节指骨、中节指骨和远节指骨。指骨的近侧端为底，远侧端为滑车。

结合上肢骨的观察，请在自己身体上触摸并确认下列骨性标志：锁骨、肩胛冈、肩胛骨下角、肩峰、鹰嘴、肱骨内、外上髁、尺骨头、桡骨头、桡骨茎突、豌豆骨、掌骨头和指骨滑车。

实验拓展

【练习题】

一、A1 型单项选择题

1. 以下哪个结构不位于肱骨　　　　　　　　　　　　　　　　　　　　　（　　）

　　A. 外科颈　　　　　B. 桡神经沟　　　　　C. 尺神经沟　　　　　D. 转子间嵴

　　E. 鹰嘴窝

2. 属于桡骨下端的结构是　　　　　　　　　　　　　　　　　　　　　　（　　）

　　A. 桡神经沟　　　　B. 桡切迹　　　　　　C. 尺切迹　　　　　　D. 尺神经沟

　　E. 桡骨头

3. 锁骨的形态结构特征不包括　　　　　　　　　　　　　　　　　　　　（　　）

　　A. 全长可在体表扪及　　　　　　　　　　B. 分为一体两端

　　C. 内侧端粗大为胸骨端　　　　　　　　　D. 外侧端扁平为肩峰端

　　E. 其内侧 1/3 段凸向前

4. 尺骨的形态结构不包括　　　　　　　　　　　　　　　　　　　　　　（　　）

　　A. 位于前臂的内侧，分为一体两端　　　　B. 上端前面有一半月形的滑车切迹

　　C. 下端后内侧有向下的凸起，称尺骨茎突　D. 下端有尺骨头

　　E. 滑车切迹前下方的凸起称鹰嘴

5. 肱骨外科颈的部位是　　　　　　　　　　　　　　　　　　　　　　　（　　）

　　A. 肱骨大、小结节交界处　　　　　　　　B. 肱骨头周围的环形沟

　　C. 肱骨头与肱骨干的交界处　　　　　　　D. 肱骨上端干骺端处

　　E. 肱骨上端与肱骨干的交界处

6. 肩胛骨的形态结构特征不包括　　　　　　　　　　　　　　　　　　　（　　）

　　A. 三角形扁骨　　　　　　　　　　　　　B. 贴于胸廓的后外侧面

C. 介于第 2~7 肋骨

D. 腹侧面(肋面)的浅窝称为冈下窝

E. 可分为二面、三缘和三角

7. 桡骨的骨性标志包括　　　　　　　　　　　　　　　　　　　　　　　　　（　　）

A. 桡骨茎突和桡骨粗隆

B. 桡骨茎突和桡骨头

C. 桡骨颈和桡骨头

D. 桡骨粗隆和桡骨颈

E. 桡骨茎突和尺切迹

8. 腕骨从桡侧至尺侧,远侧列的腕骨是　　　　　　　　　　　　　　　　　　（　　）

A. 钩骨、小多角骨、头状骨、大多角骨

B. 头状骨、小多角骨、大多角骨、钩骨

C. 小多角骨、大多角骨、头状骨、钩骨

D. 大多角骨、小多角骨、头状骨、钩骨

E. 大多角骨、小多角骨、三角骨、钩骨

9. 腕骨从桡侧至尺侧,近侧列的腕骨是　　　　　　　　　　　　　　　　　　（　　）

A. 月骨、手舟骨、三角骨、豌豆骨

B. 三角骨、月骨、手舟骨、豌豆骨

C. 豌豆骨、月骨、三角骨、手舟骨

D. 手舟骨、月骨、大多角骨、豌豆骨

E. 手舟骨、月骨、三角骨、豌豆骨

10. 尺骨的骨性标志不包括　　　　　　　　　　　　　　　　　　　　　　　　（　　）

A. 尺骨后缘　　　　B. 冠突　　　　　C. 鹰嘴　　　　　　D. 尺骨头

E. 茎突

11. 肱骨下端的形态结构不包括　　　　　　　　　　　　　　　　　　　　　　（　　）

A. 外侧部半球形的肱骨小头

B. 内侧部滑车状的肱骨滑车

C. 滑车前面上方有鹰嘴窝

D. 滑车内侧凸起为内上髁

E. 内上髁后面的浅沟称尺神经沟

12. 桡骨的形态结构不包括　　　　　　　　　　　　　　　　　　　　　　　　（　　）

A. 位于前臂的外侧,分为一体两端

B. 上端有膨大的桡骨头

C. 头下方变细,称桡骨颈

D. 颈的内下方有一凸起,称桡骨粗隆

E. 上方环状关节面与肱骨相关节

二、A2 型单项选择题

1. 患者,男,65 岁,因跌倒并手、肘着地后,右肩出现局部肿胀、疼痛、压痛,肩关节活动功能障碍,上臂上段瘀斑。X 线检查可见肱骨解剖颈下 2~3cm 处骨折,提示是　　　（　　）

A. 肱骨大结节骨折

B. 肱骨小结节骨折

C. 肱骨解剖颈骨折

D. 肱骨外科颈骨折

E. 肱骨头骨折

2. 患儿,男,10 岁,运动时跌倒,肘关节呈伸直位并手部撑地,将内上髁撕脱。经 X 线检查诊断为肱骨内上髁骨折。损伤程度分 4 级,其中第Ⅳ级可伴有神经损伤是因为

（　　）

A. 内上髁前面的尺神经沟有尺神经通过

B. 内上髁后面的尺神经沟有尺神经通过

C. 内上髁后面的腋神经沟有腋神经通过

D. 内上髁后面的桡神经沟有桡神经通过

E. 内上髁前面的桡神经沟有桡神经通过

3. 患者，男，57 岁，摔倒时肘关节处于伸直位，手掌着地。体格检查发现肘部肿胀和有压痛，经 X 线检查诊断为尺骨鹰嘴骨折。鹰嘴的形态特征是　　　　　　　（　　）

  A. 肱骨滑车后上方的凸起　　　　　B. 尺骨滑车切迹后上方的凸起

  C. 桡骨滑车切迹后上方的凸起　　　D. 尺骨滑车切迹前下方的凸起

  E. 肱骨滑车前下方的凸起

4. 患者，男，40 岁，具原因未明的胸腔积液，需做胸膜腔诊断性穿刺、胸水涂片、培养、细胞学和生化学检查以明确病因。一般在肩胛线第 7～8 肋进行，触摸到的肩胛下角平对　　　　　　　　　　　　　　　　　　　　　　　　（　　）

  A. 第 6 肋　　　　　B. 第 7 肋　　　　　C. 第 8 肋　　　　　D. 第 9 肋

  E. 第 10 肋

5. 患者，男，20 岁，运动时跌倒，手和肘着地后，上臂局部疼痛和肿胀明显，并发现上臂出现成角及短缩畸形，伴桡神经损伤体征"垂腕"。最可能的损伤是　　　　（　　）

  A. 肱骨外科颈骨折　　　　　　　　B. 肱骨解剖颈骨折

  C. 肱骨内上髁骨折　　　　　　　　D. 肱骨中下 1/3 骨折

  E. 肱骨滑车骨折

6. 患者，男，30 岁，车祸导致近侧腕骨损伤。最有可能损伤的骨是　　　　　（　　）

  A. 头状骨　　　　　B. 钩骨　　　　　C. 大多角骨　　　　　D. 三角骨

  E. 小多角骨

三、B1 型单项选择题

（1～3 题共用备选答案）

  A. 锁骨　　　　　B. 桡骨　　　　　C. 尺骨　　　　　D. 钩骨

  E. 掌骨

1. 不属于长骨的是　　　　　　　　　　　　　　　　　　　　　　　　　（　　）

2. 有尺切迹的是　　　　　　　　　　　　　　　　　　　　　　　　　　（　　）

3. 解剖学位置最远的是　　　　　　　　　　　　　　　　　　　　　　　（　　）

（4～6 题共用备选答案）

  A. 肱骨头　　　　　B. 尺骨头　　　　　C. 桡骨头　　　　　D. 掌骨头

  E. 指骨头

4. 位于前臂远端的是　　　　　　　　　　　　　　　　　　　　　　　　（　　）

5. 位于指骨掌骨连结处的是　　　　　　　　　　　　　　　　　　　　　（　　）

6. 解剖学位置最近的是　　　　　　　　　　　　　　　　　　　　　　　（　　）

四、X 型多项选择题

1. 肱骨上的结构有　　　　　　　　　　　　　　　　　　　　　　　　　（　　）

  A. 大结节　　　　　B. 三角肌粗隆　　　　　C. 尺神经沟　　　　　D. 桡神经沟

  E. 外科颈

2. 属于自由上肢骨的有　　　　　　　　　　　　　　　　　　　　　　　（　　）

  A. 胸骨　　　　　B. 锁骨　　　　　C. 肱骨　　　　　D. 尺骨

  E. 掌骨

实验 5　下肢骨

【实验目的】

1. 掌握下肢骨的组成、名称和位置。

2. 掌握髋骨的位置、形态、组成、各部的主要结构。

3. 掌握股骨的位置、形态及其主要结构。

4. 了解髌骨的位置。

5. 掌握胫骨、腓骨的位置、形态及其主要结构。

6. 了解足骨的分部、形态、结构和位置;掌握跗骨的排列。

7. 掌握下肢骨重要的骨性标志:髂嵴,髂结节,髂前上棘,髂后上棘,耻骨结节,坐骨结节,股骨大转子,股骨内、外上髁,收肌结节,腓骨头,胫骨粗隆,内、外踝,跟骨结节,第 5 跖骨粗隆。

【实验材料】

1. 完整骨架、全套下肢骨。

2. 儿童及成人骨盆 X 线片。

3. 幼年髋骨,看见髂骨、耻骨和坐骨分界处的软骨。

4. 成人足骨 X 线片。

【实验提示】

1. 与观察上肢骨相同,先根据骨的形态特征分清左、右侧,然后处于解剖学位置进行观察。

2. 在观察下肢骨的同时与上肢骨进行比较,注意相对应部位骨结构的相似之处,例如,肩胛骨与髋骨,肱骨与股骨,前臂骨与小腿骨,手骨与足骨。

3. 下肢骨以稳定、牢固和负重为目的。

【实验内容】

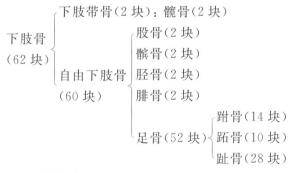

$$
下肢骨\atop(62块)\begin{cases}下肢带骨(2块):髋骨(2块)\\[1em]自由下肢骨\atop(60块)\begin{cases}股骨(2块)\\髌骨(2块)\\胫骨(2块)\\腓骨(2块)\\足骨(52块)\begin{cases}跗骨(14块)\\跖骨(10块)\\趾骨(28块)\end{cases}\end{cases}\end{cases}
$$

1. 下肢带骨

髋骨为一不规则形的扁骨,在观察髋骨具体的形态结构之前,首先确定手中所持髋骨的解剖学方位,分清其左、右侧。髋骨有 2 个面,有一面的中央有一深窝,称为髋臼,此面为其外侧面。髋骨的上部宽而扁平。髋骨的后缘上、下方分别有 2 个凹陷,分别称为坐骨大切迹和坐骨小切迹。髋骨由髂骨、耻骨、坐骨融合而成,髂

髋骨

骨位于其上部，耻骨位于其前下部，坐骨位于其后下部，可结合儿童骨盆 X 线片进行观察。三者融合处在髋骨外侧形成一大而圆的深窝，称为髋臼；坐骨和耻骨围成的卵圆形的孔称闭孔。

（1）髂骨　形成髋骨的上部。可分为体和翼两部。髂骨体肥厚，构成髋臼的上部。髂骨翼是髋臼上方的扁阔部分，其上缘增厚而弯曲，称为髂嵴。髂嵴的最高点约平第 4 腰椎棘突。髂嵴前端上部的凸起称为髂前上棘，后方 5～7cm 处有一向外凸起的髂结节。髂嵴、髂前上棘和髂结节均可在活体皮下触摸到。在髂前上棘下方有一较尖的凸起，称为髂前下棘。髂嵴后端有一凸起，称为髂后上棘；在其下方也有一凸起，称为髂后下棘。髂骨的内侧面光滑而凹陷，称为髂窝；其后部骨面粗糙不平，有一耳状的关节面，称耳状面，其与骶骨耳状面相关节。

（2）耻骨　构成髋骨前下部，在两耻骨相对面有一粗糙的卵圆形面，称为耻骨联合面。在耻骨联合面的外侧上缘有向前凸起的结构，称为耻骨结节，其在活体可以触摸到，是重要的骨性标志。

（3）坐骨　构成髋骨的后下部，其下端肥厚粗糙，称为坐骨结节；用手垫坐时，可触到坐骨结节，结节的上方有一尖锐凸起，称为坐骨棘；坐骨棘的上、下方的凹陷处分别称为坐骨大切迹和坐骨小切迹。

通过游离的左、右髋骨和骶骨标本认真体会它们之间的连结，将它们按照解剖学方位放置在一起，便可以观察到左、右髋骨的耳状面与骶骨的耳状面相关节，而在左、右髋骨的前部可以观察到它们之间的连结，但两者之间有一厚实的软骨板。

2．自由下肢骨

（1）股骨　位于大腿部，是全身最粗大的骨，有一体两端。在观察其具体的形态结构之前，首先要确定手中所持股骨的解剖学方位，分清其左、右侧：观察股骨的两端，其中一端有一呈球状膨大的光滑面，称为股骨头，此端为其上端。股骨头朝向内上方凸起。股骨体微朝前凸起。

股骨

1）股骨上端　上端的球形膨大为股骨头，朝向内上方，与髋骨的髋臼相接。骨头的外下方较细部分为股骨颈，颈前后略扁，与体构成 1 个约 130° 的钝角。在颈与体相连结处有 2 个隆起：较大的 1 个在外侧，称为大转子（用手掌贴在股上部的外侧，并旋转下肢，可以感到大转子在手掌下移动）；较小的 1 个在内侧，称为小转子。

2）股骨体　微向前凸，体的前面光滑，在后面中部有 1 条纵嵴，称为粗线，向上外延续为臀肌粗隆。

3）股骨下端　下端两侧膨大，并向后方凸出，分别称为内侧髁和外侧髁。内、外侧髁侧面最凸起处，分别称为内上髁和外上髁，在活体均可以触摸到。在内、外侧髁的前面、下面和后面都是光滑的关节面，分别与髌骨和胫骨相关节。

髌骨

（2）髌骨　位于膝关节前方，扁平略呈三角形，底宽朝上，尖端向下，前面粗糙，后面光滑，与股骨下端的髌面形成关节。用手触及膝关节前部，感受其凸起的髌骨。

（3）胫骨　位于小腿内侧，较粗壮，可分一体两端。在观察其具体的形态结构之前，首先确定手中所持胫骨的解剖学方位，辨认其左、右侧。观察胫骨的

胫骨

两端,其中一端较小的为其下端,下端的内侧有一明显向下的凸起,称为内踝。胫骨上端膨大,向两侧凸出,分别称为内侧髁和外侧髁。两髁上面光滑的关节面与股骨内、外侧髁相连结。外侧髁后外下方有关节面,与腓骨头相接。胫骨上端的前面有一粗糙隆起,称为胫骨粗隆。胫骨体部呈三棱柱形,前缘最明显,直接位于皮下,可以在小腿前面通过皮肤触摸到。下端内侧面向下的凸起称为内踝,外侧面有一三角形腓切迹与腓骨相接。下端的下面有一略呈四方形的关节面,与距骨相关节。

（4）腓骨　位于小腿外侧,细而长,其上端略呈圆形膨大,称为腓骨头,其内侧面与胫骨外侧髁的关节面相关节。头下方变细,称为腓骨颈,其外侧面有重要的神经通过。腓骨头位置较浅,皮下可以触及,为重要的骨性标志。下端膨大,称为外踝,外踝内侧有关节面,与距骨相关节。

腓骨

在足踝部内侧和外侧分别可以观察到和触摸到 2 个明显的凸起,它们分别是内踝和外踝,为重要的骨性标志。通过游离的胫骨和腓骨标本认真体会两者之间的连结,将胫骨和腓骨按照解剖学方位放置在一起,在它们的上端可以观察到胫骨与腓骨头相关节,而在它们的下端也可以观察到它们之间的连结。可结合全身骨架进行观察。

（5）足骨　分为跗骨、跖骨及趾骨。用串连的足骨标本并结合足部 X 线片进行观察。

1）跗骨　共 7 块,即距骨、跟骨、足舟骨、骰骨各 1 块,楔骨 3 块,分为 2 列。近侧列包括距骨及其后下方的跟骨。距骨的上方称为距骨滑车,与胫、腓骨下端相关节,跟骨后下部粗糙隆起称为跟骨结节。远侧列中位于距骨之前的为足舟骨,足舟骨的前方由内侧向外侧依次为内侧楔骨、中间楔骨和外侧楔骨,在外侧楔骨的外侧,跟骨的前方为骰骨。

2）跖骨　共 5 块,由内侧向外侧依次为第 1~5 跖骨。每一跖骨可分为底、体和头 3 个部分。

3）趾骨　每侧 14 块,除拇趾有 2 节外,其余各趾为 3 节。

请结合下肢骨的观察,同时对照骨标本,在自己身体上触摸并确认下列骨性标志:髂嵴,髂前上棘,髂后上棘,髂结节,坐骨结节,耻骨结节,股骨大转子,股骨内、外侧髁,股骨内、外上髁,髌骨,胫骨内、外侧髁,胫骨粗隆,腓骨头,内踝,外踝,跟骨结节。

实验拓展

【练习题】

一、A1 型单项选择题

　　1. 下列关于髋臼的描述,正确的是　　　　　　　　　　　　　　　　　　（　　）

　　　　A. 又名髋臼窝　　　　　　　　　　　B. 由髂、耻、坐三骨围成

　　　　C. 呈完整的杯状　　　　　　　　　　D. 整个表面都是关节面

　　　　E. 中央凹陷的部分称股骨头凹

　　2. 下列不属于髋骨结构的是　　　　　　　　　　　　　　　　　　　　（　　）

　　　　A. 坐骨大切迹　　B. 耻骨梳　　　　C. 髂前上棘　　　D. 弓状线

  E．臀肌粗隆

  3．下列不属于股骨结构的是 （ ）

   A．小转子   B．髁间窝   C．髁间隆起   D．粗线

   E．收肌结节

  4．股骨的重要体表标志不包括 （ ）

   A．股骨内侧髁 B．股骨大转子 C．股骨小转子 D．股骨外侧髁

   E．收肌结节

  5．髋骨的重要体表标志不包括 （ ）

   A．髂嵴   B．髂前上棘 C．耻骨结节 D．坐骨结节

   E．坐骨棘

二、A2 型单项选择题

  1．患者，女，68 岁，轻微跌倒后患髋疼痛，不能站立、行走，髋后部肿胀、压痛，患肢旋外、畸形。经 X 线检查诊断为股骨颈骨折。骨折部位是 （ ）

   A．股骨上端的半球形膨大处   B．股骨头下外侧的缩细部分

   C．大、小转子之间的前面   D．大、小转子之间的后面

   E．股骨内上髁上方的小凸起

  2．患者，男，45 岁，骑电车不小心摔倒，右脚踝局部肿胀、疼痛。经 X 线检查诊断为单纯外踝撕脱骨折。外踝位于 （ ）

   A．胫骨下端内下的凸起   B．胫骨下端外下的凸起

   C．腓骨下端的膨大   D．腓骨头下方缩窄的部分

   E．腓骨上端的膨大

三、B1 型单项选择题

  （1～3 题共用备选答案）

   A．跗骨   B．股骨   C．腓骨   D．胫骨

   E．跖骨

  1．不属于长骨的是 （ ）

  2．移植常用的骨是 （ ）

  3．长度约为身高 1/4 的是 （ ）

四、X 型多项选择题

  1．胫骨上的结构有 （ ）

   A．大结节   B．三角肌粗隆 C．比目鱼肌线 D．内踝

   E．外踝

  2．属于髋骨的有 （ ）

   A．闭孔   B．坐骨棘   C．坐骨大切迹 D．弓状线

   E．耻骨梳

（张凤、金莺檬）

第二章　关节学

实验6　躯干骨的连结

【实验目的】

1. 了解躯干骨连结的组成。

2. 掌握椎骨间连结韧带和关节的位置,以及椎间盘的形态、结构、功能及其临床意义。

3. 熟悉寰枕关节、寰枢关节的构成和运动。

4. 掌握脊柱的构成、生理弯曲和运动。

5. 熟悉肋与椎骨连结的结构和运动特点。

6. 熟悉肋与胸骨连结的特点。

7. 掌握胸廓的组成、形态和功能。

【实验材料】

1. 椎骨连结标本。

2. 部分椎体切除标本,示椎间盘、棘间韧带、棘上韧带、黄韧带、前纵韧带、后纵韧带。

3. 全身的骨骼支架标本。

【实验提示】

1. 紧密配合骨标本进行观察,尤其是一些结构暴露不充分时,更要结合骨标本观察其连结的特点。

2. 在观察骨连结的同时,使其形态结构特点与运动形式相结合,这样才能更好地理解和掌握所学知识。

【实验内容】

1. 脊　柱

(1) 椎骨间的连结

椎骨间的连结

1) 椎体间的连结　取一段脊柱的湿标本观察,可见脊柱有节段性的膨大,此即连结在上、下椎体之间的椎间盘。从通过椎间盘的横断面标本观察,可见椎间盘的外周部分为纤维环,这些纤维层是以同心圆分层排列的,其中央部分可见白色质软而弹性较大的结构,为髓核。然后,观察前纵韧带,此韧带在椎体和椎间盘的前面是1条纵贯脊柱全长的扁平纤维带。观察去除椎弓的标本,在椎体的后面也有1条纵贯脊柱全长的韧带,为后纵韧带,此韧带牢固地附着于椎体及椎间盘后面。

2) 椎弓间的连结　观察沿正中线的纵行剖开的脊柱标本,可见棘突尖端有纵行纤维束相连结,称为棘上韧带,此韧带在脊柱的颈段向后扩展为项韧带。连结上、下棘突间的薄层纤维称为棘间韧带,在上、下椎板之间寻找黄韧带。

为了更好地观察和体会椎骨之间的连结，首先准备一件通过椎间盘的横断面标本、一节通过脊柱的矢状切面标本和一节通过脊柱的冠状切面标本。在矢状切面和横断面标本上所见到的软组织为椎间盘，用镊子仔细地体会其周围致密部分的纤维环，中央的髓核通常在切割过程中已经丢失，因此，中央常为空腔。用镊子撕开椎体前面和后面的致密结缔组织，发现它们呈白色且有光泽，分别称为前纵韧带和后纵韧带。脊柱矢状切面标本上可见到椎体后方纵行的椎管，用镊子仔细探查其侧壁坚硬的骨质部分为椎板的内面，在上、下椎板之间致密的结缔组织便是黄韧带。从脊柱的表面观察，上、下棘突和横突之间均被致密的结缔组织所占据，它们分别被称为棘突间韧带和横突间韧带。脊柱标本的侧面通常连结有一段肋骨，用手术刀仔细解剖并观察肋骨的后端与椎体和横突是如何连结的。

（2）脊柱的整体观察

脊柱

首先在完整骨架上观察脊柱，可见脊柱是由 7 个颈椎、12 个胸椎、5 个腰椎、1 个骶骨和 1 个尾骨连结而成的。从侧面观察脊柱呈"S"字形。有颈、胸、腰、骶曲 4 个弯曲，其中颈曲和腰曲凸向前，为后天形成的弯曲。而胸曲和骶曲凸向后，是先天所具有的弯曲。脊柱的弯曲可以对躯体起到重要的缓冲作用。从后面观察，可见由各棘突形成的纵嵴。棘突在颈部较短且近水平位，胸部较长斜向后下，在下胸部和腰部则呈水平位向后伸出。颈椎及腰椎棘突之间均有较大间隙，以腰椎棘突间的间隙为最大。从前面观察脊柱，可见脊柱自上而下逐渐变粗，椎体也是自上而下逐渐变大，此变化与人体直立行走之后脊椎及椎体所承受的压力自上而下逐渐增加有关。身体直立，可互相触摸感受脊柱的生理弯曲。

2. 胸　廓

胸廓

在完整骨架上观察胸廓，可见胸廓是由 12 个胸椎、12 对肋和胸骨连结而成的。胸廓似前后略扁的圆锥形，在胸廓后正中线上有 12 个胸椎依次排列，前正中线有胸骨。上 7 对肋骨后端依次连结上部 7 个胸椎，它们的前端借肋软骨与胸骨相连。相邻的两肋之间的窄隙称为肋间隙。第 8～10 对肋骨后端连于相应胸椎，它们的前端借助肋软骨依次连于第 7～9 肋软骨，从而形成肋弓，第 11、12 对肋软骨前端游离于腹壁肌肉中，因此又称为浮肋。第 11、12 对肋软骨前端可以在活体腰上部触摸到。胸廓有上、下两口，上口向前下方倾斜，由第 1 胸椎、第 1 对肋和胸骨上缘围成，下口宽阔而不整齐，由第 12 胸椎，第 11、12 对肋，左、右肋弓及剑突围成。

实验拓展

【练习题】

一、A1 型单项选择题

1. 滑膜关节的基本结构不包括　　　　　　　　　　　　　　　　　　　（　　）

    A. 关节囊外层　　　B. 关节唇　　　　　C. 关节面　　　　　D. 关节囊内层

    E. 关节腔

2. 关节的辅助结构不包括　　　　　　　　　　　　　　　　　　　　　（　　）

    A. 半月板　　　　　B. 关节盘　　　　　C. 关节唇　　　　　D. 关节面

E. 囊外韧带

3. 下述哪个关节含关节盘　　　　　　　　　　　　　　　　　　　（　　）

   A. 肩关节　　　　　　B. 髋关节　　　　　　C. 踝关节　　　　　　D. 腕关节

   E. 肘关节

4. 关节韧带的特征不包括　　　　　　　　　　　　　　　　　　　（　　）

   A. 连结相邻两骨　　　　　　　　　　B. 囊外韧带可与关节囊分离

   C. 是致密纤维结缔组织束　　　　　　D. 囊内韧带位于关节腔内

   E. 能增加关节的稳固性

5. 关节囊滑膜的特征不包括　　　　　　　　　　　　　　　　　　（　　）

   A. 滑膜构成关节囊的内层　　　　　　B. 富有血管网,覆盖于关节软骨表面

   C. 主要由疏松结缔组织构成　　　　　D. 可产生滑液,能够提供营养

   E. 内面有许多滑膜绒毛

6. 关节唇的特征不包括　　　　　　　　　　　　　　　　　　　　（　　）

   A. 增大关节面　　　　　　　　　　　B. 可加深关节窝

   C. 附着于关节窝周缘　　　　　　　　D. 增加关节的稳定性

   E. 是透明软骨环

7. 关节盘的特征不包括　　　　　　　　　　　　　　　　　　　　（　　）

   A. 膝关节的关节盘称半月板　　　　　B. 将关节腔分为两部分

   C. 是透明软骨板　　　　　　　　　　D. 有利于运动

   E. 周缘附着于关节囊

8. 关节腔的特征不包括　　　　　　　　　　　　　　　　　　　　（　　）

   A. 由关节囊滑膜层围成　　　　　　　B. 是滑膜关节的基本结构

   C. 含少量滑液　　　　　　　　　　　D. 关节腔内呈负压

   E. 是密闭腔隙

9. 有关胸廓的描述,正确的是　　　　　　　　　　　　　　　　　（　　）

   A. 胸廓由肋、胸骨、胸椎和肩胛骨连结而成

   B. 胸廓上口由第1胸椎、第1对肋和胸骨锁切迹围成

   C. 胸廓上口向前下方倾斜

   D. 胸廓左右径小于前后径

   E. 胸廓容纳心、肺、脾、肾等器官

10. 关于脊柱的形态结构描述,正确的是　　　　　　　　　　　　（　　）

   A. 共由24块椎骨连结而成

   B. 椎间盘的厚度约占脊柱全长的1/2

   C. 有颈、胸、腰、骶4个生理弯曲

   D. 由于胸部椎间盘较薄,故该处运动幅度较大

   E. 仅能做少量的屈、伸运动

11. 黄韧带位于　　　　　　　　　　　　　　　　　　　　　　　（　　）

   A. 相邻的横突之间　　　　　　　　　B. 相邻的椎弓根之间

   C. 相邻的椎弓板之间　　　　　　　　D. 相邻的椎体之间

E. 相邻的棘突之间

12. 关于椎间盘的描述,错误的是 （ ）

    A. 由纤维环和髓核构成   B. 位于相邻椎体之间

    C. 坚韧而有弹性   D. 各部椎间盘厚薄不一

    E. 脊柱共有 26 个椎间盘

13. 胸廓不包括 （ ）

    A. 胸骨   B. 12 对肋   C. 12 块胸椎   D. 肋椎关节

    E. 胸锁关节

14. 在脊柱,连于各个椎体与椎间盘之间,能限制脊柱过度前屈的韧带是 （ ）

    A. 棘上韧带   B. 黄韧带   C. 后纵韧带   D. 前纵韧带

    E. 横突间韧带

15. 围成胸廓下口的结构不包括 （ ）

    A. 第 12 胸椎   B. 第 11、12 肋前端 C. 肋弓   D. 剑突

    E. 胸骨角

16. 在脊柱,为椎体之间连结,能限制脊柱过度后伸和防止椎间盘向前脱出的韧带是

                                          （ ）

    A. 棘上韧带   B. 黄韧带   C. 前纵韧带   D. 后纵韧带

    E. 横突间韧带

17. 位于椎管前壁的韧带是 （ ）

    A. 前纵韧带   B. 后纵韧带   C. 弓间韧带   D. 骶棘韧带

    E. 棘上韧带

18. 下列对于肋弓的描述,正确的是 （ ）

    A. 是第 2~7 肋软骨构成的弓状结构

    B. 由下位 8 对肋骨依次附于上位肋骨而形成

    C. 参与构成胸廓下口

    D. 由第 8~12 对肋软骨依次附于上位肋软骨连结而成

    E. 每对肋骨的前端均参与其组成

19. 项韧带的特征不包括 （ ）

    A. 续于棘上韧带   B. 向前附着于颈椎棘突

    C. 由弹性纤维构成   D. 向上附着于人字缝

    E. 向下达第 7 颈椎棘突

20. 脊柱的组成不包括 （ ）

    A. 24 块椎骨   B. 骶骨   C. 尾骨   D. 椎间盘

    E. 骶髂关节

21. 脊柱的侧面观特征不正确的是 （ ）

    A. 有 4 个生理性的弯曲   B. 腰曲和骶曲在胚胎时已形成

    C. 颈曲凸向前   D. 颈曲支持头的抬起

    E. 胸曲凹向后

二、A2 型单项选择题

1. 患者,女,34 岁,车祸后被送往急诊科。影像学检查显示颈椎挥鞭样损伤(反方向猛扭)导致颈椎过伸。此情况下,哪条韧带最有可能受伤 （ ）
   A. 棘上韧带　　　　B. 黄韧带　　　　C. 后纵韧带　　　　D. 前纵韧带
   E. 横突间韧带

2. 患者,女,30 岁,主要症状是患侧前臂和手疼痛、麻木,提携重物时麻木感加重,肩臂抬举时麻木感减轻或消失。检查可见患侧肩下移,锁骨上方可触得有搏动而震颤的块状物,有压痛。颈肩活动正常。牵拉患侧上肢并将头颈向对侧推移时,患侧桡动脉搏动减弱或消失。手力量减弱。患侧眼部有霍纳综合征。X 线检查可见颈肋过长,诊断为胸廓上口综合征。组成胸廓上口的结构是 （ ）
   A. 由胸骨角、第 1 对肋及第 1 胸椎体围成
   B. 由胸骨剑突、第 1 对肋及第 1 胸椎体围成
   C. 由胸骨柄上缘、第 1 对肋及第 1 胸椎体围成
   D. 由胸骨柄上缘、锁骨及第 1 胸椎体围成
   E. 由胸骨柄上缘、第 1 对肋及第 7 颈椎体围成

3. 患者,男,49 岁,因强直性脊柱炎引起脊柱变形(驼背)。引起形态改变的原因是 （ ）
   A. 颈椎后突　　　　B. 胸椎前突　　　　C. 胸椎后突　　　　D. 腰椎后突
   E. 腰椎前突

4. 患者,男,45 岁,因背部和下肢严重疼痛入院。X 线检查显示椎管狭窄综合征。下列哪种情况最有可能出现在 MRI 检查中 （ ）
   A. 棘上韧带增厚　　B. 棘间韧带增厚　　C. 前纵韧带增厚　　D. 后纵韧带增厚
   E. 项韧带增厚

5. 患者,女,42 岁,被诊断患有颈椎椎管狭窄,行 2 个椎骨的椎弓板切除术。下列哪条韧带最有可能被切除 （ ）
   A. 前纵韧带　　　　B. 后纵韧带　　　　C. 黄韧带　　　　D. 项韧带
   E. 十字交叉韧带

6. 患者,男,70 岁,患有肺气肿,体格检查显示胸廓呈"圆桶状",故称为"桶状胸"。"桶状胸"一般是由肺内气体含量过多所致的。正常胸廓的形态结构特征是 （ ）
   A. 前后径较左右径短　　　　　　　　B. 前后径较左右径长
   C. 下窄上宽　　　　　　　　　　　　D. 成人胸廓近似圆形
   E. 分为二口二壁

7. 患者,男,52 岁,是一位搬运工,一次搬重物后腰部疼痛,一侧下肢麻木、疼痛。经检查诊断为第 4~5 腰椎间盘凸出症。椎间盘的纤维环破裂,髓核易向 （ ）
   A. 后外侧脱出　　B. 后内侧脱出　　C. 前外侧脱出　　D. 前内侧脱出
   E. 正前方脱出

三、B1 型单项选择题

(1~4 题共用备选答案)
   A. 椎间盘　　　　B. 前臂骨间膜　　　　C. 骶软骨　　　　D. 颅骨的矢状缝

　　E. 骶椎合成骶骨

1. 在骨连结,透明软骨结合包括　　　　　　　　　　　　　　　　（　　）
2. 在骨连结,骨性连结包括　　　　　　　　　　　　　　　　　　（　　）
3. 在骨连结,纤维软骨结合包括　　　　　　　　　　　　　　　　（　　）
4. 在骨连结,韧带连结包括　　　　　　　　　　　　　　　　　　（　　）

（5～7题共用备选答案）

　　A. 椎间盘　　　　B. 棘上韧带　　　　C. 黄韧带　　　　D. 后纵韧带
　　E. 棘间韧带

5. 相邻椎体之间最重要的连结是　　　　　　　　　　　　　　　（　　）
6. 连于椎管前壁的是　　　　　　　　　　　　　　　　　　　　（　　）
7. 构成椎管后壁的是　　　　　　　　　　　　　　　　　　　　（　　）

四、X型多项选择题

1. 关节的基本结构包括　　　　　　　　　　　　　　　　　　　（　　）
　　A. 关节面　　　　B. 关节唇　　　　C. 关节囊　　　　D. 关节腔
　　E. 关节盘

2. 关节的运动形式包括　　　　　　　　　　　　　　　　　　　（　　）
　　A. 移动　　　　B. 屈、伸　　　　C. 收、展　　　　D. 旋转
　　E. 环转

3. 脊柱生理性弯曲中凸向前的有　　　　　　　　　　　　　　　（　　）
　　A. 脊柱颈曲　　　　B. 脊柱腰曲　　　　C. 直肠骶曲　　　　D. 直肠会阴曲
　　E. 脊柱胸曲

4. 构成胸廓的有　　　　　　　　　　　　　　　　　　　　　　（　　）
　　A. 12个胸椎　　　　B. 12对肋骨　　　　C. 1块胸骨　　　　D. 1对锁骨
　　E. 1对肩胛骨

5. 脊柱的描述正确的有　　　　　　　　　　　　　　　　　　　（　　）
　　A. 由全部椎骨、骶骨、尾骨及其间的骨连结构成
　　B. 各椎骨的椎孔连成椎管,容纳脊髓及其被膜
　　C. 从侧面观,脊柱有4个生理弯曲,其中颈曲、腰曲凸向后,胸曲和骶曲凸向前
　　D. 可做屈、伸、侧屈、旋转和环转运动
　　E. 参与胸腔、腹腔及盆腔后壁的构成

6. 连结椎体的结构包括　　　　　　　　　　　　　　　　　　　（　　）
　　A. 前纵韧带　　　　B. 黄韧带　　　　C. 后纵韧带　　　　D. 棘上韧带
　　E. 椎间盘

【微知识】

中国现代临床解剖学奠基人——钟世镇

　　钟世镇,中国工程院院士。1925年出生于广东,1952年毕业于中山大学,曾任广州第一军医大学解剖学教研室主任、教授,中国解剖学会第六届副理事长。在应用解剖学研究中,钟世镇院士提出了皮瓣血管解剖学分型原则,提供了周围神经干内神经功能束定位定

性的形态学依据。他通过临床技术的研究,为足趾移植、重建手指的第2套供血系统的建立、血管变异时的手术方法、小器官移植、淋巴管静脉吻合及淋巴管移植等提供了应用解剖学资料。

钟世镇院士是我国现代临床解剖学的奠基人,建立了满足临床外科发展需要的应用解剖学研究体系,创办并主编了《中国临床解剖学杂志》,担任了美国 *Clinical Anatomy*(《临床解剖学》)和法国 *Surgical and Radiologic Anatomy*(《外科与放射科解剖学》)期刊执行编委,为我国现代临床解剖学这个新兴分支学科奠定了基础。他主编出版专著14部,其中有3套是大型系列丛书:《临床解剖学丛书》《现代临床解剖学丛书》《钟世镇临床解剖学图谱全集》。他在解剖学领域中,开拓了理工医相结合的生物力学研究,开展了组织工程有关研究。

2001年和2003年,钟世镇院士作为执行主席,主持了第174次和第208次主题为"中国数字化虚拟人体"的香山科学会议,担任了中国数字人研究联络组组长。

钟世镇院士先后发表论文400多篇,曾获国家科学技术进步奖二等奖2项、国家教委科学技术进步奖一等奖1项、军队科学技术进步奖二等奖10项、何梁何利基金科学技术进步奖等。

实验7　颅骨的连结

【实验目的】
1. 了解颅骨连结的形式。
2. 掌握颞下颌关节的构成、结构特点及运动。

【实验材料】
1. 颞下颌关节切开和未切开关节囊标本。
2. 颅骨标本。

【实验提示】
1. 观察颞下颌关节时,注意关节囊包裹的位置,关节结节也参与形成关节面。
2. 体会颞下颌关节脱位时下颌头的滑向位置。

【实验内容】
颅骨的连结中除颞下颌关节外,其他均为缝的结合。即1个骨的锯齿状边缘嵌入另1个骨相邻的边缘中,为直接连结。

颞下颌关节:简称下颌关节,此关节是颅骨间唯一的滑膜关节。首先取颅骨观察,可见下颌关节由颞骨的下颌窝、关节结节和下颌骨的下颌头构成。结合颅骨观察颞下颌关节标本,可见下颌头与下颌窝以及关节结节被较松弛的纤维性关节囊包围。再观察切开关节囊标本,在关节内有一关节盘,位于下颌头与下颌窝之间。该盘为表面光滑、呈椭圆形的软骨板,将关节腔分隔成上、下两部。此关节能使下颌骨上提、下降和向侧方移位。

颞下颌关节

实验拓展

【练习题】

一、A1 型单项选择题

1. 颞下颌关节的特征不包括 　　　　　　　　　　　　　　　　　（　　）

    A. 囊内有关节盘　　　　　　　　　　　B. 只能做开口、闭口动作

    C. 囊外有外侧韧带加强　　　　　　　　D. 关节腔分上、下 2 个部分

    E. 易向前脱位

2. 关于颞下颌关节运动的描述,正确的是 　　　　　　　　　　　　（　　）

    A. 下颌骨可做前进、后退、上提、下降及侧方运动

    B. 上提、下降运动发生在上关节腔

    C. 前进、后退运动发生在下关节腔

    D. 侧方运动两侧下颌头做旋转运动

    E. 以上都不对

二、X 型多项选择题

1. 参与颞下颌关节构成的是 　　　　　　　　　　　　　　　　　（　　）

    A. 冠突　　　　　B. 下颌头　　　　　C. 下颌窝　　　　　D. 关节唇

    E. 关节结节

实验 8　上肢骨的连结

【实验目的】

1. 熟悉胸锁关节、肩锁关节的构成和功能。

2. 掌握肩关节、肘关节的形态结构特点和功能;熟悉肩关节周围的韧带连结。

3. 掌握前臂骨的连结和桡腕关节的构成和功能。

4. 了解腕骨间关节、腕掌关节、掌骨间关节、掌指关节和指骨间关节的形态和结构。

5. 掌握拇指腕掌关节的结构特点和运动。

【实验材料】

1. 肩关节和肘关节切开和未切开关节囊的标本。

2. 冠状切开和未切开关节囊的手关节标本。

3. 上肢骨和完整骨架标本。

【实验提示】

1. 在学习关节的形态结构的同时应密切联系关节的运动,最好是通过运动自己的关节以认真体会和加强记忆。

2. 要爱护标本,不得用力拉扯,标本看完后要盖好,或放入保护液中浸好。

【实验内容】

上肢骨连结包括上肢带骨的连结和自由上肢骨的连结两种。上肢带骨的连结包括由

锁骨的胸骨端与胸骨的锁切迹构成的胸锁关节,以及由锁骨的肩峰端与肩峰构成的肩锁关节,只做一般了解,要求重点观察自由上肢骨连结。

上肢骨连结

1. 肩关节

由肱骨头及肩胛骨的关节盂构成。

（1）观察未切开肩关节囊的标本 可见关节囊的内侧端附于肩胛骨关节盂的周围,外侧端附着于肱骨头周围。关节囊上部较紧,下部松弛,在肩关节的上方,有一横架在肩峰与喙突之间的坚强韧带称喙肩韧带,三者形成"喙肩弓",从上方保护肩关节。在肱骨结节间沟内有一自关节囊内穿出的肌腱,为肱二头肌的长头肌腱。此外,肩关节的前、后、上方都有肌腱跨过,均有加强关节囊的作用,但关节囊的前下方没有肌和韧带,是关节囊的薄弱点,因此,如果肩部受到外力作用,肱骨头通常从前下方离开肩胛骨关节盂,形成肩关节脱位。

肩关节

（2）观察切开肩关节囊的标本 首先观察关节面,可见关节面非常光滑,再观察关节面的形状,可见肱骨头的凸面大大超出关节盂的凹面,在关节盂的周围还可见到一圈颜色较深的软骨环（由纤维软骨构成）,称为盂唇。再观察关节囊的内表面和外表面,可见内表面光滑（滑膜层）,外表面粗糙（纤维层）。结合肩关节标本的观察,认真思考为何关节面呈灰白色,表面如此光滑;为何肱骨头的关节面大大超出关节盂的关节面;为何在关节盂的周围出现盂唇,它们与肩关节运动有何关系。

（3）活体上进行肩关节运动观察 同学两人相互进行,一同学以解剖学方位站立,另一同学以一手固定另一位同学的肩胛骨,另一手握住其上肢,注意使上肢保持伸直,并做下列运动。屈:使臂向前;伸:使臂向后;外展:使臂远离正中矢状面;内收:使臂靠近正中矢状面;旋内:使臂的前面转向内侧;旋外:使臂的前面转向外侧;环转:是上述屈、伸、收、展 4 种运动的复合运动。

2. 肘关节

（1）结合骨标本观察已切开肘关节囊的标本,可见肘关节包括 3 组关节,即肱尺关节、肱桡关节和桡尺近侧关节。

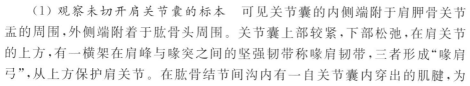

肘关节

1）肱尺关节 由肱骨滑车与尺骨滑车切迹构成。

2）肱桡关节 由肱骨小头与桡骨头的关节凹构成。

3）桡尺近侧关节 由桡骨头环状关节面与尺骨的桡切迹构成。

（2）观察未切开肘关节囊的标本,可见关节囊前、后壁薄弱而松弛,但其两侧增厚而紧张。关节囊纤维层的环行纤维于桡骨头处较发达,由此形成一坚韧的桡骨环状韧带,包绕桡骨头的环状关节面,桡骨环状韧带的前、后端分别附着于尺骨桡切迹的前、后方,桡骨环状韧带和尺骨桡切迹围成 1 个形似漏斗状的结构,将桡骨头限制在其内,防止其脱位,但在幼年时桡骨头尚未发育而且桡骨环状韧带较为松弛,所以桡骨头在外力的作用下,容易从漏斗状的桡骨环状韧带内拉出,形成桡骨头半脱位。观察并思考桡骨头半脱位时,桡骨环状韧带处在什么位置,应该如何处理。

（3）观察肘关节的运动方式主要有屈和伸两种。结合自己的肘关节进行观察,思考肘关节不能做内收和外展运动的原因。

（4）屈肘关节时在活体的肘部能够看见和触摸到 3 个明显的骨性隆起,即尺骨的鹰嘴、肱骨内上髁和肱骨外上髁,在屈肘关节时三点连线呈等腰三角形,伸肘关节时三点连成 1 条直线。在自身和同学之间体验三者的几何形态变化，思考肘关节损伤时三点关系的可能改变。

3. 前臂骨连结

（1）桡尺近侧关节　在肘关节部分已进行了观察。

（2）桡尺远侧关节　观察已切开关节囊的腕关节标本，可见此关节由桡骨下端的尺切迹与尺骨头环状关节面连同尺骨头下面的关节盘共同构成桡尺远侧关节。在尺骨下方可见1块三角形的软骨板，为关节盘，此盘将尺骨与腕骨隔开。

（3）前臂骨间膜　是连在桡骨与尺骨之间的1层结缔组织膜。认真观察这些结缔组织纤维的方向，思考它们如此排列的力学原理。

（4）前臂骨的运动　结合桡、尺骨标本观察并尝试做如下运动：使上肢下垂于体侧，再屈肘至90°，做前臂骨的旋转运动。旋前，前臂的前面向内侧旋转，此时桡骨下端转至尺骨的前内侧，两骨形成交叉；旋后，前臂的前面向外侧旋转，此时两骨由交叉位置转为并列位置。

4. 手关节

包括桡腕关节、腕骨间关节、腕掌关节、掌骨间关节、掌指关节和指骨间关节。可用手关节的标本并结合手的X线片进行观察。重点观察以下关节。

手关节

（1）桡腕关节　简称腕关节。

1）观察切开关节囊的桡腕关节标本　可见其关节面凹由桡骨下端的腕关节面和尺骨下端的关节盘构成，而关节面凸则由近侧列腕骨的手舟骨、月骨和三角骨构成，注意豌豆骨不参与形成腕关节。

腕关节

2）观察未切开关节囊的标本　关节周围包被关节囊，囊外亦有韧带加强，但这些韧带均紧贴关节囊不能分离，故界限不清。

3）桡腕关节运动方式　将手处于解剖学方位，手向前方运动为屈，手向后方运动为伸，手向尺侧倾斜为收，手向桡侧倾斜为展，上述运动的综合动作为环转。

（2）腕骨间关节　观察冠状切开的腕部，可看到腕骨间关节由8块腕骨之间的连结构成，为平面关节，各关节腔彼此相通，只能做轻微的滑动。

（3）腕掌关节　由远侧列腕骨与5块掌骨底构成，第2～5腕掌关节的运动范围较小，仅能做轻微的滑动，而大多角骨与第1掌骨底构成的拇指腕掌关节活动性大，它可做屈、伸、内收、外展以及对掌运动。运动自己的拇指，认真体会拇指腕掌关节的运动。

另外，通过冠状切开的手关节观察各掌指关节和指间关节。握拳时可见凸出的掌骨头以及指骨滑车。

实验拓展

【练习题】

一、A1型单项选择题

1. 肘关节的结构不包括　　　　　　　　　　　　　　　　　　　　（　　）

　　A. 肱尺关节　　　　B. 肱桡关节　　　　C. 桡尺近侧关节　　　D. 桡尺远侧关节

　　E. 桡骨环状韧带

2. 关于肘关节关节囊的描述,正确的是　　　　　　　　　　　　　　　　（　　）

　　A. 两侧薄弱,前、后有韧带加强　　　　　B. 内侧壁有尺侧副韧带加强

　　C. 内面有关节盘附着　　　　　　　　　D. 有囊内韧带

　　E. 以上都不对

3. 桡腕关节的特点是　　　　　　　　　　　　　　　　　　　　　　（　　）

　　A. 属椭圆关节　　　　　　　　　　　　B. 由远侧列腕骨构成关节头

　　C. 桡、尺骨下端构成关节头　　　　　　D. 关节囊紧张

　　E. 仅能做屈、伸运动

4. 与桡骨头关节凹相关节的是　　　　　　　　　　　　　　　　　　（　　）

　　A. 肱骨小头　　　　B. 尺骨头　　　　C. 肱骨滑车　　　　D. 尺骨桡切迹

　　E. 尺骨滑车切迹

5. 与肩胛骨的关节盂组成肩关节的结构是　　　　　　　　　　　　　（　　）

　　A. 肱骨解剖颈　　　B. 肱骨大结节　　C. 肱骨小结节　　　D. 肱骨外科颈

　　E. 肱骨头

6. 与尺骨滑车切迹组成肱尺关节的结构是　　　　　　　　　　　　　（　　）

　　A. 肱骨滑车　　　　B. 桡骨头关节凹　C. 尺骨桡切迹　　　D. 桡骨尺切迹

　　E. 桡骨环状关节面

7. 上肢骨与躯干骨连结的唯一的滑膜关节是　　　　　　　　　　　　（　　）

　　A. 胸锁关节　　　　B. 肩锁关节　　　C. 肩关节　　　　　D. 喙肩韧带

　　E. 肩锁韧带

8. 肩关节的特征不包括　　　　　　　　　　　　　　　　　　　　　（　　）

　　A. 肱骨头大　　　　B. 关节盂小　　　C. 有关节盘　　　　D. 有囊外韧带

　　E. 有盂唇

9. 在上肢带骨连结,有防止肱骨头向上脱位的结构是　　　　　　　　（　　）

　　A. 肩锁韧带　　　　B. 喙肱韧带　　　C. 喙肩弓　　　　　D. 喙锁韧带

　　E. 肋锁韧带

10. 在上肢骨的连结,有肱二头肌长头腱经过关节囊的关节是　　　　（　　）

　　A. 胸锁关节　　　　B. 肩关节　　　　C. 肩锁关节　　　　D. 肘关节

　　E. 腕关节

11. 组成腕关节的结构不包括　　　　　　　　　　　　　　　　　　（　　）

　　A. 手舟骨　　　　　B. 月骨　　　　　C. 三角骨　　　　　D. 豌豆骨

　　E. 桡骨下端的关节面

二、A2 型单项选择题

1. 患者,男,35 岁,摔跤运动员,运动时受伤,右肩和近侧臂部疼痛难忍,被紧急送往急
　　诊科。在体格检查期间,患者用他的另一只手抓住受伤侧肘部,无法移动受伤的肢
　　体。影像检查显示右肩关节脱位。最有可能的表现是　　　　　　　　（　　）

　　A. 肱骨头向外侧移位　　　　　　　　　B. 肱骨头向后下移位

　　C. 肱骨头向前下移位　　　　　　　　　D. 肱骨头向上后移位

E. 肱骨头向内侧移位

2. 患者，男，40岁，车祸后，锁骨内侧端前方出现疼痛、肿胀、有压痛。首先考虑胸锁关节脱位，X线检查确诊为胸锁关节脱位。胸锁关节的组成包括　　　　（　　）

　　A. 由锁骨的胸骨端与胸骨的锁切迹及第1肋软骨的上面构成

　　B. 由锁骨的肩峰端与胸骨的锁切迹及第1肋软骨的上面构成

　　C. 由锁骨的肩峰端与胸骨的颈静脉切迹及第1肋构成

　　D. 由锁骨的胸骨端与胸骨角及第1肋构成

　　E. 由锁骨的肩峰端与胸骨柄构成

三、B1型单项选择题

（1～2题共用备选答案）

　　A. 肩关节　　　　B. 肘关节　　　　C. 腕关节　　　　D. 髋关节

　　E. 膝关节

1. 关节囊内有肌腱通过的是　　　　（　　）

2. 1个关节囊内有3个关节的是　　　　（　　）

（3～5题共用备选答案）

　　A. 尺侧副韧带　　　B. 桡侧副韧带　　　C. 桡骨环状韧带　　　D. 盂肱韧带

　　E. 喙肱韧带

3. 在肘关节，可防止桡骨头脱位的韧带是　　　　（　　）

4. 在肘关节，位于关节囊外侧，并加强关节囊的韧带是　　　　（　　）

5. 在肘关节，位于关节囊内侧，并加强关节囊的韧带是　　　　（　　）

（6～8题共用备选答案）

　　A. 腕骨间关节　　　B. 拇指腕掌关节　　　C. 掌指关节　　　D. 指骨间关节

　　E. 腕关节

6. 由相邻各腕骨之间的关节面构成　　　　（　　）

7. 由大多角骨与第1掌骨底构成　　　　（　　）

8. 由掌骨头与近节指骨底构成　　　　（　　）

（9～11题共用备选答案）

　　A. 肱尺关节　　　B. 肱桡关节　　　C. 桡尺近侧关节　　　D. 桡侧远侧关节

　　E. 前臂骨间膜

9. 由肱骨滑车与尺骨滑车切迹构成　　　　（　　）

10. 由肱骨小头与桡骨头关节凹构成　　　　（　　）

11. 由桡骨头环状关节面与尺骨的桡切迹构成　　　　（　　）

（12～14题共用备选答案）

　　A. 胸锁关节　　　B. 肩关节　　　C. 肩锁关节　　　D. 喙肩弓

　　E. 盂肱关节

12. 由肩胛骨的肩峰与锁骨的肩峰端构成　　　　（　　）

13. 由锁骨的胸骨端与胸骨的锁切迹及第1肋软骨的上面构成　　　　（　　）

14. 由喙肩韧带与肩峰、喙突共同构成　　　　（　　）

四、X 型多项选择题

1. 肩关节的结构特点包括 　　　　　　　　　　　　　　　　　(　)

    A. 关节囊松弛　　　　　　　　　　　　B. 有关节唇

    C. 有囊内韧带　　　　　　　　　　　　D. 有肱二头肌长头腱穿过

    E. 有肱三头肌长头腱穿过

2. 肘关节的结构特点包括 　　　　　　　　　　　　　　　　　(　)

    A. 关节囊厚而坚实　　　　　　　　　　B. 有关节唇

    C. 有囊外韧带　　　　　　　　　　　　D. 有关节盘

    E. 有 3 个关节

实验 9　下肢骨的连结

【实验目的】

1. 掌握髋骨与骶骨之间的韧带连结;熟悉骶髂关节的形态结构;了解耻骨联合的结构特点和功能意义。

2. 掌握骨盆的构成,大、小骨盆的界线,以及骨盆的性别差异。

3. 掌握髋关节、膝关节和距小腿关节(踝关节)的构成、结构特点和功能。

4. 了解跗骨间关节、跗跖关节、跖骨间关节、跖趾关节、趾骨间关节的形态、结构和功能。

5. 掌握足弓的组成、功能和维持因素。

【实验材料】

1. 髋、膝、距小腿关节以及足关节切开及未切开关节囊标本。

2. 左、右髋骨和骶骨以及骨盆连结的标本。

【实验提示】

1. 观察下肢各关节,同时与上肢相应部位的关节进行比较,从形态结构的特点联系其功能的不同。

2. 可结合下肢骨和全身骨骼标本,以便清楚仔细地观察各关节。

【实验内容】

下肢骨的连结包括下肢带的连结和自由下肢骨的连结。

1. 下肢带的连结

下肢带骨指的是左、右髋骨。由左、右髋骨与骶骨连结形成骶髂关节,左、右髋骨之间的连结称为耻骨联合,并由上述连结形成骨盆。观察骨盆:结合髋骨和骶骨观察骨盆标本,可见骨盆由左、右髋骨,骶骨,尾骨以及所属的骨连结和韧带构成。两髋骨在前方正中线借耻骨联合连结。两髋骨后方的耳状面与各相应的骶骨耳状面连结构成骶髂关节。尾骨则附于骶骨尖的下方,这样骨盆就成为 1 个完整而牢固的骨性盆状结构。在骶髂关节后下方,有 2 条从骶骨、尾骨到坐骨的韧带:1 条是由骶骨和尾骨外侧缘连至坐骨结节的骶结节韧带;另 1 条是由骶骨和尾骨到坐骨棘的骶棘韧带。它们与坐骨大、小切迹分别围成坐骨大孔和

下肢骨连结

男性骨盆

坐骨小孔。但在活体和骨盆湿标本，前面提到的由坐骨和耻骨围成的闭孔被闭孔膜所封闭，并有闭孔神经穿过闭膜管。

骨盆以界线为界，可分为上、下两部：上部主要由内侧髂骨翼所围成，为大骨盆；下部是由两髋骨下部及骶骨和尾骨的盆面围成的腔，为小骨盆，临床所指骨盆系指小骨盆。两者之间即为界线。此界线由骶骨岬、弓状线、耻骨梳、耻骨结节、耻骨嵴、耻骨联合上缘所形成的环状线。小骨盆有上、下两口：骨盆上口由界线围成；骨盆下口形状不规则，由尾骨、两侧的骶结节韧带、坐骨结节和耻骨弓围成。两口之间的空腔称盆腔。同时观察男性和女性骨盆标本，联系实际比较两者之间的区别。

2. 自由下肢骨连结

（1）髋关节　由髋臼及股骨头构成。

1）观察未切开关节囊的标本　关节囊内侧附于髋臼边缘，外侧在前面包围整个股骨颈的前面，但在后面只包围股骨颈后面的内侧份，股骨颈的外侧一小部露在囊外，故股骨颈骨折有囊内和囊外骨折之分。对照肩关节的标本加以比较，可见髋关节囊厚而坚实，关节囊周围有韧带加强，其中以前方的髂股韧带为最强大，其上端附着于髂前下棘，呈"人"字形跨过关节囊前方，向下附于两转子之间线上，另有耻股韧带加强。关节囊后下部比较薄弱，但也有髂股韧带和坐股韧带加强。

2）观察已切开关节囊的标本　可见髋臼为一较深的窝，股骨头的大部分嵌在髋臼内（与肩关节比较）。髋臼周缘可见一圈颜色较深的纤维软骨环，即髋臼唇。还可见到关节内的股骨头韧带，此韧带连结在股骨头和髋臼之间。通过观察股骨头韧带的情况，思考股骨头韧带的作用。

3）髋关节的运动　以解剖学姿势站立，并保持下肢直立，做下列运动。屈：下肢向前运动；伸：下肢向后运动；外展：下肢离开正中矢状面；内收：下肢向正中矢状面靠近；旋内：大腿的前面向内侧旋转；旋外：大腿的前面向外侧旋转；环转：上述屈、伸、展和收运动方式的复合运动。

（2）膝关节　是人体内最大、最复杂的关节，由股骨的内、外侧髁，胫骨的内、外侧髁及髌骨构成。

1）观察未切开关节囊的标本　膝关节除有关节囊包围外，四周还有一些韧带加强，在关节前上方有粗大的肌腱连到髌骨上缘，即股四头肌肌腱。从髌骨下端向下行止于胫骨粗隆的1条坚强韧带称为髌韧带，所以关节囊的前壁为股四头肌肌腱下份、髌骨及髌韧带。两侧有韧带加强，外侧为腓侧副韧带，内侧为胫侧副韧带。观察2条韧带和关节囊的连结特点，胫侧副韧带紧密与关节囊相连，而腓侧副韧带不直接与关节囊相连，为独立的圆索状韧带。

2）观察已切开关节囊的标本　在股骨和胫骨两骨之间有2个半月形的纤维软骨，分别称为内侧半月板和外侧半月板。半月板周缘连于关节囊，两端连于胫骨髁间隆起。关节的中央部可见2条连结股骨和胫骨之间的短韧带，它们互相交叉，称为前交叉韧带、后交叉韧带。观察前、后交叉韧带连于胫骨髁间隆起和股骨下端的位置。

3）膝关节的运动　屈：小腿向后方运动；伸：小腿向前方运动。

（3）距小腿关节　又称踝关节，取下肢骨标本观察，此关节系由胫骨和腓骨下端构成的上关节面、由距骨滑车面构成的下关节面（注意：此关节面前宽

髋关节

膝关节

踝关节

女性骨盆

后窄)构成,关节囊较薄,特别是前后部松弛,而两侧有韧带加强。在内侧为内侧韧带,又称三角韧带,在外侧有 3 个独立的韧带,总称外侧韧带,因薄弱易发生扭伤。请结合骨性标本做如下踝关节的运动。背屈:又称背伸,足向上翘,足与小腿前面小于直角;跖屈:足向下压,足与小腿前面大于直角。

下肢除上述关节外,在跗骨之间有跗骨间关节,跗骨与距骨之间有跗跖关节,距骨与趾骨之间有跖趾关节,趾骨之间有趾骨间关节。此部分内容可观察切开的足关节标本,体会关节的特点。跗横关节的组成和特点,关节面呈横行的"S"字形,横过跗骨中份。跗骨间关节比较复杂,主要可做足内翻和外翻的动作。足底面朝向内侧称为足内翻,足底面朝向外侧为足外翻。

足关节

实验拓展

【练习题】

一、A1 型单项选择题

1. 下列关于髋关节的叙述,正确的是　　　　　　　　　　　　　　　　　　　（　　）

    A. 属于双轴关节　　　　　　　　　　B. 髂股韧带有限制大腿过伸的作用

    C. 关节囊薄韧带少　　　　　　　　　　D. 股骨颈全部包于关节囊内

    E. 关节囊分别附着于髋臼与股骨头关节面的周缘

2. 关于耻骨联合说法,正确的是　　　　　　　　　　　　　　　　　　　　　（　　）

    A. 是 1 块完整的纤维软骨　　　　　　B. 上下无韧带加固

    C. 下面为耻骨角　　　　　　　　　　　D. 属无腔隙连结

    E. 耻骨联合的纤维软骨中间有一矢状位的裂隙

3. 不参与骨盆构成的是　　　　　　　　　　　　　　　　　　　　　　　　　（　　）

    A. 骶髂关节　　　　B. 髋骨　　　　C. 髋关节　　　　D. 骶骨、尾骨

    E. 耻骨联合

4. 对骨盆的描述,错误的是　　　　　　　　　　　　　　　　　　　　　　　（　　）

    A. 骨盆是由骶骨、尾骨和两侧的髋骨组成

    B. 分大骨盆和小骨盆

    C. 骨盆有明显的性别差异

    D. 小骨盆腔内容纳部分生殖器官

    E. 人体直立时,两侧髂前上棘与两侧耻骨结节位于同一水平面

5. 对女性骨盆的描述,错误的是　　　　　　　　　　　　　　　　　　　　　（　　）

    A. 骨盆宽而短　　　　　　　　　　　　B. 骨盆上口近似圆形

    C. 坐骨结节间距离长　　　　　　　　　D. 耻骨下角呈锐角状

    E. 骨盆呈桶状

6. 限制大腿在髋关节处外展的主要韧带是　　　　　　　　　　　　　　　　　（　　）

    A. 髂股韧带　　　　B. 耻股韧带　　　　C. 坐股韧带　　　　D. 股骨头韧带

    E. 髋臼横韧带

7. 髋关节囊内韧带是 （ ）

　　A. 髂股韧带　　　　B. 耻股韧带　　　C. 坐股韧带　　　　D. 股骨头韧带

　　E. 髋臼横韧带

8. 对膝关节的描述,错误的是 （ ）

　　A. 是人体最大、最复杂的 1 个关节　　　　B. 由股骨下端、胫骨上端和髌骨组成

　　C. 半月板不完全分隔关节腔　　　　D. 可做屈、伸和旋转运动

　　E. 滑膜层包裹着关节囊内的所有结构

9. 膝关节的韧带中,哪条属于肌腱的一部分 （ ）

　　A. 髌韧带　　　　　　　　B. 胫侧副韧带

　　C. 腓侧副韧带　　　　　　D. 前交叉韧带

　　E. 腘斜韧带

10. 下列对膝关节说法,正确的是 （ ）

　　A. 由胫骨上端和股骨下端组成　　　　B. 关节囊内有前、后交叉韧带

　　C. 内侧半月板较小,呈"O"字形　　　　D. 外侧半月板较大,呈"C"字形

　　E. 由透明软骨构成的半月板

11. 膝关节中限制胫骨前移的结构是 （ ）

　　A. 髌韧带　　　　　　　　B. 胫侧副韧带

　　C. 腓侧副韧带　　　　　　D. 前交叉韧带

　　E. 后交叉韧带

12. 关于前交叉韧带的描述,正确的是 （ ）

　　A. 起自股骨内侧髁外面　　　　B. 伸膝关节时最松弛

　　C. 伸膝关节时最紧张　　　　D. 限制胫骨过度后移

　　E. 止于胫骨粗隆

13. 关于后交叉韧带的描述,正确的是 （ ）

　　A. 起自股骨内侧髁的外面　　　　B. 限制胫骨前移

　　C. 限制胫骨后移　　　　D. 在伸膝时紧张

　　E. 在屈膝时松弛

14. 关于半月板,正确的是 （ ）

　　A. 内侧半月板呈"O"字形,与胫侧副韧带相连

　　B. 内侧半月板呈"C"字形,与腓侧副韧带相连

　　C. 外侧半月板呈"C"字形,与胫侧副韧带相连

　　D. 外侧半月板呈"O"字形,与胫侧副韧带相连

　　E. 内侧半月板呈"C"字形,与胫侧副韧带相连

15. 与胫、腓骨下端组成踝关节的结构是 （ ）

　　A. 跟骨结节　　　　　　　B. 足舟骨

　　C. 距骨滑车　　　　　　　D. 骰骨

　　E. 内侧楔骨

16. 对踝关节的描述,错误的是 （ ）

　　A. 由胫骨、腓骨和距骨滑车构成　　　　B. 内侧有三角韧带

C. 关节囊前、后壁薄而松弛　　　　　　D. 能做背屈,跖屈,足内、外翻动作

E. 踝关节的外侧韧带容易损伤

17. 踝关节在跖屈时还可做侧向运动,是因为　　　　　　　　　　　　　( )

A. 关节囊前后松弛　　　　　　　　B. 距骨体前宽后窄

C. 两侧韧带松弛　　　　　　　　　D. 关节腔特别宽大

E. 距骨滑车前宽后窄

二、A2 型单项选择题

1. 患者,女,72 岁,摔倒在车库的台阶上,造成髋关节脱臼。下列哪个是最重要的限制髋关节过伸的结构　　　　　　　　　　　　　　　　　　　　　　( )

A. 耻股韧带　　　B. 坐骨韧带　　　C. 髂股韧带　　　D. 髋臼窝负压

E. 臀大肌

2. 患者,女,32 岁,在足球比赛中受伤,后被送入医院。在骨科诊所接受坐姿检查,医生双手握住右胫骨,可以在股骨下端将右胫骨移向后方,左胫骨不能以这种方式移动。右膝最有可能受伤的结构是　　　　　　　　　　　　　　　　　　　　　　( )

A. 前交叉韧带　　B. 腓侧副韧带　　C. 胫侧副韧带　　D. 内侧半月板

E. 后交叉韧带

3. 一位足球运动员在比赛运动中不慎扭伤左侧下肢。检查时,医生右手掌置患者左膝外侧稍偏上,向内侧推挤,左手握患者左小腿踝关节上方,使小腿外展,患者即感觉左膝内侧疼痛较剧。反之,使患者左小腿被动内收时,左膝不怎么疼痛。受伤的结构可能是　　　　　　　　　　　　　　　　　　　　　　　　　( )

A. 前交叉韧带　　B. 后交叉韧带　　C. 内侧半月板　　D. 胫侧副韧带

E. 腓侧副韧带

4. 患者,男,19 岁,足球运动员,在比赛中脚着地时,膝部的外侧被撞击,自己不能走路,被送进医院。MRI 检查显示胫侧副韧带撕裂。因与韧带附着紧密,下列哪个结构最有可能伴有受伤　　　　　　　　　　　　　　　　　　　　　　　　( )

A. 半腱肌肌腱　　B. 内侧半月板　　C. 前交叉韧带　　D. 外侧半月板

E. 后交叉韧带

5. 患者,男,37 岁,在踢足球时发生足部损伤,被送往医院。一系列影像学检查显示骨折累及距小腿关节(踝关节)。损伤主要影响的运动是　　　　　　　　　　( )

A. 足的背屈和跖屈　　　　　　　　B. 足的背屈、跖屈、内翻和外翻

C. 足的内翻和外翻　　　　　　　　D. 足的背屈和外翻

E. 足的跖屈和内翻

6. 患者,男,40 岁,右髋外伤后疼痛就医。主诉 4 小时前乘公共汽车,左侧下肢搭于右侧下肢上,突然急刹车,右膝顶撞于前座椅背上,即感右髋部剧痛,不能活动。检查显示,仰卧位右侧下肢短缩,右髋呈屈曲、内收、旋内、畸形,各项活动均受限,右大粗隆上移。髋关节最常见的脱位方向是　　　　　　　　　　　　　　　　　　( )

A. 前方　　　　　B. 后下方　　　　C. 内侧　　　　　D. 前下方

E. 外侧脱

三、B1 型单项选择题

（1~5 题共用备选答案）

    A. 颞下颌关节   B. 髋关节   C. 膝关节   D. 踝关节

    E. 足弓

1. 有前、后交叉韧带的关节是   （   ）

2. 由 2 块骨组成，有关节盘的关节是   （   ）

3. 运动形式广泛的关节是   （   ）

4. 下坡时易扭伤的关节是   （   ）

5. 具弹性和缓冲震荡作用的是   （   ）

四、X 型多项选择题

1. 参与髋构成的骨有   （   ）

    A. 髂骨   B. 耻骨   C. 坐骨   D. 尾骨

    E. 骶骨

2. 关于髋关节，正确的有   （   ）

    A. 关节囊松弛   B. 关节囊内有股骨头韧带

    C. 股骨头韧带含血管   D. 后方的髂股韧带最强大

    E. 股骨颈骨折可分囊内和囊外骨折

3. 关于膝交叉韧带，正确的有   （   ）

    A. 表面无滑膜   B. 在关节囊内

    C. 前交叉韧带防止胫骨前移   D. 后交叉韧带防止胫骨后移

    E. 在伸膝时最紧张

4. 关于踝关节，正确的有   （   ）

    A. 在距骨与小腿骨之间   B. 关节头是距骨滑车

    C. 关节窝由胫腓骨下端构成   D. 背屈时最稳定

    E. 跖屈时容易损伤

5. 关于足弓，正确的有   （   ）

    A. 由纵弓和横弓组成   B. 内侧纵弓最高点为距骨头

    C. 外侧纵弓最高点为骰骨   D. 外侧纵弓高于内侧纵弓

    E. 横弓最高点也在骰骨

6. 关节囊内有韧带的关节有   （   ）

    A. 髋关节   B. 膝关节   C. 踝关节   D. 肩关节

    E. 肘关节

7. 有关节盘的关节有   （   ）

    A. 颞下颌关节   B. 肩关节   C. 肘关节   D. 膝关节

    E. 胸锁关节

（张凤、金莺檬）

第三章 肌 学

实验10 头颈肌

【实验目的】

1. 掌握胸锁乳突肌的位置、起止和作用。

2. 熟悉咬肌、颞肌、眼轮匝肌、口轮匝肌的位置和作用以及斜角肌间隙。

3. 了解舌骨下肌群的名称、位置等。

4. 掌握重要的肌性标志：咬肌、颞肌、胸锁乳突肌。

【实验材料】

1. 头面部肌肉标本

2. 颈部肌浅、深层标本。

【实验提示】

1. 肌学部分内容的学习要求每个同学都要亲自动手对照尸体标本认真观察，不能因怕脏而不动手只看书本。

2. 为更好地理解肌的作用和运动关节的形式，应注意观察肌的起止点、附着在骨的位置以及跨过关节的位置。

3. 观察肌的起止点时，可将相关骨骼放在一边对照观察。

4. 爱护标本，使用时切勿用力过度牵拉，以免将肌纤维撕扯损坏。

5. 课前复习相关的重要的骨性标志，如下颌角、枕外隆凸、颞骨乳突、椎骨棘突、第7颈椎棘突等。

【实验内容】

1. 头 肌

配合标本，以观察模型和图谱为主。

（1）面肌 又称表情肌。此组肌较细、薄弱，大多数一端起于骨，另一端则附于皮肤深面。观察时只需了解其部位即可。

1）眼轮匝肌 为椭圆形薄肌，位于眼裂周围。作用为闭合眼裂。

2）口轮匝肌 位于口裂周围，呈扁环形。作用为闭合口裂。

3）颊肌 位于口角两侧，面颊深部。作用为使唇、颊紧贴牙齿，帮助咀嚼和吸吮。

（2）咀嚼肌 有4块：

1）咬肌 长方形，起于颧弓，止于下颌骨外面。紧咬牙时，在颧弓下方可清晰地看到其轮廓。用手触摸下颌角位置，感受咬肌的收缩。

2）颞肌 呈扇形，起自颞窝，下行渐集中，经颧弓深面，止于下颌骨的冠突。咬动牙齿，用手触摸颞窝处，以感受颞肌的收缩。

3）翼内肌、翼外肌 下颌骨深面，颞下窝内，肌束水平向后的为翼外肌，与咬肌肌束方向相同的为翼内肌。

作用：运动下颌骨，使颞下颌关节产生运动，参与咀嚼运动。

2. 颈 肌

（1）颈浅肌群 重点观察胸锁乳突肌。

胸锁乳突肌：是重要的肌性标志，斜列于颈部两侧。起自胸骨柄前面及锁骨胸骨端，纤维行向后外上方，止于颞骨乳突。在活体如将面转向左侧，则右侧之肌在体表隆起很明显，特别是它的起点两头看得很清楚。作用是两侧收缩，头向后仰，单侧收缩，使头屈向同侧，面转向对侧。

（2）颈前肌群 包括舌骨上肌和舌骨下肌。肌的起止点如名称。

1）舌骨上肌群 包括下列四肌，均位于舌骨上方。只观察肌的位置。

① 二腹肌：下颌骨下方，有 2 个肌腹，中间有腱环连于舌骨。

② 下颌舌骨肌：位于二腹肌前腹的深面，三角形的扁肌。

③ 茎突舌骨肌：二腹肌后腹的前上方。

④ 颏舌骨肌：位于下颌舌骨肌的深面。配合图谱观察。

2）舌骨下肌群 包括下列四肌，均位于舌骨下方。只观察肌的位置。

① 胸骨舌骨肌：位于颈部正中线两侧。

② 胸骨甲状肌：位于上肌的深面，须将前肌翻起方可见到。

③ 甲状舌骨肌：被胸骨舌骨肌上部遮盖。

④ 肩胛舌骨肌：在胸骨舌骨肌的外侧，可分上、下肌腹及 1 个中间腱。

（3）颈深肌群 配合图谱观察，此肌群位置较深，位于颈椎两侧，包括前、中、后斜角肌。3 块肌均起自颈椎横突，下行分别止于第 1 肋骨和第 2 肋骨。前、中斜角肌下部之间隙为斜角肌间隙，有臂丛神经和锁骨下动脉通过。

实验拓展

【练习题】

一、A1 型单项选择题

1. 属于肌的基本结构的是 （ ）

    A. 腱膜   B. 筋膜   C. 滑膜   D. 腱鞘

    E. 籽骨

2. 关于肌的描述，错误的是 （ ）

    A. 骨骼肌又称随意肌   B. 每块肌是 1 个器官

    C. 肌的血液供应受阻引起瘫痪   D. 肌有血管和神经

    E. 每块肌都有肌腹和肌腱 2 个部分构成

3. 下列说法正确的是 （ ）

    A. 肌的起点即定点   B. 肌的止点即动点

C. 肌的起止点不可互换　　　　　　　　D. 肌的定、动点不可互换

E. 以上都不对

4. 下列对肌的描述,错误的是　　　　　　　　　　　　　　　　　　　(　　)

A. 某些长肌的起端有 2 个以上的头　　B. 短肌多分布于躯干深层

C. 扁肌也称阔肌　　　　　　　　　　　D. 轮匝肌收缩时使孔裂开放

E. 可根据肌纤维排列方向对肌进行分类

5. 下列关于腱鞘的描述,正确的是　　　　　　　　　　　　　　　　　(　　)

A. 可分为腱纤维鞘和腱滑膜鞘　　　　B. 腱纤维鞘分为壁层和脏层

C. 腱系膜由腱纤维鞘组成　　　　　　D. 位于滑膜囊内

E. 位于活动较小的部位

6. 不属于面肌的是　　　　　　　　　　　　　　　　　　　　　　　　(　　)

A. 眼轮匝肌　　　　B. 口轮匝肌　　　　C. 颞肌　　　　D. 颊肌

E. 枕额肌

7. 收缩时,可在颧弓下方摸到坚硬的条状隆起的肌是　　　　　　　　　(　　)

A. 颞肌后束　　　　B. 二腹肌前腹　　　C. 翼内肌浅头　　D. 咬肌

E. 翼外肌

8. 下列不属于咀嚼肌的是　　　　　　　　　　　　　　　　　　　　　(　　)

A. 咬肌　　　　　　B. 颞肌　　　　　　C. 翼内肌　　　　D. 翼外肌

E. 颊肌

9. 可上提和后退下颌骨的肌是　　　　　　　　　　　　　　　　　　　(　　)

A. 翼外肌　　　　　B. 颞肌　　　　　　C. 翼内肌　　　　D. 咬肌

E. 二腹肌

10. 可牵拉下颌骨向前下,并做侧方运动的肌是　　　　　　　　　　　　(　　)

A. 翼外肌　　　　　B. 颞肌　　　　　　C. 翼内肌　　　　D. 咬肌

E. 二腹肌

11. 收缩时,做张口运动的肌是　　　　　　　　　　　　　　　　　　　(　　)

A. 双侧咬肌　　　　B. 双侧颞肌　　　　C. 口轮匝肌　　　D. 双侧翼内肌

E. 双侧翼外肌

12. 胸锁乳突肌　　　　　　　　　　　　　　　　　　　　　　　　　　(　　)

A. 一侧收缩,使头屈向对侧　　　　　　B. 一侧收缩,使面转向同侧

C. 两侧收缩,使头后仰　　　　　　　　D. 起于胸骨和肩胛骨

E. 以上都不对

13. 穿过斜角肌间隙的结构为　　　　　　　　　　　　　　　　　　　　(　　)

A. 锁骨下动脉　　　B. 锁骨下静脉　　　C. 腋动脉　　　　D. 胸廓内动脉

E. 甲状颈干

14. 作为颈丛神经阻滞麻醉注射点的肌性标志为　　　　　　　　　　　　(　　)

A. 胸锁乳突肌前缘中点　　　　　　　　B. 胸锁乳突肌后缘中点

C. 胸锁乳突肌后缘中上 1/3 交点　　　D. 斜方肌前缘中点

E. 斜方肌前缘中下 1/3 交点

二、A2 型单项选择题

1. 患者，男，50 岁，因腮腺恶性肿瘤，手术切除面神经，引起咀嚼后食物滞留于口腔前庭，可能损伤的肌是　　　　　　　　　　　　　　　　　　　　　　（　　）

   A. 咬肌　　　　　B. 翼内肌　　　　　C. 颞肌　　　　　D. 颊肌

   E. 翼外肌

2. 患者，女，64 岁，因生锈铁钉穿破伤口，引起破伤风，牙颌（口腔）无法张开。最可能造成瘫痪的肌是　　　　　　　　　　　　　　　　　　　　　　　（　　）

   A. 颞肌　　　　　B. 咬肌　　　　　C. 颊肌　　　　　D. 翼内肌

   E. 翼外肌

三、B1 型单项选择题

（1～5 题共用备选答案）

   A. 咬肌　　　　　B. 颞肌　　　　　C. 翼内肌　　　　D. 翼外肌

   E. 二腹肌

1. 起自翼突窝，止于下颌角内面的是　　　　　　　　　　　　　　　（　　）
2. 能上提和后退下颌骨的是　　　　　　　　　　　　　　　　　　　（　　）
3. 牙关咬紧时，面部隆起的是　　　　　　　　　　　　　　　　　　（　　）
4. 能下降下颌骨的是　　　　　　　　　　　　　　　　　　　　　　（　　）
5. 能牵拉下颌骨向下，并做侧方运动的是　　　　　　　　　　　　　（　　）

（6～8 题共用备选答案）

   A. 胸锁乳突肌　　B. 二腹肌　　　　C. 前斜角肌　　　D. 颈阔肌

   E. 肩胛舌骨肌

6. 双侧收缩，使头后仰的肌是　　　　　　　　　　　　　　　　　　（　　）
7. 双侧收缩，使颈前屈的肌是　　　　　　　　　　　　　　　　　　（　　）
8. 收缩时降口角，并使颈部出现皱褶的肌是　　　　　　　　　　　　（　　）

四、X 型多项选择题

1. 肌的辅助结构包括　　　　　　　　　　　　　　　　　　　　　　（　　）

   A. 筋膜　　　　　B. 滑膜囊　　　　C. 腱鞘　　　　　D. 籽骨

   E. 血管神经鞘

2. 关于斜角肌间隙，正确的有　　　　　　　　　　　　　　　　　　（　　）

   A. 由前、中斜角肌与第 1 肋构成　　　　B. 内有臂丛神经通过

   C. 内有锁骨下动脉通过　　　　　　　　D. 内有锁骨下静脉通过

   E. 内有膈神经通过

3. 关于表情肌的描述，正确的有　　　　　　　　　　　　　　　　　（　　）

   A. 属于皮肌　　　　　　　　　　　　　B. 笑肌可牵引口角向外

   C. 口轮匝肌的作用是闭口　　　　　　　D. 收缩时可使面部呈现各种表情

   E. 主要围绕在睑裂、口裂鼻和耳周围

【微知识】

进行性肌营养不良(假肥大型)

进行性肌营养不良(假肥大型)是一种由位于 X 染色体上隐性致病基因控制的遗传病,特点为骨骼肌进行性萎缩,肌力逐渐减退,最后完全丧失运动能力。主要发生于男孩;女性则为遗传基因携带者,有明显的家族发病史。患儿由于肌肉萎缩、无力而行走困难,患病后期双侧腓肠肌呈假性肥大(肌组织被结缔组织代替)。患儿多于 4~5 岁发病,一般不晚于 7 岁。患儿的坐、立及行走较一般小儿晚,常在会走路以后才被发现,多在 3 岁以后才引起注意。刚会走路时行走缓慢,步态不稳,左右摇摆,宛如"鸭步";易跌倒,登梯困难,下蹲后不能迅速站起。3 岁后,胸部、肩部及臀部肌肉逐渐萎缩变松变细,而三角肌、腓肠肌等则日益增粗变硬、无弹性。多在 20 岁以前死亡。

实验 11　躯干肌

【实验目的】

1. 掌握胸大肌的位置、起止及作用,膈的位置、孔裂和作用。

2. 熟悉斜方肌、背阔肌的位置、起止和作用,腹肌前外侧群的名称、层次及纤维方向,竖脊肌的位置和作用,胸腰筋膜的位置和组成。

3. 了解肋间肌的位置和作用,腹直肌鞘的位置及组成,腹股沟管的位置、组成及其通过的内容物等。

【实验材料】

1. 完整躯干肌浅、深层标本。

2. 游离的膈标本以及打开胸前壁示意膈的标本。

【实验提示】

1. 亲自动手观察尸体标本,观察时对照教材。

2. 注意肌的形态和层次分布以及肌腹与腱膜的移行位置。

3. 提前预习相应的骨性结构,如枕外隆凸、颞骨乳突、椎骨棘突、肩峰、肩胛冈、肋角、髂前上棘、耻骨结节、耻骨联合、髂嵴等。

【实验内容】

1. 背　肌

浅层:斜方肌、背阔肌、肩胛提肌和菱形肌
深层:竖脊肌(骶棘肌)

背肌

(1) 背部浅层肌　重点观察上部的斜方肌和下部的背阔肌。

1) 斜方肌　位于颈部和背上部,为三角形的阔肌。两侧斜方肌因在一起形似斜方形而得名。该肌起自枕外隆凸、项韧带和全部胸椎棘突。其上、中、下纤维向肩部聚拢,注意其中各部纤维方向不同,因而作用不一样,止于肩峰、肩胛冈及锁骨肩峰端。

作用:上部纤维收缩,上提肩胛骨,使肩胛下角旋外;下部纤维收缩,可使肩胛下降;两侧共同收缩,使肩胛骨向脊柱靠拢,当肩胛骨固定时,可使头后仰。

2）背阔肌　将臂外展然后观察。该肌位于背下部和胸外侧壁,呈三角形,为全身最大的阔肌,其以腱膜起自下 6 个胸椎的棘突、全部腰椎棘突、骶正中嵴及髂嵴后部,肌束向外上方集中,止于肱骨小结节嵴。

作用:使臂内收、旋内及后伸,上肢上举被固定时,则上提躯干,如引体向上。

（2）背部深层肌　包括多块肌,重点观察竖脊肌。

竖脊肌　又称骶棘肌,为纵列脊柱后方及两侧的强大肌,在维持躯体的直立姿势中发挥极其重要的作用。一侧肌收缩使脊柱向同侧屈;两侧同时收缩,使头后仰并使脊柱向后伸。

2. 胸 肌

$\left\{\begin{array}{l}\text{胸上肢肌:胸大肌、胸小肌、前锯肌}\\\text{胸固有肌:肋间内、外肌}\end{array}\right.$

胸肌

（1）胸上肢肌　重点观察胸大肌。

胸大肌　位置表浅,起于锁骨内侧半,胸骨及上部肋软骨的前面,纤维聚拢,止于肱骨大结节嵴。覆盖胸廓前壁的大部,呈扇形,宽而厚。

作用:使臂内收和旋内,若上肢上举并固定,则可上提肋,扩大胸廓,以助吸气。此外,也可引体向上。

（2）胸固有肌

1）肋间外肌　在肋间隙的浅层,肋骨之间。它起于上一肋骨的下缘,纤维斜向前下,在胸后壁肌纤维则向外下方,止于下 1 个肋骨的上缘。在肋软骨的间隙内,无肋间外肌,由结缔组织形成的肋间外膜所取代。

作用:上提肋,扩大胸廓,助吸气。

2）肋间内肌　在肋间外肌深面,翻起肋间外肌可见到该肌。它的纤维方向与肋间外肌垂直相交,起于下一肋上缘,止于上一肋下缘。在肋角以后该肌被肋间内膜所取代。

作用:使肋下降,缩小胸廓,助呼气。

3. 膈

观察膈肌标本,可见膈封闭胸廓下口,介于胸、腹腔之间,顶为椭圆形、宽薄的阔肌,其周围为肌性部,起自胸廓下口内面及腰椎前面,各部肌束向中央集中移行于腱性部,称中心腱。

膈肌

膈上可见 3 个裂孔。

（1）主动脉裂孔　约平对第 12 胸椎水平、膈与脊柱之间,有主动脉及胸导管通过。

（2）食管裂孔　约平对第 10 胸椎水平,在主动脉裂孔之左前方,为一肌性裂孔,有食管及迷走神经通过。

（3）腔静脉孔　约平对第 8 胸椎水平,在主动脉裂孔之右前上方,位于中心腱上,有下腔静脉通过。

作用:膈为主要呼吸肌,收缩时顶部下降,扩大胸廓,助吸气;舒张时顶部上升,胸廓缩小,助呼气。此外,膈与腹肌同时收缩则增加腹压,可协助排便、呕吐及分娩活动。

4. 腹 肌

（1）前外侧群　包括腹直肌、腹外斜肌、腹内斜肌和腹横肌。

1）腹外斜肌　为腹前外侧壁浅层的 1 块阔肌,肌纤维斜向前内下方,一部

腹肌

分止于髂嵴,大部分在腹直肌外侧缘处移行为腱膜。腱膜向内侧参与腹直肌鞘的构成,腱膜的下缘增厚,连于髂前上棘与耻骨结节之间,形成腹股沟韧带。在耻骨结节外上方,腱膜形成一小裂隙,称为腹股沟管浅环(又称皮下环)。

2)腹内斜肌 在腹外斜肌的深面,将腹外斜肌翻起便可见到该肌,肌纤维与腹外斜肌垂直相交。大部分肌束向前内上方,下部肌束向前内下方,在腹直肌外侧缘移行为腹内斜肌腱膜。腱膜在腹直肌外侧缘分为前、后 2 层包裹腹直肌,参与腹直肌鞘前壁(上 2/3)、后壁(下 1/3)的构成,肌纤维下部游离呈弓状,其腱膜下部游离缘的内侧端与腹横肌腱膜形成联合腱,又称为腹股沟镰。

3)腹横肌 是位于最内层的肌,将腹内斜肌翻开,便可见到该肌肌束横行向前内。在腹直肌外侧缘移行为腹横肌腱膜,参与构成腹直肌鞘后壁(上 2/3)和前壁(下 1/3)。

4)腹直肌 位于腹前壁正中线两侧,包被在腹直肌鞘内,将肌鞘翻开,可见该肌上宽下窄,在肌的表面可见 3~4 条横行的腱结构,称为腱划。

前外侧群的作用:肌群收缩,可以缩小腹腔,增加腹压,有协助排便、分娩、呕吐以及维持腹腔内脏正常位置等作用,同时也参与脊柱的前屈、侧屈和旋转等运动。

(2)后群 有腰大肌和腰方肌。腰大肌将在下肢肌中观察,腰方肌为一位于腹后壁的方形肌,附着于第 12 肋、第 1~4 腰椎横突和髂嵴的后部。内侧有腰大肌,后方有竖脊肌。

(3)腹直肌鞘 包裹腹直肌。前层由腹外斜肌腱膜与腹内斜肌腱膜的前层融合而成,后层由腹内斜肌腱膜的后层与腹横肌腱膜融合而成。腹部筋膜、白线、腹股沟管等结构的观察可参考教材。

骨骼肌的作用:肌肉的生理特性是收缩,即肌的长度缩短。骨骼肌收缩的结果是使其两端所附着的骨骼相互靠近,由此产生运动。1 块肌肉至少有 2 个头,并且分别附着在 2 个或者 2 个以上不同的骨骼上,也就是说 1 块肌肉至少跨越 1 个关节,否则骨骼肌则失去其存在的意义。决定骨骼肌作用的因素有:① 2 个附着点相互之间的位置关系;② 肌肉与其所跨越关节的位置关系;③ 2 个附着点在该肌肉收缩时所处的状态,即哪个点较为固定,固定的点称为起点或者静点,另 1 个点则称为止点或者动点。骨骼肌收缩产生的运动是止点向起点移动。1 块肌肉的起点和止点可以相互转换,其决定因素是机体当时所处的机能状态。例如,胸大肌一端附着于胸前壁,另一端附着于肱骨。当站立时(胸大肌胸部附着端为定点),胸大肌收缩,使上肢向躯干靠近;但当人体悬吊于单杠时(肱骨附着端为定点),胸大肌收缩,上提躯干。因此,在学习肌学部分时,通过认真观察每块肌肉 2 个附着点的位置关系和与其所跨越关节的位置关系,可以更好地理解肌肉的作用。

实验拓展

【练习题】

一、A1 型单项选择题

1. 斜方肌麻痹时,不能 ( )

A. 充分外展肩关节 B. 充分屈肩关节

C. 做推墙动作 D. 做耸肩动作

E. 使肩胛骨贴近胸廓

2. 背阔肌 （　　）

    A. 是肩胛骨的旋内肌   B. 止于肱骨大结节嵴

    C. 是肩关节的展肌   D. 是肩关节的旋外肌

    E. 是肩关节的伸肌和旋内肌

3. 当上肢上举固定时,可做引体向上活动的肌是 （　　）

    A. 斜方肌   B. 背阔肌   C. 肩胛提肌   D. 菱形肌

    E. 竖脊肌

4. 竖脊肌的形态结构特征包括 （　　）

    A. 是背部强大的屈肌   B. 位于背部的浅层

    C. 收缩时使脊柱后伸和仰头   D. 为全身最大的阔肌

    E. 仅连于相邻椎骨之间

5. 前锯肌收缩时 （　　）

    A. 可内收肩关节   B. 使肩胛骨向前和紧贴胸廓

    C. 使肩关节前屈   D. 使肩关节后伸

    E. 使肩胛骨下角旋内

6. 某患者存在"翼状肩"体征,可考虑是哪块肌瘫痪 （　　）

    A. 斜方肌   B. 三角肌   C. 背阔肌   D. 前锯肌

    E. 菱形肌

7. 胸上肢肌包括 （　　）

    A. 肋间内肌、肋间外肌、肋间最内肌   B. 三角肌、大圆肌、小圆肌

    C. 胸大肌、胸小肌、前锯肌   D. 胸大肌、胸小肌、肩胛下肌

    E. 胸大肌、胸小肌、背阔肌

8. 关于胸大肌,正确的是 （　　）

    A. 是胸固有肌   B. 起于上位肋

    C. 止于肱骨小结节   D. 位置表浅,呈三角形

    E. 使肩关节内收、旋内和前屈

9. 具有降肋助呼气作用的肌是 （　　）

    A. 肋间外肌和肋间内肌   B. 肋间内肌和膈

    C. 肋间内肌和腹肌前外侧群   D. 膈和腹肌前外侧群

    E. 以上都是

10. 关于肋间外肌,正确的是 （　　）

    A. 起于肋骨上缘   B. 止于肋骨下缘

    C. 降肋助呼气   D. 肌束斜向内上

    E. 在肋软骨间隙处移行为结缔组织膜

11. 膈的腔静脉孔约平对 （　　）

    A. 第 8 胸椎   B. 第 9 胸椎   C. 第 10 胸椎   D. 第 11 胸椎

    E. 第 12 胸椎上

12. 膈的食管裂孔约平对 （ ）

    A. 第 8 胸椎   B. 第 9 胸椎   C. 第 10 胸椎   D. 第 11 胸椎

    E. 第 12 胸椎上

13. 膈的主动脉裂孔约平对 （ ）

    A. 第 8 胸椎   B. 第 9 胸椎   C. 第 10 胸椎   D. 第 11 胸椎

    E. 第 12 胸椎上

14. 腹前外侧群的肌不包括 （ ）

    A. 腹外斜肌   B. 腹内斜肌   C. 腹横肌   D. 腹直肌

    E. 腰大肌

15. 腹外斜肌腱膜形成的结构不包括 （ ）

    A. 耻骨梳韧带   B. 腹股沟管皮下环   C. 联合腱   D. 腹白线

    E. 腔隙韧带

16. 腹内斜肌腱膜形成的结构不包括 （ ）

    A. 腹股沟镰   B. 弓状线   C. 腹白线   D. 腹直肌鞘

    E. 精索内筋膜

17. 参与提睾肌构成的是 （ ）

    A. 腹外斜肌   B. 腹内斜肌   C. 腹横肌   D. 腹直肌

    E. 腰方肌

18. 有腱划的肌是 （ ）

    A. 腹外斜肌   B. 腹内斜肌   C. 腹横肌   D. 腹直肌

    E. 缝匠肌

19. 关于腹直肌鞘，正确的是 （ ）

    A. 为完整包裹腹直肌的腱膜鞘

    B. 前层由腹外斜肌腱膜构成

    C. 后层由腹横肌腱膜构成

    D. 弓状线以下 3 层扁肌腱膜均构成鞘的前层

    E. 前层由腹外斜肌腱膜与腹内斜肌腱膜前层构成

20. 关于腹股沟韧带，正确的是 （ ）

    A. 连于髂前下棘与耻骨结节之间   B. 由腹外斜肌腱膜构成

    C. 由腹内斜肌腱膜构成   D. 构成腹股沟管的前壁

    E. 构成腹股沟管的后壁

21. 关于腹股沟管内口，正确的是 （ ）

    A. 为腹外斜肌筋膜向外凸出形成的圆孔   B. 是腹横肌的 1 个漏斗形裂孔

    C. 腹股沟管皮下环   D. 有两口六壁

    E. 位于腹股沟韧带中点上方约 1.5cm 处

二、X 型多项选择题

1. 能做引体向上的肌有 （ ）

    A. 斜方肌   B. 背阔肌   C. 胸大肌   D. 胸小肌

    E. 前锯肌

2. 使头后仰的肌有 （   ）

  A. 斜方肌   B. 背阔肌   C. 胸锁乳突肌   D. 竖脊肌

  E. 肩胛舌骨肌

3. 关于膈肌，正确的有 （   ）

  A. 食管裂孔通过食管和迷走神经   B. 周围为肌部，中央为中心腱

  C. 收缩时，膈穹窿上升助呼气   D. 主动脉裂孔有主动脉和胸导管通过

  E. 收缩时，膈穹窿下降助吸气

4. 腹外斜肌形成的结构有 （   ）

  A. 腹股沟镰   B. 腹股沟韧带   C. 腔隙韧带   D. 腹股沟浅环

  E. 提睾肌

5. 起于腹股沟韧带的肌有 （   ）

  A. 腹横肌   B. 背阔肌   C. 腹外斜肌   D. 腹内斜肌

  E. 腹直肌

6. 关于腹股沟管，正确的有 （   ）

  A. 位于腹股沟韧带内侧半上方   B. 是腹前壁3层扁肌间的裂隙

  C. 内口称脐环   D. 有两口四壁，长4～5cm

  E. 外口称腹股沟浅环

7. 构成腹股沟镰的腱膜有 （   ）

  A. 腹直肌鞘   B. 腹外斜肌   C. 腹内斜肌   D. 腹横肌

  E. 腰大肌

8. 腹直肌作为腹部的肌性标志，其临床意义有 （   ）

  A. 腹直肌外侧缘是腹股沟三角的内侧界

  B. 腹直肌外侧缘与肋弓夹角处为胆囊底体表投影

  C. 腹股沟韧带是腹部与股内侧区的体表界线

  D. 与腹股沟管关系密切，并构成其下壁

  E. 腹直肌切口为沿腹直肌纵轴的切口，该切口可较好地暴露胆囊、脾等脏器

9. 附着于髂前上棘的结构有 （   ）

  A. 缝匠肌   B. 腹内斜肌   C. 股四头肌   D. 腹股沟韧带

  E. 腹直肌

实验 12   上肢肌

【实验目的】

1. 掌握三角肌的位置、起止和作用。

2. 熟悉肱二头肌、肱三头肌、旋前圆肌的位置、起止和作用。

3. 了解前臂屈肌群、伸肌群的名称和位置排列关系。

4. 了解手肌的分群、腋窝及肘窝的位置和组成。

5. 熟悉上肢的肌性标志：三角肌、肱二头肌及肱二头肌腱、掌长肌腱、桡侧和尺侧腕屈肌腱、指浅屈肌腱、指伸肌腱、拇长伸肌腱、拇短伸肌腱、拇长展肌腱。

【实验材料】

1. 上肢肌浅层、深层标本。

2. 手部肌层、深层标本,骨间肌及蚓状肌标本。

3. 上肢骨标本。

【实验提示】

1. 提前预习上肢骨的知识,清楚一些重要的骨性标志:肩胛冈,肩峰,锁骨肩峰端,肱骨内、外上髁,尺骨鹰嘴,桡骨和尺骨茎突等。学习四肢肌时,对照相应的骨标本进行观察。

2. 前臂肌肌腹较小,数量较多且不易辨认,相邻的肌肉之间难以分开。观察方法是先在其远侧确认其肌腱及其附着点,然后向近侧分离辨认其肌腹。通过牵拉单条肌腱来体会和验证该肌的起止点、位置和作用。

3. 骨骼肌配布的基本规律是以肌群的形式进行的,1个肌群的位置和机能基本一致和相关。因此,在实习观察时,首先是对照教材和图谱仔细辨认各肌群的位置,再逐块观察肌肉,以加强理解和记忆。

【实验内容】

上肢肌依其部位可分为上肢带肌、臂肌、前臂肌和手肌。

1. 上肢带肌

位于肩关节周围,包括三角肌、肩胛下肌、冈上肌、冈下肌、大圆肌、小圆肌。

1) 三角肌　在肩部外侧面观察,它覆盖在肩关节的前侧、外侧、后面三面,呈三角形。此肌近侧端宽大,附着于锁骨的外侧端、肩峰及肩胛冈,远侧端集中成三角的尖,止于三角肌粗隆。其作用主要是使肩关节外展。此外,它还协助屈和伸肩关节。

2) 肩胛下肌　位于肩胛骨的前面;冈上肌位于冈上窝内;在肩胛冈以下可分别见到冈下肌、大圆肌和小圆肌。

观察肩关节的"肌腱袖",即由肩胛下肌、冈上肌、冈下肌和小圆肌的肌腱包绕肩关节形成。

2. 臂　肌

臂肌可分前群和后群。

(1) 前群(屈肌群)

肱二头肌　在最浅层,在近侧端分为二头。靠内侧的一头为短头,以扁腱起于喙突;在外侧的一头为长头,此头为一长腱,起自肩胛骨关节盂的盂上结节(可观察肩关节标本),通过肩关节囊,经结节间沟下降。两头在臂中部合成一肌腹,下行经肘关节前方,形成肱二头肌肌腱,止于桡骨粗隆。如用力屈肘成直角,并使前臂旋后,则肱二头肌在臂前面形成明显的隆起,其肌腱亦可在肘关节前面中份摸到,为一重要的肌性标志。屈肘成直角,并使前臂旋后,在臂前面能够见到肱二头肌肌腹形成的明显隆起,在其内侧用拇指向外压可以感受到肱动脉的搏动。

作用:屈肘关节,并为前臂的有力旋后肌。此外,长头尚可协助屈肩关节。

在肱二头肌短头的后内方有喙肱肌,在肱二头肌深面还有肱肌。它们分别跨越肩关节和肘关节,对其产生作用。

上肢带肌
和臂肌—1

上肢带肌
和臂肌—2

（2）后群（伸肌群）

肱三头肌 位于臂的后面，有 3 个头，即长头、内侧头和外侧头。长头起自肩胛骨关节盂的盂下结节，向下行于大、小圆肌之间；外侧头在外侧，起于肱骨后面桡神经沟的外上方；内侧头起于桡神经沟的内下方。3 个头合为 1 个肌腹，以扁腱经过肘关节后面止于尺骨鹰嘴。在上肢的标本上，用镊子柄分开肱三头肌的 3 个头，便会发现内侧头与外侧头之间有神经和血管，自内上向外下斜行于肱骨体的后面，此间隙称为桡神经管。请认真体会此局部关系，如果肱骨体中段骨折，可能会损伤到什么结构？

作用：根据肱三头肌本身的位置和它起止的解剖学方位，以及所见到的肱三头肌与肩关节和肘关节的位置关系，思考肱三头肌对肩关节和肘关节的作用。

3. 前臂肌

根据前臂肌与尺骨、桡骨以及前臂骨间膜的位置关系，前臂肌可分为前群和后群。

前臂肌

（1）前群 位于尺骨和桡骨以及前臂骨间膜的前面，因此主要作用是屈腕、屈指和使前臂旋前，故称屈肌群，分四层排列。

1）第 1 层（浅层） 有 5 块肌，从桡侧向尺侧依次为肱桡肌、旋前圆肌、桡侧腕屈肌、掌长肌、尺侧腕屈肌。除肱桡肌起于肱骨外上髁外，其余 4 块肌共同以屈肌总腱起自肱骨内上髁以及前臂深筋膜。

2）第 2 层 只有 1 块肌，即指浅屈肌。牵拉手部 4 条指浅屈肌腱，体会肌的位置。

3）第 3 层 有 2 块肌，拇长屈肌和指深屈肌。桡侧为拇长屈肌，尺侧为指深屈肌，可见 4 条指深屈肌腱穿过指浅屈肌腱两脚之间，止于远节指骨底。

4）第 4 层 只有 1 块肌，即旋前方肌。位于拇长屈肌和指深屈肌远侧端的深面。

用力握拳屈腕时，在腕关节前面上方可以清楚地见到从桡侧向尺侧有：桡侧腕屈肌腱、掌长肌腱、指浅屈肌腱和尺侧腕屈肌腱。

（2）后群 位于尺骨和桡骨以及前臂骨间膜的后面，因此主要作用是伸腕、伸指和使前臂旋后，故称伸肌群，也分浅、深 2 层。

1）浅层肌 有 5 块肌，从桡侧向尺侧依次为桡侧腕长伸肌、桡侧腕短伸肌、指伸肌、小指伸肌和尺侧腕伸肌。

2）深层肌 也为 5 块肌，将浅层拉开，从上外至下内依次为旋后肌、拇长展肌、拇短伸肌、拇长伸肌和示指伸肌，后群大多起于肱骨外上髁、桡、尺骨及骨间膜后面，止于手骨。

当伸腕、伸指并外展时，在腕的背侧可以清楚见到从桡侧向尺侧有：拇长展肌腱，拇短伸肌腱、拇长伸肌腱和指伸肌腱。

4. 手肌

手肌可分为内侧群（小鱼际）、中间群（蚓状肌、骨间肌）及外侧群（鱼际）三群肌。主要作用为运动手指。

手肌

【练习题】

一、A1 型单项选择题

1. 瘫痪时,可产生"方肩"现象的是　　　　　　　　　　　　　（　　）
   A. 大圆肌　　　　B. 斜方肌　　　　C. 背阔肌　　　　D. 三角肌
   E. 前锯肌

2. 可使肩关节旋内的肌不包括　　　　　　　　　　　　　　　（　　）
   A. 胸大肌　　　　B. 大圆肌　　　　C. 小圆肌　　　　D. 背阔肌
   E. 肩胛下肌

3. 可使肩关节旋外的肌是　　　　　　　　　　　　　　　　　（　　）
   A. 胸大肌　　　　B. 背阔肌　　　　C. 冈上肌　　　　D. 小圆肌
   E. 大圆肌

4. 在肩关节外展中最重要的 1 对肌是　　　　　　　　　　　　（　　）
   A. 三角肌和肩胛下肌　　　　　　　B. 三角肌和冈上肌
   C. 冈上肌和肩胛下肌　　　　　　　D. 大圆肌和肩胛下肌
   E. 三角肌和大圆肌

5. 外展并参与屈、伸肩关节的肌是　　　　　　　　　　　　　（　　）
   A. 胸大肌　　　　B. 三角肌　　　　C. 背阔肌　　　　D. 冈上肌
   E. 小圆肌

6. 可内收、旋内和前屈肩关节的肌是　　　　　　　　　　　　（　　）
   A. 胸大肌　　　　B. 背阔肌　　　　C. 冈上肌　　　　D. 小圆肌
   E. 三角肌

7. 可伸肘关节和内收肩关节的肌是　　　　　　　　　　　　　（　　）
   A. 肱二头肌　　　B. 肱三头肌　　　C. 肱桡肌　　　　D. 旋前圆肌
   E. 旋后肌

8. 只能外展肩关节的肌是　　　　　　　　　　　　　　　　　（　　）
   A. 胸大肌　　　　B. 背阔肌　　　　C. 冈上肌　　　　D. 小圆肌
   E. 三角肌

9. 三角肌的结构特征包括　　　　　　　　　　　　　　　　　（　　）
   A. 位于臂部　　　　　　　　　　　B. 受桡神经支配
   C. 使肩关节外展　　　　　　　　　D. 只起于肩胛骨
   E. 止于肱骨桡神经沟下方

10. 组成肌腱袖的肌不包括　　　　　　　　　　　　　　　　　（　　）
    A. 肩胛下肌　　　B. 冈上肌　　　　C. 冈下肌　　　　D. 三角肌
    E. 小圆肌

11. 关于肱二头肌,描述不正确的是　　　　　　　　　　　　　（　　）
    A. 长头起自盂上结节　　　　　　　B. 短头起自肱骨体

C. 止于桡骨粗隆

D. 可屈肘、前臂旋后和屈肩

E. 肌腱向内下移行为腱膜，止于前臂肌表面

12. 关于肱三头肌，描述正确的是 （　　）

A. 长头起自盂上结节

B. 止于尺骨冠突

C. 能伸肘、伸肩并内收

D. 内、外侧头分别起自桡神经沟上、下方

E. 以上都对

13. 肱三头肌长头起于 （　　）

A. 喙突

B. 桡神经沟上方

C. 桡神经沟下方

D. 肩胛骨关节盂上方

E. 肩胛骨关节盂下方

14. 可屈肘关节，并使前臂旋后的肌是 （　　）

A. 肱二头肌　　　B. 肱三头肌　　　C. 肱桡肌　　　D. 旋前圆肌

E. 旋后肌

15. 能同时屈肘关节、腕关节、掌指关节和指骨间关节的是 （　　）

A. 肱桡肌　　　B. 旋前圆肌　　　C. 桡侧腕屈肌　　　D. 掌长肌

E. 指浅屈肌

16. 关于指浅屈肌的叙述，错误的是 （　　）

A. 为前臂后群浅层肌

B. 肌束向下移行为 4 条肌腱

C. 肌腱经腕管入手掌

D. 止于内侧第 2～5 指中节指骨体两侧

E. 可屈腕关节和肘关节

17. 属于前臂后群深层肌的是 （　　）

A. 拇收肌　　　B. 拇短屈肌　　　C. 拇短展肌　　　D. 拇对掌肌

E. 拇短伸肌

18. 既能屈腕又能收腕关节的肌是 （　　）

A. 肱桡肌　　　B. 掌长肌　　　C. 尺侧腕屈肌　　　D. 拇长伸肌

E. 指浅屈肌

19. 可伸和外展桡腕关节的肌是 （　　）

A. 肱桡肌　　　B. 桡侧腕长伸肌　　　C. 指伸肌　　　D. 掌长肌

E. 尺侧腕伸肌

20. 鱼际肌不包括 （　　）

A. 拇短伸肌　　　B. 拇短屈肌　　　C. 拇短展肌　　　D. 拇收肌

E. 拇对掌肌

21. 运动时使拇指掌面与小指掌面相对的肌是 （　　）

A. 拇短展肌　　　B. 拇长屈肌　　　C. 拇短屈肌　　　D. 拇对掌肌

E. 拇收肌

二、A2 型单项选择题

1. 患者，男，40 岁，因车祸出现肌肩袖撕裂。肌肩袖不包括 （　　）

A. 冈上肌　　　B. 肩胛下肌　　　C. 大圆肌　　　D. 小圆肌

E. 冈下肌

2. 患者,男,16 岁,体格检查发现无名指掌指关节不能屈和内收。最有可能瘫痪的肌是
（　　）
    A. 指深屈肌　　　　B. 指伸肌　　　　C. 蚓状肌　　　　D. 骨间侧背肌
    E. 骨间掌侧肌

3. 患者,女,40 岁,右侧乳腺癌根治手术后,撑墙时出现右侧"翼状肩"体征。损伤的肌
    是　　　　　　　　　　　　　　　　　　　　　　　　　　　　　　　　（　　）
    A. 三角肌　　　　　B. 前锯肌　　　　C. 斜方肌　　　　D. 肩胛下肌
    E. 背阔肌

4. 患者,男,27 岁,著名钢琴家,因腕管综合征而手指运动困难。瘫痪的肌包括　（　　）
    A. 骨间掌侧肌和拇收肌　　　　　　　B. 骨间背侧肌和第 1、2 蚓状肌
    C. 第 1、2 蚓状肌和拇对掌肌　　　　D. 拇短展肌和骨间掌侧肌
    E. 第 1、2、3、4 蚓状肌

三、B1 型单项选择题

（1~5 题共用备选答案）
    A. 胸大肌　　　　　B. 背阔肌　　　　C. 冈上肌　　　　D. 肩胛下肌
    E. 冈下肌
1. 能旋外肩关节的是　　　　　　　　　　　　　　　　　　　　　　　　（　　）
2. 能内收、旋内和前屈肩关节的是　　　　　　　　　　　　　　　　　　（　　）
3. 只能使肩关节内收和旋内的是　　　　　　　　　　　　　　　　　　　（　　）
4. 能外展肩关节的是　　　　　　　　　　　　　　　　　　　　　　　　（　　）
5. 能旋内、后伸肩关节的是　　　　　　　　　　　　　　　　　　　　　（　　）

（6~8 题共用备选答案）
    A. 肱二头肌　　　　B. 肱三头肌　　　　C. 肱桡肌　　　　D. 三角肌
    E. 喙肱肌
6. 伸肘关节和内收肩关节的是　　　　　　　　　　　　　　　　　　　　（　　）
7. 屈肘关节并能屈肩关节的是　　　　　　　　　　　　　　　　　　　　（　　）
8. 外展肩关节的主要肌是　　　　　　　　　　　　　　　　　　　　　　（　　）

四、X 型多项选择题

1. 可引体向上的肌有　　　　　　　　　　　　　　　　　　　　　　　　（　　）
    A. 斜方肌　　　　　B. 背阔肌　　　　C. 胸大肌　　　　D. 胸小肌
    E. 竖脊肌

2. 可使臂外展的肌有　　　　　　　　　　　　　　　　　　　　　　　　（　　）
    A. 冈上肌　　　　　B. 冈下肌　　　　C. 三角肌　　　　D. 肩胛下肌
    E. 肱三头肌

3. 能使肩关节内收、旋内的肌有　　　　　　　　　　　　　　　　　　　（　　）
    A. 背阔肌　　　　　B. 三角肌　　　　C. 胸大肌　　　　D. 胸小肌
    E. 斜方肌

4. 屈肘关节的肌有　　　　　　　　　　　　　　　　　　　　　　　　　（　　）
    A. 喙肱肌　　　　　B. 肱肌　　　　C. 肱二头肌　　　　D. 肱桡肌

E. 旋前圆肌
5. 临床常用的肌内注射部位有 （ ）
　　A. 胸大肌　　　　B. 三角肌　　　　C. 斜方肌　　　　D. 臀大肌
　　E. 小腿三头肌

实验 13　下肢肌

【实验目的】

1. 掌握臀大肌的位置、起止和作用。
2. 熟悉股四头肌、小腿三头肌的位置、起止及作用。
3. 了解其他下肢肌的名称、位置、分群及主要作用。
4. 掌握下肢重要肌性标志：臀大肌、股四头肌、半腱肌和半膜肌腱、股二头肌腱、腓肠肌、蹦长伸肌腱、胫骨前肌及腱、跟腱。

【实验材料】

1. 下肢肌浅、深层标本。
2. 下肢骨标本。

【实验提示】

1. 预习下列骨性标志：坐骨结节、股骨大转子、臀肌粗隆、股骨内上髁、胫骨粗隆、腓骨头、内踝和外踝。
2. 观察下肢肌的同时对照上肢肌，注意两者的区别和功能联系。下肢肌较为发达，而且在配布上也没有上肢肌复杂。
3. 重点观察髋关节、膝关节和踝关节周围的肌肉。思考上述 3 个关节产生各种运动时是哪些肌在起作用。

【实验内容】

下肢肌依其部位可分为髋肌、大腿肌、小腿肌和足肌。

1. 髋　肌

依据其与髋关节的位置关系分前、后两群。

（1）前群　主要有髂腰肌。

髋肌（深层）

髂腰肌　由腰大肌和髂肌组成。腰大肌起于腰椎体的侧面，髂肌起于髂骨的髂窝，两肌向下会合经腹股沟韧带深面和髋关节的前内侧，止于股骨小转子。

作用：屈髋关节。下肢固定时，可使躯干和骨盆前屈。

（2）后群　主要为臀大肌、臀中肌、臀小肌和梨状肌。

1）臀大肌　是臀部浅层的 1 块大而厚的肌（在标本上多数已切断），斜方形，覆盖在臀部的浅面，纤维自内上斜向外下方，起于髂骨外侧面和骶骨背面，经髋关节后面向下止于股骨后面的臀肌粗隆。

作用：伸和旋外髋关节。

2）臀中肌和臀小肌　翻开臀大肌，可见其深面有一肌纤维略呈扇形的肌，为臀中肌，但臀中肌仅有部分被臀大肌所覆盖，其前上部分裸露于皮下组织的深方。翻开臀中肌，可见其深面有一呈扇形的臀小肌。

3）梨状肌　位于臀中肌的下方,由盆腔内观察,可见它起于骶骨前面的外侧部,向外穿过坐骨大孔,把坐骨大孔分为梨状肌上、下两孔,而止于股骨大转子。

作用:外展和旋外髋关节。

2．大腿肌

根据它们与股骨的位置关系分前群、内侧群和后群。

（1）前群　位于股骨前方的肌肉。

髋肌和大腿肌

1）缝匠肌　在大腿肌标本的前面与内侧面可见到 1 条扁平而长的肌,即为缝匠肌,可见其跨越髋关节和膝关节。

作用:屈髋关节,屈膝关节。

2）股四头肌　为大腿前面最强大的肌,包括股直肌、股内侧肌、股外侧肌、股中间肌 4 个头。股直肌位于大腿前面,起于髂前下棘;股内侧肌和股外侧肌起自股骨粗线;股中间肌位于股直肌的深面,在股内、外侧肌之间,起自股骨体的前面。4 个肌头向下形成一强大的肌腱,并包绕髌骨向下延续为髌韧带,止于胫骨上端前面的胫骨粗隆。

作用:从标本上可见,股四头肌分别跨越了髋关节和膝关节,因此,股四头肌是膝关节强有力的伸肌,同时还可屈髋关节（股直肌收缩）。

（2）内侧群　大多位于股骨的内侧。共 5 块肌:在浅层有 3 块肌,由内侧向外侧依次为股薄肌、长收肌、耻骨肌;在深层有短收肌与大收肌。

作用:使髋关节内收和旋外。根据所观察到的内侧群与髋关节的位置关系,体会肌群对髋关节的作用。

（3）后群　包括股二头肌、半腱肌和半膜肌。此 3 块肌有 1 个共同起点,即坐骨结节。股二头肌在外侧,半膜肌和半腱肌在内侧。

作用:主要为屈膝关节,伸髋关节。

3．小腿肌

根据它们与小腿骨的位置关系分为前群、后群和外侧群。

小腿肌

（1）前群　主要位于小腿骨的前面,从标本观察可见胫骨前缘外侧有 3 块肌,它们的肌腱在踝关节前方较容易辨认,自内侧向外侧分别为胫骨前肌、拇长伸肌、趾长伸肌肌腱。它们起自胫、腓骨上端与骨间膜的前面,分别止于内侧楔骨、跗骨和趾骨。

作用:伸踝关节（背屈）,足内翻和伸趾。

（2）外侧群　位于腓骨的外侧面,可见有 2 块肌附于腓骨,从外侧向内侧,即腓骨长肌与腓骨短肌。腓骨长肌肌腱经外踝的后方进入足底,止于第 1 跖骨底。而腓骨短肌则止于第 5 跖骨底。

作用:使足外翻和屈踝关节（跖屈）。

（3）后群　主要位于小腿骨的后面,分为深、浅 2 层。

1）浅层　有腓肠肌及其深面的比目鱼肌,因其肌腹融合在一起总称为小腿三头肌。

① 腓肠肌　为小腿后面最浅层的 1 块强大的肌。它有内、外侧 2 个头,分别起于股骨内、外侧髁的后面。

② 比目鱼肌　在腓肠肌的深面,因其形似比目鱼而得名,起于胫骨比目鱼肌线及腓骨的上端后面,与腓肠肌的 2 个头会合组成小腿三头肌,向下移行为 1 个粗大的跟腱,止于跟

骨的跟结节。

作用：屈踝关节（跖屈），并可屈膝关节。

2）深层　包括趾长屈肌、踇长屈肌和胫骨后肌。

翻开比目鱼肌，观察深层肌，可见到3块肌，最内侧为趾长屈肌，最外侧为拇长屈肌，将此两肌向两侧拉开，其中间深面可见到胫骨后肌。此3块肌起于胫骨、腓骨后面和骨间膜，向下绕内踝的后方达足底，分别止于跗骨和趾骨。

作用：屈踝关节（跖屈），足内翻和屈趾。

4. 足　肌

分足背肌和足底肌。足背肌较小，为伸趾的肌。足底肌的配布跟手掌肌相似，但是没有相应的对掌肌。

实验拓展

【练习题】

一、A1 型单项选择题

1. 对髂腰肌的描述，错误的是　　　　　　　　　　　　　　　　　（　　）

　　A. 由腰方肌和髂肌组成　　　　　　　　　B. 穿过腹股沟韧带深面入股部

　　C. 止于股骨小转子　　　　　　　　　　　D. 屈髋关节

　　E. 旋外髋关节

2. 对臀大肌的描述，错误的是　　　　　　　　　　　　　　　　　（　　）

　　A. 起自髂骨翼外侧面　　　　　　　　　　B. 止于股骨大转子

　　C. 其深面有坐骨神经等结构　　　　　　　D. 下肢固定时，可伸躯干

　　E. 伸并旋外髋关节

3. 具有使髋关节外展的肌是　　　　　　　　　　　　　　　　　　（　　）

　　A. 臀大肌　　　　B. 臀中肌　　　　C. 半腱肌　　　　D. 半膜肌

　　E. 股二头肌

4. 既能屈髋关节又能伸膝关节的肌是　　　　　　　　　　　　　　（　　）

　　A. 缝匠肌　　　　B. 股薄肌　　　　C. 股直肌　　　　D. 髂腰肌

　　E. 股二头肌

5. 屈髋并使股骨旋外的肌是　　　　　　　　　　　　　　　　　　（　　）

　　A. 臀大肌　　　　B. 臀中肌　　　　C. 臀小肌　　　　D. 梨状肌

　　E. 髂腰肌

6. 可使髋关节伸和旋外的肌是　　　　　　　　　　　　　　　　　（　　）

　　A. 缝匠肌　　　　B. 股四头肌　　　C. 大收肌　　　　D. 阔筋膜张肌

　　E. 臀大肌

7. 可屈髋屈膝关节，并使膝关节旋内的肌是　　　　　　　　　　　（　　）

　　A. 缝匠肌　　　　B. 股四头肌　　　C. 大收肌　　　　D. 阔筋膜张肌

　　E. 股薄肌

8. 最强大的伸髋关节的肌是 （ ）
   A. 股二头肌　　　B. 半腱肌　　　C. 半膜肌　　　D. 臀大肌
   E. 臀中肌

9. 属于大腿前群肌的是 （ ）
   A. 股二头肌　　　B. 髂腰肌　　　C. 缝匠肌　　　D. 胫骨前肌
   E. 阔筋膜张肌

10. 对缝匠肌，叙述错误的是 （ ）
   A. 为全身最长的肌　　　　　　　B. 起自髂前下棘
   C. 止于胫骨上端内侧面　　　　　D. 屈髋屈膝关节
   E. 可使已屈的膝关节旋内

11. 对股四头肌，叙述错误的是 （ ）
   A. 为全身最大的肌　　　　　　　B. 起自股骨的前面、后面和髂前下棘
   C. 止于胫骨粗隆　　　　　　　　D. 肌腱包绕髌骨
   E. 可伸膝伸髋关节

12. 股四头肌麻痹时，主要运动障碍是 （ ）
   A. 伸大腿　　　B. 伸小腿　　　C. 屈大腿　　　D. 外展大腿
   E. 内收大腿

13. 小腿前群肌包括 （ ）
   A. 腓骨长肌　　　B. 趾长伸肌　　　C. 腓骨短肌　　　D. 趾长屈肌
   E. 腓肠肌

14. 使足做跖屈和外翻动作的肌是 （ ）
   A. 腓肠肌　　　B. 趾长屈肌　　　C. 胫骨后肌　　　D. 腓骨长肌
   E. 比目鱼肌

15. 使足做背屈和内翻动作的肌是 （ ）
   A. 小腿三头肌　　　B. 胫骨前肌　　　C. 趾长伸肌　　　D. 腓骨长肌
   E. 腓骨短肌

16. 小腿后群肌包括 （ ）
   A. 趾长屈肌　　　B. 趾长伸肌　　　C. 腓骨短肌　　　D. 胫骨前肌
   E. 腓骨长肌

17. 关于小腿三头肌的叙述，错误的是 （ ）
   A. 肌腱称为跟腱　　　　　　　　B. 止于跟骨
   C. 站立时稳定踝关节和膝关节　　D. 收缩时背屈踝关节和屈膝关节
   E. 分为深、浅层排列

18. 与屈膝无关的肌是 （ ）
   A. 腓肠肌　　　B. 比目鱼肌　　　C. 股二头肌　　　D. 半腱肌
   E. 半膜肌

19. 关于小腿三头肌，错误的是 （ ）
   A. 由2块肌构成　　　　　　　　B. 能提脚跟
   C. 能屈膝关节　　　　　　　　　D. 能使足外翻

E. 能屈踝关节

20. 可屈膝、踝关节的肌是 （   ）

    A. 腓肠肌　　　　　B. 胫骨前肌　　　　　C. 胫骨后肌　　　　　D. 腓骨长肌

    E. 比目鱼肌

21. 维持人体直立起重要作用的肌不包括 （   ）

    A. 臀大肌　　　　　B. 小腿三头肌　　　　　C. 阔筋膜张肌　　　　　D. 竖脊肌

    E. 以上都是

二、A2 型单项选择题

1. 患者，女，70岁，摔倒后无法自主伸小腿。该患者受损的肌是 （   ）

    A. 半腱肌　　　　　B. 缝匠肌　　　　　C. 股薄肌　　　　　D. 股二头肌

    E. 股四头肌

2. 患者，男，30岁，高尔夫球手，腿受伤，致足不能内翻。最有可能瘫痪的肌是 （   ）

    A. 胫骨后肌　　　　　B. 腓骨长肌　　　　　C. 腓骨短肌　　　　　D. 第3腓骨肌

    E. 趾长伸肌

3. 患者，男，20岁，在跑步和爬山时不能屈和旋内小腿。最有可能受损的肌是 （   ）

    A. 股二头肌　　　　　B. 缝匠肌　　　　　C. 股直肌　　　　　D. 股中间肌

    E. 阔筋膜张肌

4. 患者，女，24岁，主诉外伤后伸和旋外大腿能力减弱。损伤的肌是 （   ）

    A. 闭孔外肌　　　　　B. 缝匠肌　　　　　C. 臀大肌　　　　　D. 阔筋膜张肌

    E. 半腱肌

5. 患者，女，52岁，下楼时，不幸滑倒膝部着地，主诉不能伸膝关节。可能受影响的肌是 （   ）

    A. 半腱肌　　　　　B. 缝匠肌　　　　　C. 股薄肌　　　　　D. 股四头肌

    E. 股二头肌

三、B1 型单项选择题

（1～5 题共用备选答案）

    A. 腓肠肌　　　　　B. 胫骨前肌　　　　　C. 胫骨后肌　　　　　D. 腓骨长肌

    E. 拇长伸肌

1. 使膝和足跖屈的是 （   ）

2. 使足跖屈和内翻的是 （   ）

3. 使足背屈和内翻的是 （   ）

4. 使足跖屈和外翻的是 （   ）

5. 使足背屈和拇趾伸的是 （   ）

四、X 型多项选择题

1. 能屈膝伸髋的肌有 （   ）

    A. 缝匠肌　　　　　B. 股二头肌　　　　　C. 半腱肌　　　　　D. 半膜肌

    E. 股直肌

2. 关于股三角的说法，正确的有 （   ）

    A. 位于大腿上部　　　　　　　　　　B. 上界为腹股沟韧带

  C. 外侧界为缝匠肌内侧缘   D. 内侧界为长收肌内侧缘

  E. 有股血管和神经通过

 3. 能旋外髋关节的肌有   （ ）

  A. 臀大肌   B. 臀中肌   C. 臀小肌   D. 闭孔内肌

  E. 闭孔外肌

 4. 能屈膝关节的肌有   （ ）

  A. 股二头肌 B. 腘肌   C. 腓肠肌   D. 股四头肌

  E. 胫骨后肌

 5. 能使足内翻的肌有   （ ）

  A. 趾长伸肌 B. 胫骨前肌 C. 腓肠肌   D. 胫骨后肌

  E. 比目鱼肌

【微知识】

亚洲飞人——刘翔

  刘翔，1983年7月13日出生于上海市普陀区，中国男子田径队跨栏运动员。他是中国田径史上，也是亚洲田径史上第1个集奥运会、室内室外世锦赛、国际田联大奖赛总决赛冠军和世界纪录保持者多项荣誉于一身的运动员。他在2004年雅典奥运会男子110米栏决赛中，以12.91秒的成绩追平了由英国选手科林·杰克逊创造的世界纪录并夺冠。他在2006年瑞士洛桑田径超级大奖赛男子110米栏决赛中，以12.88秒的成绩打破了保持13年的世界纪录并夺冠。他获2007年世界田径锦标赛男子110米栏冠军。他在2012年国际田联钻石联赛尤金站男子110米栏决赛中，以12.87秒的成绩夺冠。2012年6月，刘翔时隔5年重登世界110米栏排名榜首。2015年2月3日，刘翔担任北京国际田联世界田径锦标赛的推广大使。2015年4月7日，刘翔正式宣布退役。

  刘翔在其运动生涯中一直饱受伤病的困扰，但始终以惊人的毅力和坚定的信念与伤病作斗争，屡创佳绩，为国争光。刘翔的成功不仅激发了国人的民族自豪感，而且掀起了全民健身的热潮。我们要加强体育锻炼，增强身体素质，树立国家大健康理念，为健康中国及实现中华民族伟大复兴贡献自己的力量。

           （张凤、金莺檬）

第二部分　内脏学实验

第四章　消化系统

实验 14　消化管

【实验目的】

1. 了解消化系统的组成和功能;熟悉上、下消化道的概念。

2. 口腔

① 熟悉口腔的分部及其界限。

② 了解唇、颊、腭的形态、结构。

③ 掌握咽峡的概念。

④ 掌握牙的形态构造和分类;熟悉乳牙和恒牙的排列顺序。

⑤ 熟悉牙周组织的构造和作用。

⑥ 掌握舌的形态和黏膜;了解舌肌的一般配布和机能;掌握颏舌肌的起止、位置和作用。

⑦ 掌握口腔腺(腮腺、下颌下腺、舌下腺)的位置、形态和腺管的开口。

3. 咽

① 掌握咽的形态、位置和分部。

② 掌握鼻咽部重要结构;熟悉口咽部和喉咽部的结构。

③ 掌握腭扁桃体和咽淋巴环的位置和概念。

④ 了解咽壁的构造。

4. 食管

① 掌握食管的形态、位置和分部。

② 掌握食管 3 个生理性狭窄的位置及其临床意义。

5. 胃

① 掌握胃的位置、形态和分部。

② 了解胃壁的构造。

6. 小肠

① 掌握小肠的位置和分部。

② 掌握十二指肠的位置、形态、分部及各部的结构特点。

③ 掌握空肠、回肠的位置、构造以及两者的区别。

④ 了解 Meckel 憩室的位置、形成及其临床意义。

7. 大肠

① 掌握大肠的分部、形态及其特征性结构。

② 掌握盲肠和阑尾的位置、形态结构及阑尾根部的体表投影（McBurney点）。

③ 熟悉结肠的分部及各部的位置。

④ 掌握直肠的形态、位置和构造。

⑤ 掌握肛管的位置及其重要的结构。

⑥ 熟悉肛门内、外括约肌的位置,肛门外括约肌的分部,肛管直肠环的构成及其功能意义。

【实验材料】

1. 打开胸、腹、盆腔前壁示内脏及消化管各器官的位置及毗邻关系的标本。

2. 胸前壁打开去除肺后显示食管的标本。

3. 头部正中矢状切面标本,观察口腔、牙、舌、唾液腺、食管等。

4. 游离的舌、胃、小肠、大肠、直肠标本。

5. 切开的空肠、回肠标本。

6. 盆腔矢状切面标本,示直肠、肛管的结构。

【实验提示】

1. 观察内脏游离标本或模型,请首先注意按解剖学姿势放好,然后按实验指导顺序仔细观察,同时注意结合整体标本和图谱观察位置关系。

2. 消化系统的各部分在内容上有较好的延续性和相关性,因此,实习时首先在头脑里建立1个整体概念,即从口腔至肛门的消化管及其周围的消化腺,再进行逐个部分的详尽观察。

3. 观察内脏标本时,操作要轻柔,忌用锐器翻动内脏,也不要过分牵拉,以免损坏正常结构及各部位置关系。

头颈部正中
矢状切面

4. 观察口腔、牙、舌和咽等结构时,多结合活体进行观察。尤其是口腔周围腺体的开口,在活体上观察得更清楚。

【实验内容】

1. 口 腔

大唾液腺

口腔的分界:结合头部正中矢状切面标本,用小圆镜子对照活体进行观察。口腔前壁为口唇,两侧壁为颊,上壁为腭,下壁为口底。向前以口裂通体外,向后经咽峡通咽腔。闭口体会口腔分为口唇和牙之间的口腔前庭和后方的固有口腔。

(1) 口唇和颊 由皮肤、肌和口腔黏膜构成。上唇表面正中线上有一浅沟,称人中,为人类所特有。其中,上1/3交界处为水沟穴,中医学认为刺激此穴位有急救作用。从鼻翼两旁至口角两侧各有一斜行的浅沟,称鼻唇沟。

(2) 腭 在头部正中矢状切面标本上观察,腭为口腔上壁,前2/3为硬腭,后1/3为软腭。软腭由黏膜及肌构成,前缘与硬腭相续,后缘游离而下垂,称为腭帆;其中央向下凸起称腭垂;自软腭游离缘向两侧形成前、后2条由黏膜形成的弓形皱襞,近前方的1条叫腭舌弓,向下续于舌根,后方的1条叫腭咽弓,止于咽的侧壁。前、后两弓之间的凹窝内有腭扁桃体。由腭垂、腭帆游离缘、左右两侧腭舌弓和舌根共同围成的狭窄区域称咽峡。可对着镜子张口或者借助一根棉签向下压舌根观察自己的腭垂、腭舌弓、腭咽弓以及两弓之间的扁桃体窝以及窝内的腭扁桃体。

（3）牙　取牙标本和模型观察。牙嵌在上、下颌骨牙槽内，分别排列成上牙弓和下牙弓。乳牙共 20 颗，包括切牙、尖牙和磨牙。恒牙则有 32 颗，包括切牙、尖牙、前磨牙和磨牙。每个牙可分为三部，露于口腔的部分称牙冠，埋在牙槽内的部分称牙根，牙冠和牙根之间的部分称牙颈。在牙冠的表层，是 1 层洁白的釉质，此为人体内最坚硬的结构。牙根尖部有一小孔，称为牙根尖孔。活体观察，牙槽骨表面和牙颈周围都被覆有口腔黏膜和结缔组织，称为牙龈。在剖开牙的标本观察，牙的中央有一被牙质围成的腔隙为牙腔，其内充填有牙髓。

（4）舌　主要结合活体观察。舌位于口腔底，分为上、下两面，上面又称为舌背，可见一"人"字形的界沟，将舌分成前 2/3 的舌体和后 1/3 的舌根。舌体的前端为舌尖。舌下面又称为舌腹，正其中线处有一纵行的黏膜皱襞，称舌系带，在舌系带根部的两侧各有一小黏膜隆起，称舌下阜，由舌下阜向口底两侧延伸，皱襞称舌下襞，其深面有舌下腺。

1）舌黏膜　舌黏膜被覆于舌的上、下面。舌上面的黏膜上有许多小凸起，称为舌乳头，按其形状可分丝状乳头、菌状乳头、叶状乳头和轮廓乳头。丝状乳头数量最多，遍布舌背；菌状乳头数量较少而体积较大，为红色圆形小凸起，散在丝状乳头之间；叶状乳头位于舌两侧的后部，为 4～8 条叶片状的黏膜皱襞；轮廓乳头最大，有 7～11 个，排列于界沟前方。

2）舌肌　观察头部正中矢状切面标本。舌肌分为舌内肌和舌外肌 2 个部分。舌内肌的功能主要是改变舌的形状，例如舌变厚、变薄和卷曲；而舌外肌的功能主要是使舌的位置发生变化，例如舌前伸、后缩和左右运动。舌内肌起止点均在舌内，根据其纵行、横行和垂直的肌纤维方向分为舌纵肌、舌横肌和舌垂直肌 3 种（不必观察）。舌外肌主要是指起于舌周围的结构、终止于舌的肌肉，其中最重要的颏舌肌，起于下颌骨体后面的颏棘，肌纤维向后上方呈扇形分散，终止于舌正中线两侧。

（5）唾液腺　唾液腺有 3 对，即腮腺、下颌下腺和舌下腺。其中最大者为腮腺，位于耳郭前下方，外表略呈三角形，腮腺导管由腮腺的前缘发出，在颧弓下方一横指处，向前从咬肌表面横过，再呈直角向内，穿过颊肌，开口于上颌第 2 磨牙牙冠相对的颊黏膜处。在尸体标本上观察下颌下腺和舌下腺。其中，舌下腺位于舌下襞深面，可以将此处的黏膜切开观察深方的舌下腺。而下颌下腺则位于下颌骨体的内下方，即下颌下三角内。

2. 咽

在头颈部正中矢状切面标本观察。咽是一漏斗形肌性管道，上至颅底，下至第 6 颈椎下缘平面与食管相延续。咽后面紧邻上 6 个颈椎，前面与鼻腔、口腔及喉腔相通。因此，可将咽分为鼻咽、口咽和喉咽三部。

（1）鼻咽　是鼻腔向后的直接延续，上达颅底，下至软腭平面，位于下鼻甲后方约 1cm 处有一咽鼓管咽口，通过此口与中耳鼓室相通。其前、上、后方的明显隆起称咽鼓管圆枕，圆枕后方与咽后壁之间有纵行凹陷，称咽隐窝，此处为鼻咽癌的好发部位。

（2）口咽　上续鼻咽，下连喉咽，向前经咽峡通口腔，在其两侧面进一步观察腭舌弓、腭咽弓以及两弓之间凹窝内的腭扁桃体。

（3）喉咽　位于喉口的后方，是咽腔比较狭窄的最下部分。在喉口两侧与咽侧壁之间各有 1 个梨状隐窝，是异物和食物容易停留之处。

观察时思考气体是如何通过鼻腔和咽进入肺以及食物和水又是如何通过口腔和咽到达胃。

3. 食 管

食管是一前后扁窄的肌性管道。成人食管长约 25cm,上端平第 6 颈椎体,下缘与咽相接处,此处为食管的第 1 狭窄。在第 4、5 胸椎之间的高度,有左主支气管从其前方交叉而过,此处为食管的第 2 狭窄。在第 10 胸椎平面食管穿膈肌至腹腔,此处为食管的第 3 狭窄。食管入腹腔后,于第 11 胸椎左侧与胃的贲门相接。在尸体上观察食管的原位,可见食管位于颈部、胸腔和腹腔 3 个部位,食管因此分成颈、胸和腹 3 段。食管的上述 3 个狭窄处是食管癌的好发部位。

食管和胃

4. 胃

首先在打开腹腔的标本上观察胃的位置,然后借助胃的实物标本观察胃的形态构造。胃空虚时一般位于左季肋区及腹上区,从游离的胃观察其形态,可见胃有:

胃(切开)

(1)两口 入口称贲门,与食管相接;出口称幽门,约在第 1 腰椎右侧,与十二指肠相接。

(2)两壁 胃前壁朝向前上方;胃后壁朝向后下方。

(3)两缘 上缘称胃小弯,在近幽门处有一凹陷,称为角切迹;下缘称胃大弯,凸向左下方。

(4)四部 靠近贲门的部分称贲门部;贲门平面以上、向左上方膨出的部分称为胃底;胃的中间大部称为胃体;在角切迹右侧至幽门之间的部分称幽门部。幽门部又可分为幽门管和幽门窦 2 个部分。幽门部紧接幽门而呈管状的部分称为幽门管;幽门管向左至角切迹之间稍膨大的部分称为幽门窦。从剖开的胃标本观察其内面,胃的黏膜形成的皱襞相互交织成网状,但在胃小弯处,黏膜皱襞多为纵行,有 4～5 条。在幽门括约肌内表面的黏膜向内形成环状皱襞,称幽门瓣。胃的肌层根据其肌纤维方向分为内斜、中环、外纵 3 层。其中,在幽门处环形肌增厚,形成幽门括约肌,其在控制胃内容物由胃到达肠道的过程中发挥重要作用。

5. 小 肠

观察打开腹腔的整体标本,可见小肠全长 5～7m,起于胃的幽门,向下盘曲于腹部,下接盲肠,从上至下可分为十二指肠、空肠和回肠 3 个部分。

(1)十二指肠 结合实物标本和模型进行原位观察,可见十二指肠呈"C"字形包绕胰头,长约 25cm,根据其方位分为上部、降部、水平部和升部,再结合十二指肠游离标本观察其构造。

十二指肠
大、小乳头

1)上部 起于胃的幽门,上部左侧与幽门相连结处肠壁较薄,黏膜光滑无环状襞,称为十二指肠球。

2)降部 起于十二指肠上部,达第 3 腰椎下缘处急转向左,移行于水平部。剖开降部,可见降部的中段肠腔后内侧壁上有一纵行的黏膜皱襞,称十二指肠纵襞,此襞的下端有一乳头状隆起,称十二指肠大乳头,此为胆总管与胰管的共同开口之处,它距中切牙约 75cm。

3)水平部 在第 3 腰椎平面自右向左,横过下腔静脉至腹主动脉前面,移行于升部。

4)升部 自腹主动脉前方斜向左上方至第 2 腰椎左侧,再向前下转折延续为空肠。转折处形成的弯曲称为十二指肠空肠曲,它被由肌纤维和结缔组织共同构成的十二指肠悬肌固定于腹后壁,十二指肠悬肌参与构成十二指肠悬韧带,此韧带为临床外科手术确定空肠起始的重要标志。

（2）空肠和回肠　在十二指肠末端处找出十二指肠空肠曲,此即空肠的起始处。空肠与回肠之间并无明显界线,空肠大致位于腹腔的左上方,回肠居右下方,两者长度比约为 2∶3。

空、回肠比较

整体观察空肠和回肠的区别:空肠比回肠的管腔略粗;临床开腹观察空肠比回肠的颜色红润;空肠与回肠均由小肠系膜连于腹后壁,提起空肠和回肠观察,在小肠系膜内有大量的血管,而且相互吻合形成动脉弓,回肠的动脉弓较多。

在切开的标本上观察空肠与回肠结构上的区别:空肠壁厚,回肠壁薄。空肠内面环形襞大而多,回肠则小且少。取一段小肠,将其剪开,展平,拿起来对着亮光进行观察,可以看到很多散在的不透光点,像芝麻大小（大小不定）,这就是孤立淋巴滤泡。空肠仅有孤立淋巴滤泡,回肠末端除有孤立淋巴滤泡外,尚有淋巴组织聚集成片的椭圆形不透光区域而且大小不一,称为集合淋巴滤泡。孤立和集合淋巴滤泡为肠道壁内的淋巴组织,具有重要的免疫防御机能。

6. 大　肠

大肠全长约 1.5m,其排列位置略成方框形,围绕在空肠、回肠的周围。起自右髂窝,终于肛门,可分为盲肠、阑尾、结肠、直肠和肛管 5 部分。结肠为大肠的主要部分。

从实物标本和模型的表面观察,大肠表面有 3 个主要特点:① 结肠带,是肠管表面的3 条纵行的带状结构。② 结肠袋,是由肠壁上的许多横沟隔开形成的环形囊袋状凸起。③ 肠脂垂,为结肠带附近许多大小不等的脂肪凸起。此 3 个特征性结构为临床外科区别大肠和小肠的关键所在。

（1）盲肠和阑尾　盲肠为大肠的起始部,因其下端为一膨大的盲端而得名。盲肠通常位于右髂窝内,向上连于结肠。在切开标本上观察盲肠的内部结构,可见其左后上方有回肠末端的开口,此口称为回盲口,口的上、下缘各有一半月形的黏膜皱襞,称回盲瓣,思考此结构有何作用。在回盲瓣的下方约 2cm 处,有阑尾的开口。

阑尾（又称蚓突）在整体标本上观察其位置和表面形态。通常可见阑尾位于腹腔的右髂窝内,但阑尾根部的体表投影通常在脐与右髂前上棘连线的中、外 1/3 交界处,此点称为McBurney 点。急性阑尾炎时,此点可有压痛。阑尾的上端连通盲肠后内壁,在 3 条结肠带的汇集处是寻找阑尾根部的重要标志,因此,通常沿结肠带向下追踪,便可发现阑尾根部的附着点。

（2）结肠　在整体腹腔标本观察结肠的位置,并结合剖开标本观察其形态结构。按其位置和形态,结肠可分为升结肠、横结肠、降结肠和乙状结肠 4 个部分。

结肠特征性结构

1）升结肠　是盲肠上升至结肠右曲（肝曲）的部分。

2）横结肠　界于结肠右曲至结肠左曲之间的部分。

3）降结肠　由结肠左曲（脾曲）下降至左侧髂嵴处的一段。

4）乙状结肠　在左髂嵴水平处接续降结肠,因其呈“乙”字形弯曲而得名,乙状结肠向下延续成直肠。

（3）直肠　在盆部的整体标本上观察其位置,并结合盆腔矢状切面标本和图谱观察其形态构造。直肠位于盆腔内,上端平第 3 骶椎处接乙状结肠,下端至盆膈处延续为肛管。注意：直肠并不直,在矢状切面上有 2 个弯曲,其上部与骶骨前面的曲度一致,形成凸向后的骶曲,下端绕过尾骨尖前面转向后下方,形成一凸向前的会阴曲。直肠下端的管腔膨大,称为直肠壶腹,直肠壶腹内面的黏膜形成 2～3 个半月形皱襞,称直肠横襞。其中最大而恒定的 1 个皱襞在壶腹上份,距肛门 7cm。

直肠和肛管
腔面

（4）肛管　取游离直肠至肛门矢状切面标本观察。肛管为大肠的末段,上端连于直肠,下端开口肛门,长 3～4cm。肛管上段的黏膜形成 6～10 条纵行皱襞,称肛柱。各肛柱下端之间有半月形黏膜皱襞相连,称肛瓣。2 个相邻肛柱下端与肛瓣围成袋状小陷窝,称肛窦。各肛瓣和肛柱的下端共同连成一锯齿状的环形线,称为齿状线或肛皮线。齿状线以下有一宽约 1cm 的、表面光滑的环状带,称为肛梳。肛梳下缘有一环状线,称白线,此线恰为肛门内、外括约肌的交界处,临床指诊时此处可感觉到一环形沟。白线以下的皮肤颜色较深,在下方不远处终于肛门。

在矢状切面的标本观察,肛管的环形肌层特别增厚,形成肛门内括约肌。围绕在肛门内括约肌周围的是增厚的骨骼肌,构成肛门外括约肌。肛门括约肌控制肛门的收缩。

实验拓展

【练习题】

一、A1 型单项选择题

1. 属于上消化道的器官是　　　　　　　　　　　　　　　　　　　　　　（　　）

　　A. 食管　　　　　　B. 空肠　　　　　　C. 回肠　　　　　　D. 结肠

　　E. 直肠

2. 下消化道不包括　　　　　　　　　　　　　　　　　　　　　　　　（　　）

　　A. 十二指肠　　　　B. 空肠　　　　　　C. 回肠　　　　　　D. 直肠

　　E. 盲肠

3. 不参与咽峡组成的是　　　　　　　　　　　　　　　　　　　　　　（　　）

　　A. 腭咽弓　　　　　B. 腭舌弓　　　　　C. 腭垂　　　　　　D. 舌根

　　E. 腭帆游离缘

4. 牙式 $\underline{\text{IV}|}$ 表示　　　　　　　　　　　　　　　　　　　　　　　　（　　）

　　A. 右下颌第 1 乳磨牙　　　　　　　　　B. 右上颌第 1 乳磨牙

　　C. 左下颌第 2 乳磨牙　　　　　　　　　D. 左上颌第 1 乳磨牙

　　E. 右上颌第 2 乳磨牙

5. 关于牙的描述,正确的是　　　　　　　　　　　　　　　　　　　　（　　）

　　A. 牙质外面均覆有釉质　　　　　　　　B. 牙根的牙质外面覆有釉质

　　C. 牙冠的牙质外面覆有釉质　　　　　　D. 牙的中央有腔,称牙髓

　　E. 牙包括牙质、牙龈、牙髓和牙釉质 4 种成分

6. 牙周组织包括以下结构 （　　）
    A. 牙槽骨、牙周膜和牙龈
    B. 牙质、牙釉质和牙龈
    C. 牙骨质、牙釉质和牙质
    D. 牙周膜、牙龈质和牙质
    E. 牙槽骨、牙黏合质和牙周膜

7. 不含有味蕾的结构 （　　）
    A. 菌状乳头　　　B. 轮廓乳头　　　C. 丝状乳头　　　D. 叶状乳头
    E. 软腭黏膜

8. 腮腺管开口于 （　　）
    A. 上颌第1磨牙牙冠相对应的颊黏膜上
    B. 下颌第1磨牙牙冠相对应的颊黏膜上
    C. 上颌第2磨牙牙冠相对应的颊黏膜上
    D. 下颌第2磨牙牙冠相对应的颊黏膜上
    E. 上颌第2前磨牙牙冠相对应的颊黏膜上

9. 口咽与喉咽的分界处平 （　　）
    A. 第4颈椎下缘　　B. 第6颈椎下缘　　C. 软腭　　　D. 会厌上缘
    E. 胸骨角平面

10. 咽侧壁的咽鼓管咽口,它的位置在 （　　）
    A. 上鼻甲后方　　B. 中鼻甲后方　　C. 下鼻甲后方　　D. 腭扁桃体后方
    E. 蝶筛隐窝前方

11. 鼻咽癌好发于 （　　）
    A. 咽隐窝　　　B. 咽鼓管咽口　　　C. 腭扁桃体　　　D. 咽扁桃体
    E. 梨状隐窝

12. 位于喉咽部的结构是 （　　）
    A. 咽隐窝　　　B. 梨状隐窝　　　C. 蝶筛隐窝　　　D. 咽鼓管咽口
    E. 咽扁桃体

13. 成人食管全长约为 （　　）
    A. 10cm　　　B. 15cm　　　C. 25cm　　　D. 35cm
    E. 45cm

14. 关于食管的描述,错误的是 （　　）
    A. 第1狭窄位于起始处
    B. 第2狭窄位于与右主支气管的交叉处
    C. 第3狭窄位于穿食管裂孔处
    D. 长度25cm左右
    E. 第1狭窄距中切牙15cm

15. 做胃镜检查时,从口腔开始需吞下约多长的胃镜管方可到达贲门 （　　）
    A. 15cm　　　B. 25cm　　　C. 40cm　　　D. 75cm
    E. 90cm

16. 关于小肠的描述,错误的是 （　　）
    A. 上接幽门
    B. 下接盲肠
    C. 是消化吸收的重要器官
    D. 是最长的一段消化管
    E. 不包括十二指肠

17. 关于十二指肠的描述,正确的是 （ ）
    A. 整体上呈"C"字形   B. 全部为腹膜外位
    C. 介于空肠和回肠之间   D. 越过肠系膜上动脉的前方
    E. 十二指肠球部有胆总管开口

18. 十二指肠溃疡最可能发生于十二指肠的 （ ）
    A. 下部   B. 降部   C. 球部   D. 水平部
    E. 升部

19. 和空肠相比较,关于回肠的描述,正确的是 （ ）
    A. 系膜小肠的近侧 2/5   B. 有集合淋巴滤泡
    C. 血管弓少   D. 有肠脂垂
    E. 管径较大

20. 麦氏点的位置 （ ）
    A. 脐与左髂前上棘连线中外 1/3 交点处   B. 脐与右髂前上棘连线中内 1/3 交点处
    C. 脐与右髂前上棘连线中外 1/3 交点处   D. 脐与左髂前上棘连线中内 1/3 交点处
    E. 脐与右髂前下棘连线中外 1/3 交点处

21. 手术时寻找阑尾的标志是 （ ）
    A. 麦氏点   B. 肠脂垂   C. 阑尾系膜   D. 结肠带
    E. 结肠袋

22. 结肠带、结肠袋和肠脂垂通常作为特征性结构,存在于 （ ）
    A. 回肠   B. 空肠   C. 直肠   D. 仅见于结肠
    E. 盲肠和结肠

23. 直肠全长有骶曲和会阴曲,其弯曲的方向为 （ ）
    A. 骶曲凸向后,会阴曲凸向前   B. 骶曲凸向前,会阴曲凸向后
    C. 骶曲凸向前,会阴曲凸向前   D. 骶曲凸向后,会阴曲凸向后
    E. 以上都错

24. 肛瓣与相邻两肛柱下份之间形成的小隐窝称 （ ）
    A. 肛梳   B. 肛窦   C. 肛瓣   D. 肛柱
    E. 肛白线

25. 肛管黏膜与皮肤的界线是 （ ）
    A. 肛柱   B. 白线   C. 齿状线   D. 肛梳
    E. 肛窦

二、A2 型单项选择题

1. 患者,男,31 岁,呕吐咖啡色样胃内物、黑便 2 天。经检查诊断为上消化道出血。上
   消化道是指 （ ）
   A. 胃以上的部分   B. 食管以上的部分
   C. 十二指肠以上的部分   D. 空肠以上的部分
   E. 回肠以上的部分

2. 患者近 1 年来刷牙时时常牙龈出血,有口臭,近 1 个月来右下磨牙处有脓溢出,要求
   诊治,诊断为牙周炎。牙周炎发生在 （ ）

A. 牙冠、牙质、牙颈　　　　　　　B. 牙质、牙本质、牙髓

C. 牙槽骨、牙釉质　　　　　　　　D. 牙周膜、牙槽骨、牙龈

E. 牙髓、牙周膜

3. 患者，男，34岁，2个月前无明显诱因而反复出现鼻出血，每次量不多，可自止，近4天吸鼻时涕中带血。经鼻咽纤维喉镜检查发现鼻咽部有肿物，经内镜下肿物活检诊断为鼻咽癌。鼻咽癌容易发生于　　　　　　　　　　　　　　　（　　）

A. 咽鼓管圆枕　　B. 咽鼓管咽口　　C. 扁桃体上窝　　D. 咽隐窝

E. 鼻咽部上壁

4. 患者，女，50岁，因进行性吞咽困难就诊。经食管镜检查并行活检，诊断为食管癌。食管癌常发生于食管的狭窄，关于食管狭窄的描述正确的是　　　　　　（　　）

A. 第1狭窄距中切牙10cm

B. 第1狭窄对第7颈椎水平

C. 第2狭窄在左主支气管跨越食管左前方处

D. 第2狭窄距中切牙20cm

E. 第3狭窄在第11胸椎高度

5. 患者，男，40岁，中上腹饥饿性隐痛反复发作10年，伴反酸、嗳气，进食和服用抑酸剂可缓解。该患者最可能得的疾病是消化性溃疡。其好发部位是胃的　　　（　　）

A. 贲门部　　　　B. 贲门切迹　　　C. 幽门部　　　　D. 胃底

E. 胃体

6. 患者，男，35岁，近2个月上腹部间歇性隐痛，进食后饱胀。经胃镜检查并行活检，诊断为胃癌。关于胃的叙述，错误的是　　　　　　　　　　　　　（　　）

A. 胃癌多发生于胃底　　　　　　　B. 角切迹是胃小弯的最低处

C. 大部分位于左季肋区　　　　　　D. 贲门位于第11胸椎体左侧

E. 幽门与十二指肠相通

7. 患者，男，45岁，左下腹隐痛4个月，近2个月来乏力、消瘦，常有低热。体格检查：结膜苍白，左下腹部具5cm×3cm肿块。化验：血红蛋白95g/L。检查诊断为结肠癌。结肠癌最容易发生的部位在　　　　　　　　　　　　　　　　　　（　　）

A. 升结肠　　　　B. 降结肠　　　　C. 横结肠　　　　D. 结肠右曲

E. 乙状结肠

三、B1型单项选择题

（1～3题共用备选答案）

A. 十二指肠上部　　　　　　　　　B. 十二指肠降部

C. 十二指肠水平部　　　　　　　　D. 十二指肠升部

E. 十二指肠球部

1. 十二指肠大乳头开口于　　　　　　　　　　　　　　　　　　　　（　　）

2. 溃疡病最好发于　　　　　　　　　　　　　　　　　　　　　　　（　　）

3. 空肠续于　　　　　　　　　　　　　　　　　　　　　　　　　　（　　）

（4～6题共用备选答案）

A. 15cm　　　　　B. 25cm　　　　　C. 40cm　　　　　D. 55cm

E. 75cm

4. 食管的第 1 狭窄距中切牙　　　　　　　　　　　　　　　　（　　）

5. 食管的第 3 狭窄距中切牙　　　　　　　　　　　　　　　　（　　）

6. 十二指肠大乳头距中切牙　　　　　　　　　　　　　　　　（　　）

四、X 型多项选择题

1. 关于消化系统的描述,正确的有　　　　　　　　　　　　　（　　）

A. 由消化管和消化腺组成　　　　　B. 胃以下为下消化道

C. 口腔到十二指肠为上消化道　　　D. 消化腺包括大、小消化腺

E. 咽和食管为上消化道的一部分

2. 下列器官属于下消化道的有　　　　　　　　　　　　　　　（　　）

A. 胃　　　　　　B. 十二指肠　　　C. 回肠　　　　D. 空肠

E. 结肠

3. 以下关于口腔的描述,正确的有　　　　　　　　　　　　　（　　）

A. 向前借口裂通外界　　　　　　　B. 向后借咽峡通咽

C. 前为唇　　　　　　　　　　　　D. 两侧为颊

E. 下为口腔底

4. 咽峡由下列哪些结构围成　　　　　　　　　　　　　　　　（　　）

A. 腭垂　　　　　B. 舌根　　　　　C. 腭帆游离缘　　D. 腭舌弓

E. 腭咽弓

5. 牙的组成包括　　　　　　　　　　　　　　　　　　　　　（　　）

A. 牙周膜　　　　B. 牙釉质　　　　C. 牙骨质　　　　D. 牙髓

E. 牙龈

6. 有关咽的描述,正确的有　　　　　　　　　　　　　　　　（　　）

A. 上起颅底,下移行于食管　　　　B. 咽的前壁是不完整的

C. 分为鼻咽、口咽和喉咽 3 个部分　D. 梨状隐窝位于口咽

E. 是消化道和呼吸道的共同通道

7. 有关胃的描述,正确的有　　　　　　　　　　　　　　　　（　　）

A. 中等充盈时大部分位于左季肋区

B. 分为胃底、胃体和胃窦

C. 胃大弯侧的中间沟将胃窦分为幽门窦和幽门管

D. 胃的入口称贲门,出口称幽门

E. 幽门表面有幽门前静脉横过

8. 关于角切迹的描述,正确的有　　　　　　　　　　　　　　（　　）

A. 位于胃小弯的最低处　　　　　　B. 位于胃大弯的最低处

C. 是胃体与幽门部的分界　　　　　D. 是幽门窦和幽门管的分界

E. 是胃体与胃底的分界

9. 关于结肠右曲的描述,错误的有　　　　　　　　　　　　　（　　）

A. 是降结肠与横结肠之间的弯曲　　B. 与肝相邻

C. 是降结肠与乙状结肠之间的弯曲　D. 是升结肠与横结肠之间的弯曲

E. 是横结肠与乙状结肠之间的弯曲

10. 关于横结肠的描述,错误的有 （ ）

A. 为腹膜间位器官   B. 起自结肠左曲

C. 肠管上无结肠带   D. 活动度较小

E. 由横结肠系膜连于腹后壁

【微知识】

一、FDI 牙位表示法

目前,国际上和临床上广泛采用的牙位表示法是 1970 年国际牙科联盟(FDI)提出的 FDI 牙位表示法,也称 ISO－3950 表示法。

每颗牙用两位阿拉伯数字表示。第 1 位表示牙齿所在的象限,依次是右上、左上、左下、右下,对应的恒牙是 1、2、3、4,对应的乳牙是 5、6、7、8;第 2 位表示牙齿的位置,从中线向两侧,恒牙依次为 1~8,乳牙依次为 1~5。详见下图。

恒牙

右上颌								左上颌							
18	17	16	15	14	13	12	11	21	22	23	24	25	26	27	28
48	47	46	45	44	43	42	41	31	32	33	34	35	36	37	38
右下颌								左下颌							

乳牙

右上颌					左上颌				
55	54	53	52	51	61	62	63	64	65
85	84	83	82	81	71	72	73	74	75
右下颌					左下颌				

二、幽门螺杆菌的发现

1937 年,罗宾·沃伦出生在澳大利亚南部的阿德莱德;1961 年,他在阿德莱德大学获得学士学位,并于次年成为一名医生;之后,他陆续在多家医院及研究机构从事科研及临床治疗工作。

1979 年,沃伦首次注意到幽门螺杆菌,但因与当时医学界的教条不符合,他的发现没有受到重视。而巴里·马歇尔"适时"出现,他们两人展开合作,从胃黏膜上分离并培养这种细菌,但 30 余次均未获得成果。直到 1982 年 4 月 26 日做的第 37 次培养,终于分离出此细菌。1989 年,此菌才正式被命名为幽门螺杆菌(*Helicobacter pylori*)。

在这个过程中,沃伦和马歇尔表现出了非凡的勇气。

1.不会简单地只关注表象,而是积极探索表象背后的机理。在发现四环素对老年性胃炎有疗效后,他们并没有停下来。

2.质疑权威。他们提出假说——幽门螺杆菌导致胃炎和胃癌,并通过实验初步验证,但是受到了嘲笑和质疑,因为当时权威的观点是细菌在胃酸中不能生存,两位科学家的论文也被退稿。

3.牺牲精神。由于动物不会出现幽门螺杆菌感染症状,马歇尔决定用自己的身体做实验去进行验证。1984年的一天,马歇尔吞服了大量幽门螺杆菌培养液。2个星期后,他出现胃疼、进食困难、口臭、恶心这些典型的胃炎症状。家人替他担心不已,马歇尔却非常高兴。胃镜检查发现,他的胃黏膜上布满了幽门螺杆菌,马歇尔成功染上了胃炎,实验证实了他的假说。

2005年,两位合作多年的科学家在发现了幽门螺杆菌及其导致胃炎、胃溃疡与十二指肠溃疡等疾病的机理20多年后,终于收到了一份迟来的贺礼——诺贝尔生理学或医学奖。

实验 15　消化腺

【实验目的】

1. 掌握肝的形态、位置和分叶。
2. 了解肝的主要机能和肝段概念。
3. 掌握胆囊的形态、位置、机能及胆囊底的体表投影。
4. 掌握肝外胆道系统的组成、胆总管与胰管的会合和开口部位。
5. 了解肝胰壶腹括约肌(又称 Oddi 括约肌)的构成和作用。
6. 掌握胆汁产生及其排出路径。
7. 掌握胰的形态、位置,并了解其临床意义。
8. 了解胰的外分泌和内分泌机能。

【实验材料】

1. 游离的肝脏和胰腺标本。
2. 打开腹腔的整体标本,示肝、胰的位置及肝外胆道。
3. 肝脏和胰腺(带有十二指肠)的模型。

【实验提示】

1. 肝、胆、胰标本易损坏,要注意爱护。
2. 整体观察标本时,注意各器官的解剖学位置。认真用手感知肝上方的膈、冠状韧带和镰状韧带,并注意肝脏与周围器官结构的位置关系。
3. 观察肝脏游离标本时注意辨认进出肝门的结构以及它们之间的位置关系。
4. 认真观察和仔细辨认胰头周围的重要结构(游离标本通常连有十二指肠和胆总管)和胆总管在十二指肠的开口部位。注意胰腺和十二指肠以及胆总管的位置关系。

【实验内容】

1. 肝

(1) 肝的形态　结合肝脏模型观察游离的肝脏标本。肝呈楔形,可分上、下两面和前、后两缘及左、右两叶。肝上面隆凸,贴于膈穹窿之下,称为膈面,借镰状韧带分为左、右两叶。肝下面凹凸不平,与其他内脏器官相接触,称脏面,脏面朝向下后方,有排列成"H"字形的左、右纵沟和横沟。左纵沟窄而深,沟前部有肝圆韧带,后部有静脉韧带。右纵沟阔而浅,前部为胆囊窝,内有胆囊,后部为腔静脉沟,内有下腔静脉由此通过。横沟称为肝门,是肝门静脉、肝固有动脉、肝管、淋巴管和神经等出入肝的

肝形态

门户。

（2）肝的位置　在打开腹腔的整体标本上观察，肝大部分位于右季肋区和腹上区，小部分位于左季肋区。肝的右界和上界与膈一致。肝的右界起自腋中线肋弓最低点（第10肋）至第7肋连于上界，由此向左上做弧线，右锁骨中线上与第5肋交点至胸剑结合，左锁骨中线稍内侧平第5肋间隙，肝下界与肝的前缘一致。在右腋中线平第10肋，至右侧第8、9肋软骨结合处离开肋弓，经剑突下3～5cm处斜向左上，经左侧第7、8肋软骨结合处后连于上界左端。正常成人肝的下界在右肋弓下一般不能触及，剑突下可触及。小儿肝的前缘可低于右肋弓下缘1.5～2.0cm。7岁以后儿童右肋弓下已不能摸到肝脏。因此，如果在成年右肋弓下方触及肝脏，可考虑病理性肝肿大。

（3）胆囊和胆道　胆囊位于肝下面的胆囊窝内，呈梨形。分为胆囊底、胆囊体、胆囊颈和胆囊管4个部分。胆囊底一般凸出于肝脏前缘的胆囊切迹，体表投影位于右锁骨中线与右肋弓的交点处（或右侧腹直肌外侧缘与右肋弓相交处）。胆囊管弯曲，向下与左侧的肝总管会合成胆总管。胆囊管、肝总管与肝的脏面共同围成"胆囊三角"，手术中常寻此三角查找胆囊动脉。胆总管位于肝门静脉右前方，与胰管会合，形成略膨大的总管，称肝胰壶腹，开口于十二指肠大乳头。在肝胰壶腹的管壁内，有环形平滑肌，称为肝胰壶腹括约肌，可控制胆汁的排出和防止十二指肠内容物逆流入胆总管和胰管内。

肝、胰和
十二指肠

2. 胰

横位于腹腔上部的深方，前邻胃的后壁，后邻第1、2腰椎体的前方。胰腺分头、颈、体、尾4个部分。胰头在右方，有十二指肠包绕；胰体横跨第1腰椎及下腔静脉和腹主动脉前面；胰的左端是胰尾，较细，与脾门接触。在胰的实质内偏后方有1条与胰的长轴平行、自胰尾向右横贯其全长的排泄管道，称胰管，最后与胆总管会合，共同开口于十二指肠大乳头。

实验拓展

【练习题】

一、A1型单项选择题

1. 消化腺包括　　　　　　　　　　　　　　　　　　　　　　　　（　　）
   A. 肝、胰、口腔的大唾液腺　　　　　　　B. 肝、胰、胆囊
   C. 肝、大唾液腺、消化管壁内的小腺体　　D. 肝、胰、大唾液腺、消化管壁内的小腺体
   E. 肝、胰、脾、口腔的大唾液腺、消化管壁内的小腺体

2. 关于肝脏的描述，错误的是　　　　　　　　　　　　　　　　　（　　）
   A. 膈面与膈肌相贴，故肝脓肿可穿破膈肌进入胸腔
   B. 第1肝门位于肝脏脏面的横沟处
   C. 第1肝门处有肝管与肝静脉
   D. 脏面的右纵沟前部是胆囊窝
   E. 脏面的左纵沟前部有肝圆韧带通过

3. 肝的右上界在右锁骨中线平 （　　）

    A. 第 4 肋   B. 第 5 肋   C. 第 5 肋间隙   D. 第 6 肋

    E. 第 6 肋间隙

4. 不位于肝脏脏面的结构是 （　　）

    A. 肝圆韧带   B. 静脉韧带   C. 镰状韧带   D. 肝门

    E. 胆囊窝

5. 下列哪个器官不参与组成肝外胆道 （　　）

    A. 胆囊   B. 胆囊管   C. 胰管   D. 肝总管

    E. 胆总管

6. 关于胆囊的描述,错误的是 （　　）

    A. 容积 40～60ml   B. 分为底、体、颈、管 4 个部分

    C. 位于肝脏脏面右前纵沟内   D. 能分泌和浓缩胆汁

    E. 胆囊管与肝总管会合成胆总管

7. 关于胆总管的描述,正确的是 （　　）

    A. 由胆囊管和肝总管合成   B. 走行于肝十二指肠韧带内

    C. 与胰管会合成肝胰壶腹   D. 开口于十二指肠的降部

    E. 以上都正确

8. 关于胆总管的描述,正确的是 （　　）

    A. 位于肝胃韧带内

    B. 由胆囊管与肝总管会合而成

    C. 在肝门静脉的右后方

    D. 与下腔静脉相贴,越过十二指肠上部的前方

    E. 与胰管会合共同开口于十二指肠上部

9. 胆总管与胰管共同开口在 （　　）

    A. 十二指肠上部   B. 十二指肠降部

    C. 十二指肠纵襞上端   D. 十二指肠大乳头

    E. 十二指肠纵襞中部

10. 患者因右上腹阵发性绞痛就诊,体格检查可见墨菲征阳性,巩膜无黄染。初步诊为
    胆结石。请根据解剖学知识分析结石最可能嵌顿的位置在 （　　）

    A. 胆囊管   B. 肝内胆管   C. 胆总管   D. 肝总管

    E. 十二指肠大乳头

11. 胆囊三角的边界是 （　　）

    A. 胆囊动脉、肝总动脉及肝脏下面   B. 胆囊管、肝总管和肝脏下面

    C. 肝左动脉、肝总管及肝脏下面   D. 胆总管、十二指肠及肝固有动脉

    E. 肝固有动脉、胆囊管及十二指肠上部

12. 关于胰的描述,错误的是 （　　）

    A. 位于胃的后方   B. 呈横位,相当于第 1～2 腰椎水平

    C. 胰尾伸入右季肋区   D. 有内分泌功能

    E. 有外分泌功能

13. 关于胰的描述,正确的是 （　　）
    A. 位于小网膜囊内　　　　　　　　　B. 胰尾位于胃结肠韧带内
    C. 在胰颈后方有肝门静脉起始部　　　D. 胰腺前面隔着腹膜与十二指肠相贴
    E. 由肠系膜下动脉的分支供血

二、A2 型单项选择题

1. 患者,男,40 岁。右上腹胀痛 2 个月。肝下缘在右肋弓下 3cm;HBsAg 检查阳性,B 超检查见肝右叶有一直径 5cm 的占位病变,AFP 检查结果为 1200ng/ml。诊断为肝癌的可能性比较大。关于正常时肝的下缘位置,描述正确的是 （　　）
    A. 肝的下界右侧与右肋弓一致　　　　B. 肝的下界右侧在右肋弓下方 1cm
    C. 肝的下界右侧在右肋弓下方 2cm　　D. 肝的下界在剑突下,不能触及
    E. 肝的下界左侧在左肋弓下 2cm

2. 患者,女,48 岁,因肝癌需行肝左叶切除术。关于肝的分叶的描述,正确的是 （　　）
    A. 2 个半肝,5 个叶　　　　　　　　B. 2 个半肝,3 个叶
    C. 2 个半肝,4 个叶　　　　　　　　D. 2 个半肝,6 个叶
    E. 2 个半肝,2 个叶

3. 患者,女,58 岁,腹痛,高热寒战,黄疸。经检查诊断为胆管结石。不属于肝外胆道的结构是 （　　）
    A. 肝管　　　B. 肝总管　　　C. 胆小管　　　D. 胆囊
    E. 胆总管

4. 患者,男,40 岁,诊断为梗阻性黄疸,需要进行肝内胆管造影,应经哪个部位进行肝穿刺 （　　）
    A. 右肝下间隙　　　　　　　　　　　B. 右肝下前间隙
    C. 右肝上前间隙　　　　　　　　　　D. 膈下腹膜外间隙
    E. 左肝上前间隙

5. 患者,男,40 岁,突发右上腹阵发性绞痛,伴恶心、呕吐,右上腹出现压痛和肌紧张,墨菲征阳性。诊断为急性胆囊炎。在体格检查时何处可经腹前壁触及胆囊底（　　）
    A. 右腹直肌内侧缘与右肋弓交点处　　B. 左腹直肌外侧缘与左肋弓交点处
    C. 右锁骨中线与右肋弓交点处　　　　D. 脐与髂前上棘连线的中、外 1/3 交点处
    E. 剑突下靠右侧 1～2cm

三、B1 型单项选择题

（1～3 题共用备选答案）
    A. 第 4 肋　　　B. 第 4 肋间隙　　　C. 第 5 肋　　　D. 第 5 肋间隙
    E. 剑胸结合线
1. 肝上界与右锁骨中线相交于 （　　）
2. 肝上界与左锁骨中线相交于 （　　）
3. 肝上界与前正中线相交于 （　　）
（4～6 题共用备选答案）
    A. 肝圆韧带　　　B. 静脉韧带　　　C. 镰状韧带　　　D. 肝门
    E. 胆囊窝

4. 有肝左、右管,肝动脉,肝门静脉等出入的部位是　　　　　　　　　　（　　）

5. 胎儿时期的脐静脉闭锁形成　　　　　　　　　　　　　　　　　　（　　）

6. 将肝膈面分为左、右两叶的是　　　　　　　　　　　　　　　　　（　　）

四、X 型多项选择题

1. 关于肝的形态描述,错误的有　　　　　　　　　　　　　　　　　（　　）

　　A. 膈面由冠状韧带分为左、右两叶　　　B. 肝裸区由 2 层腹膜形成

　　C. 肝脏脏面左纵沟前部有镰状韧带通过　D. 右纵沟后部有静脉韧带

　　E. 肝脏脏面横沟前方是方叶,后方是尾状叶

2. 肝脏下面"H"字形的沟裂包括　　　　　　　　　　　　　　　　　（　　）

　　A. 胆囊窝　　　B. 静脉韧带裂　　　C. 腔静脉沟　　　D. 肝圆韧带裂

　　E. 肝镰状韧带沟

3. 合成胆总管的结构有　　　　　　　　　　　　　　　　　　　　　（　　）

　　A. 肝总管　　　B. 肝左管　　　C. 肝右管　　　D. 胆囊管

　　E. 胰管

4. 关于胆总管的描述,错误的有　　　　　　　　　　　　　　　　　（　　）

　　A. 由肝左、右管会合而成　　　　B. 行于门静脉后方

　　C. 是出入肝门的重要结构之一　　D. 正常直径可大于 1cm

　　E. 与胰管会合后共同开口于十二指肠大乳头

5. 肝外胆道不包括　　　　　　　　　　　　　　　　　　　　　　　（　　）

　　A. 胆囊　　　B. 胆囊管　　　C. 肝总管　　　D. 肝左、右管

　　E. 胆总管

6. 关于胰的叙述,错误的有　　　　　　　　　　　　　　　　　　　（　　）

　　A. 单纯的消化腺　　　　　　　B. 单纯的内分泌腺

　　C. 横亘于第 1～2 腰椎水平　　D. 胰液是胰岛产生的

　　E. 胰体被十二指肠包绕

【微知识】

县委书记的好榜样——焦裕禄

焦裕禄(1922—1964),男,汉族,山东淄博人,兰考县原县委书记,干部楷模,革命烈士。其在兰考担任县委书记时所表现出来的"亲民爱民、艰苦奋斗、科学求实、迎难而上、无私奉献"的精神被后人称为"焦裕禄精神"。

焦裕禄 1922 年 8 月 16 日出生在一个贫苦家庭,1946 年加入中国共产党,1950 年被任命为尉氏县大营区(现大营镇)区委副书记兼区长,1954 年 8 月相继在哈尔滨工业大学、大连起重机厂机械加工车间进修,1962 年被调到河南省兰考县担任县委书记。当时,该县遭受严重的内涝、风沙、盐碱三害,他坚持实事求是、走群众路线的工作方法,同全县干部和群众一起,与深重的自然灾害进行顽强斗争,努力改变兰考面貌。他身患肝癌,依旧忍着剧痛坚持工作,用自己的实际行动铸就了"焦裕禄精神"。

1964 年 5 月 14 日,他因肝癌病逝于郑州。他临终前对组织上唯一的要求就是在他死后把他的尸体运回兰考,埋在沙堆里。他认为自己活着时没有治理好沙丘,即使死了,也要

看着大家把沙丘治理好。

2017年3月，兰考成为河南首个脱贫"摘帽"的县。利用焦裕禄当年带领大家栽下的泡桐树制作乐器、家具等，也成为兰考致富奔小康的一项重要产业。

2009年9月10日，焦裕禄被评为"100位新中国成立以来感动中国人物"。

2019年9月25日，焦裕禄获"最美奋斗者"个人称号。

（赵越、袁张根）

第五章 呼吸系统

实验 16 呼吸道和肺

【实验目的】

1. 了解呼吸系统的组成和机能;掌握上、下呼吸道的概念。

2. 了解外鼻的形态结构;掌握鼻腔的分部及各部的形态结构;掌握鼻旁窦的位置、开口,各窦的形态特点及了解其临床意义。

3. 掌握喉的位置及其性别和年龄特征;熟悉喉的软骨和连结,以及喉肌的配布和作用;掌握喉腔的形态结构和分部。

4. 掌握气管的位置,并了解其构成;掌握左、右支气管形态学上的区别及其临床意义。

5. 掌握肺的位置、形态和分叶;了解肺段的概念和意义。

6. 掌握壁胸膜、脏胸膜和胸膜腔的概念;熟悉壁胸膜的分部和肋膈隐窝的位置以及胸膜的体表投影。

7. 掌握纵隔的概念;熟悉纵隔的分部;了解各部通行的重要结构。

【实验材料】

1. 头颈部正中矢状切面标本。

2. 颅骨矢状切面示骨性鼻腔与鼻旁窦。

3. 喉腔矢状切面标本和模型。

4. 游离呼吸系统标本。

5. 游离肺标本。

6. 打开胸腔示意肺和胸膜的标本。

7. 喉软骨模型。

8. 喉肌标本。

9. 纵隔标本。

10. 支气管树标本。

头颈部正中
矢状切面

【实验提示】

1. 呼吸系统器官的结构比较小,因此要细心观察。

2. 观察时动作要轻,以免损坏标本。

3. 在观察鼻腔外侧壁时,结合头颅骨矢状切面标本和图谱进行观察,尤其是在寻找和辨认鼻旁窦和鼻泪管在鼻腔外侧壁的开口部位时。

4. 在喉腔矢状切面标本上观察喉腔上方的前庭襞和下方的声襞。结合模型体会声襞的变化与声门大小的关系。

5. 在去除了胸前壁的标本上体会肋膈隐窝。将手放入肺下缘，触摸到的间隙便是肋膈隐窝。

【实验内容】

1. 鼻

鼻分为外鼻、鼻腔和鼻旁窦 3 个部分。

（1）**外鼻**　外鼻有鼻根、鼻背、鼻尖及鼻翼等部，外鼻下端有鼻孔。

（2）**鼻腔**　利用头部正中矢状切面标本观察。鼻腔由鼻中隔分为左、右两腔，以鼻阈为界分为前方的鼻前庭和后方的固有鼻腔：

1）鼻前庭　为鼻翼所围成的空腔，内面衬以皮肤，生有鼻毛。

2）固有鼻腔　由骨性结构所围成并被覆鼻腔黏膜。其外侧壁上有上鼻甲、中鼻甲及下鼻甲，各鼻甲下方的沟分别称为上鼻道、中鼻道和下鼻道。固有鼻腔的黏膜可因其结构和功能不同，分为嗅区和呼吸区 2 个部分。嗅区为上鼻甲和与上鼻甲相对的鼻中隔的黏膜，内含嗅觉感觉细胞。两鼻腔的内侧为鼻中隔，其前下部分黏膜下有丰富血管，此部位称为易出血区。

（3）**鼻旁窦**　在颅骨正中矢状切面标本配合头部正中矢状切面标本观察。鼻旁窦为鼻腔周围含有空气的骨性空腔，共有 4 对，都开口于鼻腔。先在颅骨上认清蝶窦、筛窦、额窦、上颌窦的位置，然后在头部矢状切面标本上寻找它们的开口，最好是切开中鼻甲后观察。在中鼻道中部可见一较大的裂口为上颌窦开口，在其前上方有额窦开口。在上鼻甲后上方的蝶筛隐窝可见蝶窦的开口。蝶窦、额窦、上颌窦的开口较容易发现，但筛窦口较小，需要认真寻找。另外，在下鼻道的近前部上方可见 1 个较大的鼻泪管开口。

2. 喉

（1）**位置**　在头颈部的整体标本和矢状切面标本上观察。喉位于颈前正中，位置表浅，上连舌骨，下接气管，两侧有颈部大血管、神经和甲状腺侧叶。

（2）**结构**　观察喉软骨模型。

1）喉软骨　喉的软骨主要包括甲状软骨、环状软骨、会厌软骨和 1 对杓状软骨。甲状软骨是最大的喉软骨，由左右对称的 2 个方形软骨板构成，两板前缘以直角互相融合形成前角，其上端向前凸出，称为喉结。喉结在颈前面正中的上部可以触摸到，尤其是性成熟的男性可见其形成明显的凸起，在喉结的上方可以触摸到 1 个呈 "V" 字形的凹陷，称为上切迹。甲状软骨板后缘有 2 对凸起，上方的 1 对为上角，下方的 1 对为下角。环状软骨在甲状软骨的下方，形如指环，但前部窄小，呈弓形，称环状软骨弓，而后部宽大，呈板状，称环状软骨板。杓状软骨位于环状软骨板上方，左右各一，呈三棱锥状。尖朝上，底朝下，杓状软骨底有向前的凸起，称声带突，向外的凸起为肌突，是重要韧带和肌肉附着之处。会厌软骨附着于甲状软骨前角的后面，形似树叶状，下端狭细，上端宽阔，游离于喉口上方，前面凸，后面凹。当吞咽时，会厌软骨恰好盖住喉口，防止咽腔内的食物和水进入喉腔。

2）弹性圆锥　为圆锥形弹性纤维膜，其下缘附着于环状软骨上缘，上缘游离，张于甲状软骨前角后面与杓状软骨声带突之间，称为声韧带。

（3）**喉腔**　观察喉的矢状切面标本与模型。喉腔的两侧壁有上、下 2 对黏膜皱襞。上方的 1 对称为前庭襞，两侧前庭襞间的裂隙称前庭裂，下方的 1 对称为声襞，两侧声襞及杓状软骨间的裂隙称为声门裂。声门裂是喉腔最狭窄的

喉腔

部位,此裂前 2/3 部为膜间部,是发音的关键结构。

喉腔借前庭襞和声襞自上而下可分为喉前庭、喉中间腔和声门下腔 3 个部分。喉中间腔向两侧凸出的隐窝称喉室。

3. 气管和支气管

在整体标本上观察。

气管和支气管

(1)气管　为前后略扁的圆筒状管道,主要由 14～16 根"C"字形气管软骨构成,其间由结缔组织连结,后壁无软骨,由平滑肌和结缔组织所封闭,并紧邻食管。气管上端平第 6 颈椎下缘,与喉相连,向下至胸骨角平面,分为左、右主支气管,分叉处称气管杈。在气管杈内面可见半月形的隆起为气管隆嵴,是气管镜检查气管分叉处的重要标志。

气管杈
(气管隆嵴)

(2)支气管　支气管分为肺外支气管和肺内支气管。肺外支气管是由气管杈至肺门之间的管道,分别称为左主支气管和右主支气管。左主支气管细、长而较水平,右主支气管粗、短而垂直。右主支气管的形态学特点决定了经气管坠入的异物容易进入右主支气管。

4. 肺

观察切开胸前壁的标本,可见肺位于胸腔内,纵隔的两侧。

肺形态

结合离体肺,观察肺的形态和结构。左肺狭长,被斜裂分为上、下 2 个部分,即为左肺上叶与左肺下叶。右肺宽而短,被斜裂和右肺水平裂分为右肺上叶、右肺中叶和右肺下叶 3 个部分。

肺可分为一尖、一底、两面、三缘。肺尖呈钝圆形,高出锁骨内侧段上方 2～3cm。因此,在锁骨上方颈根部手术或扎针时应特别小心,以免损伤肺。肺

肺根

底位于膈的上方。肋面广阔膨隆,贴近肋和肋间肌,内侧面贴近纵隔和脊柱,此面中央凹陷处称肺门,出入肺门的结构有主支气管、肺动脉、肺静脉、淋巴管及神经等。这些结构由结缔组织和胸膜包绕成束,称肺根。肺的前缘锐利,左肺前缘下半有一明显缺口,称心切迹,切迹下方有一向前向内的凸起,称左肺小舌。肺的后缘圆钝,贴于脊柱的两旁。肺的下缘也较锐利,位于膈和胸壁之间。肺的表面结构,主要是在离体肺标本上仔细辨认肺门和肺根的主支气管、肺动脉、肺静脉三大结构:首先是依据它们的位置进行辨别,即肺静脉在前,肺动脉居中,主支气管在后。然后是依据其形态结构进行辨别,肺静脉管壁最薄,管腔内通常可见血凝块,主支气管管壁最厚,肺动脉管壁有弹性。

5. 胸　膜

胸膜分为壁胸膜与脏胸膜。脏胸膜又称肺胸膜,紧贴在肺的表面不易撕开;壁胸膜贴在胸壁内面。胸膜的脏、壁 2 层在肺根周围相互移行,围成 2 个完全封闭的胸膜腔。

壁胸膜由于部位不同,又可分为 4 个部分。

(1)胸膜顶　为凸出胸廓上口,包围肺尖的部分。

(2)肋胸膜　贴在肋及肋间肌的内面。

(3)膈胸膜　覆盖于膈上面的部分。

(4)纵隔胸膜　为衬附在纵隔两侧的部分。在各部胸膜转折处形成潜在的间隙称胸膜隐窝。其中最重要的胸膜隐窝位于肋胸膜与膈胸膜转折处,称肋膈隐窝,为胸膜腔最低部位,胸腔积液常存积此处。

6. 纵　隔

利用切开胸前壁的胸部整体标本进行观察。

纵隔是两侧纵隔胸膜之间所有器官和组织结构的总称。前界为胸骨,后界为脊柱胸段,两侧界为纵隔胸膜,上界为胸廓上口,下界为膈。纵隔通常借助胸骨角平面将其分为上纵隔和下纵隔。下纵隔再借助心包分为前方的前纵隔、后方的后纵隔、心包及其内容为中纵隔3个部分。纵隔结构主要包括心、心包、大血管、气管、主支气管、食管、胸导管、奇静脉、迷走神经、交感神经和淋巴结等。

纵隔

实验拓展

【练习题】

一、A1 型单项选择题

1. 鼻前庭是指　　　　　　　　　　　　　　　　　　　　　　　　　　（　　）

   A. 以鼻阈为界的鼻腔前下份　　　　　　　B. 固有鼻腔的后份

   C. 下鼻甲下方的通道　　　　　　　　　　D. 外鼻遮盖的部分

   E. 鼻中隔前下部

2. 开口于下鼻道的是　　　　　　　　　　　　　　　　　　　　　　　（　　）

   A. 上颌窦　　　　　B. 额窦　　　　　C. 蝶窦　　　　　D. 鼻泪管

   E. 筛窦后群

3. 腔最大、最易引起慢性炎症的鼻旁窦是　　　　　　　　　　　　　　（　　）

   A. 上颌窦　　　　　B. 额窦　　　　　C. 筛窦前中群　　　D. 筛窦后群

   E. 蝶窦

4. 一患者被车撞到头部,有血液和脑脊液从鼻腔流出。哪个鼻旁窦最可能损伤　（　　）

   A. 额窦　　　　　B. 上颌窦　　　　　C. 额窦和上颌窦　　　D. 筛窦

   E. 蝶窦

5. 上颌窦脓肿,穿刺引流常用的进针部位是　　　　　　　　　　　　　（　　）

   A. 硬腭部　　　　　B. 中鼻道　　　　　C. 上鼻道　　　　　D. 下鼻道

   E. 口腔前庭

6. 喉软骨支架中,唯一完整的软骨环是　　　　　　　　　　　　　　　（　　）

   A. 会厌软骨　　　　B. 甲状软骨　　　　C. 杓状软骨　　　　D. 环状软骨

   E. 小角状软骨

7. 环状软骨平对　　　　　　　　　　　　　　　　　　　　　　　　　（　　）

   A. 第 5 颈椎　　　　B. 第 6 颈椎　　　　C. 第 7 颈椎　　　　D. 第 1 胸椎

   E. 第 4 胸椎

8. 关闭喉口的喉肌是　　　　　　　　　　　　　　　　　　　　　　　（　　）

   A. 甲杓肌　　　　　B. 环甲肌　　　　　C. 环杓后肌　　　　D. 环杓侧肌

   E. 杓会厌肌

9. 关于喉腔的叙述,正确的是　　　　　　　　　　　　　　　　　　　　　　（　　）

　　A. 喉室位于前庭襞上方　　　　　　　B. 喉室为前庭襞、声襞之间的隐窝

　　C. 喉腔分为 4 个部分　　　　　　　　D. 声门下腔处黏膜组织较紧密

　　E. 前庭裂为喉腔最宽的部位

10. 上呼吸道最狭窄处为　　　　　　　　　　　　　　　　　　　　　　　　　（　　）

　　A. 鼻后孔　　　　　　B. 喉口　　　　　　C. 前庭裂　　　　　　D. 声门裂

　　E. 喉与气管交界处

11. 喉腔最狭窄的部位是　　　　　　　　　　　　　　　　　　　　　　　　　（　　）

　　A. 前庭裂　　　　　　B. 声门裂　　　　　　C. 喉口　　　　　　D. 与气管相续处

　　E. 喉中间腔

12. 气管的起始处约平对　　　　　　　　　　　　　　　　　　　　　　　　　（　　）

　　A. 第 3 颈椎下缘　　　　　　　　　　B. 第 4 颈椎下缘

　　C. 第 5 颈椎下缘　　　　　　　　　　D. 第 6 颈椎下缘

　　E. 第 7 颈椎下缘

13. 气管切开常选在　　　　　　　　　　　　　　　　　　　　　　　　　　　（　　）

　　A. 第 1～2 或第 2～3 气管软骨处　　　B. 第 3～4 或第 4～5 气管软骨处

　　C. 第 4～5 或第 5～6 气管软骨处　　　D. 第 6～7 或第 7～8 气管软骨处

　　E. 气管杈处

14. 下列描述错误的是　　　　　　　　　　　　　　　　　　　　　　　　　　（　　）

　　A. 气管杈平胸骨角平面　　　　　　　B. 左主支气管细长而倾斜

　　C. 右主支气管粗短而陡直　　　　　　D. 气管隆嵴为支气管镜检标志

　　E. 气管上端起自第 4 颈椎下缘

15. 与左主支气管相比,右主支气管的特点是　　　　　　　　　　　　　　　　（　　）

　　A. 细长平　　　　　　B. 细短陡　　　　　　C. 粗短陡　　　　　　D. 粗长平

　　E. 粗短平

16. 肺尖位于锁骨　　　　　　　　　　　　　　　　　　　　　　　　　　　　（　　）

　　A. 内侧 1/3 段上方 1～2cm　　　　　　B. 外侧 1/3 段上方 2～3m

　　C. 外侧 1/3 段上方 1～2cm　　　　　　D. 内侧 1/3 段上方 2～3cm

　　E. 内侧 1/3 段上方 4～5cm

17. 肺根的结构包括　　　　　　　　　　　　　　　　　　　　　　　　　　　（　　）

　　A. 肺动、静脉　　　　　B. 支气管　　　　　C. 支气管动、静脉　　　D. 神经、淋巴管

　　E. 以上都是

18. 左、右肺根内结构在肺门处的排列,自前向后依次为　　　　　　　　　　　（　　）

　　A. 肺动脉、主支气管和肺静脉　　　　B. 肺动脉、肺静脉和主支气管

　　C. 肺静脉、肺动脉和主支气管　　　　D. 肺静脉、主支气管和肺动脉

　　E. 主支气管、肺静脉和肺动脉

19. 和左肺相比,关于右肺形态的说法,错误的是　　　　　　　　　　　　　　（　　）

　　A. 有斜裂　　　　　　B. 较宽短　　　　　　C. 有心切迹　　　　　　D. 内侧面有肺门

　　E. 有水平裂

20. 壁胸膜和脏胸膜相互移行的部位在   （ ）

    A. 肺根   B. 斜裂和水平裂   C. 肺尖   D. 肋膈隐窝

    E. 肋纵隔隐窝

21. 胸膜顶位于锁骨   （ ）

    A. 内侧 1/3 段上方 1～2cm   B. 外侧 1/3 段上方 2～3m

    C. 外侧 1/3 段上方 1～2cm   D. 内侧 1/3 段上方 2～3cm

    E. 内侧 1/3 段上方 4～5cm

22. 肺下界在锁骨中线处交于   （ ）

    A. 第 6 肋   B. 第 7 肋   C. 第 8 肋   D. 第 9 肋

    E. 第 10 肋

23. 肺下界在腋中线处交于   （ ）

    A. 第 10 肋   B. 第 8 肋   C. 第 6 肋   D. 第 7 肋

    E. 第 9 肋

24. 胸膜下界在肩胛线处的体表投影交于   （ ）

    A. 第 8 肋   B. 第 9 肋   C. 第 10 肋   D. 第 11 肋

    E. 第 12 肋

25. 关于纵隔的描述，正确的是   （ ）

    A. 位于胸膜腔内   B. 纵隔上宽下窄   C. 容纳心和肺   D. 两侧是纵隔胸膜

    E. 上纵隔以心包为界，分为前、中、后纵隔

二、A2 型单项选择题

1. 患者，男，60 岁，因痰多咳嗽就诊，怀疑为下呼吸道感染。可能感染的结构是   （ ）

    A. 鼻腔   B. 口腔   C. 喉腔   D. 气管

    E. 胸膜顶

2. 患儿，女，5 岁，因挖鼻出现一侧鼻出血。最有可能出血的部位是   （ ）

    A. 鼻腔外侧壁上鼻甲处   B. 鼻腔外侧壁中鼻甲处

    C. 鼻腔外侧壁下鼻甲处   D. 鼻腔顶

    E. 鼻腔内侧壁前下部

3. 患者，男，20 岁，鼻部外伤后出现嗅觉功能异常。有可能受损的部位是   （ ）

    A. 上鼻甲   B. 中鼻甲   C. 下鼻甲   D. 鼻中隔下部

    E. 鼻前庭

4. 患者，男，16 岁，右上磨牙疼痛 2 周后，出现头痛、鼻腔分泌物增多、鼻阻塞等。最有

    可能累及的结构是   （ ）

    A. 额窦   B. 上颌窦   C. 筛窦前群   D. 筛窦中群

    E. 筛窦后群

5. 患儿，男，8 岁，因呼吸困难、吸气时喉鸣就诊。初步诊断为急性喉阻塞，需在喉部穿

    刺，建立临时通气道。穿刺部位应该是   （ ）

    A. 甲状舌骨膜   B. 方形膜   C. 前庭襞   D. 环甲正中韧带

    E. 环状软骨气管韧带

6. 患者,女,30 岁,因咽喉部有异物感就诊。医生建议做喉镜检查。正常情况下,喉镜
   检查时如何确定声门裂的位置 （ ）
   A. 位于两侧前庭襞之间　　　　　　　　B. 位于两侧声襞之间
   C. 位于杓状软骨之间　　　　　　　　　D. 位于两侧喉室之间
   E. 位于方形膜和弹性圆锥之间

7. 患儿,男,3 岁,因将异物吸入呼吸道,出现呼吸困难。支气管镜检查发现异物滞留于
   右主支气管。气管异物易进入右主支气管的原因与其以下特征无关 （ ）
   A. 气管与右主支气管上缘夹角大　　　　B. 右主支气管管径粗
   C. 右侧嵴下角小　　　　　　　　　　　D. 右主支气管走行相对直
   E. 右主支气管分支早

8. 患者,男,18 岁,因颈根部被刀刺伤就诊。经检查怀疑伤及肺。最有可能刺伤的肺部
   结构是 （ ）
   A. 肺尖　　　　　B. 肺底　　　　　C. 肺门　　　　　D. 肺根
   E. 肺韧带

9. 患者,女,25 岁,因咳嗽、胸痛就诊。胸部平片显示胸膜腔积液。正常情况下,在腋中
   线处,胸膜腔的最低点位于 （ ）
   A. 第 6 肋　　　　B. 第 7 肋　　　　C. 第 8 肋　　　　D. 第 10 肋
   E. 第 11 肋

10. 患者,男,68 岁,有 25 年吸烟史,因咳嗽、痰中带血就诊。经检查后初步诊断为肺
    癌,伴有胸腔积液。胸腔积液最先积聚的部位是 （ ）
    A. 肺门　　　　　B. 斜裂　　　　　C. 肺下缘　　　　D. 肋膈隐窝
    E. 肋纵隔隐窝

三、B1 型单项选择题

（1～3 题共用备选答案）
   A. 额窦　　　　B. 筛窦前中群　　　　C. 筛窦后群　　　　D. 上颌窦
   E. 蝶窦

1. 以上开口中,在上鼻道的是 （ ）
2. 以上开口中,在蝶筛隐窝的是 （ ）
3. 以上窦腔中,最大的是 （ ）

（4～7 题共用备选答案）
   A. 第 6 肋　　　　B. 第 8 肋　　　　C. 第 10 肋　　　　D. 第 11 肋
   E. 第 12 肋

4. 肺下界体表投影在锁骨中线处与第几肋相交 （ ）
5. 肺下界体表投影在腋中线处与第几肋相交 （ ）
6. 胸膜下界体表投影在肩胛线处与第几肋相交 （ ）
7. 胸膜下界体表投影在腋中线处与第几肋相交 （ ）

四、X 型多项选择题

1. 属于上呼吸道的器官有 （ ）
   A. 喉　　　　　B. 气管　　　　　C. 咽　　　　　D. 主支气管

E. 鼻

2. 关于鼻旁窦的开口,错误的有 （　　）

　　A. 上颌窦开口于上鼻道　　　　　　B. 额窦开口于上鼻道

　　C. 蝶窦开口于蝶筛隐窝　　　　　　D. 前、中组筛窦开口于上鼻道

　　E. 后组筛窦开口于蝶筛隐窝

3. 关于喉的描述,错误的有 （　　）

　　A. 位于喉咽的下方　　　　　　　　B. 可随吞咽及发音而上、下移动

　　C. 相当于第 3～4 颈椎高度　　　　　D. 男性比女性略高

　　E. 以喉肌为支架

4. 关于甲状软骨的说法,错误的有 （　　）

　　A. 是喉软骨中最大的 1 对软骨　　　B. 两侧甲状软骨板前缘相交形成前角

　　C. 下角与杓状软骨形成关节　　　　D. 借环甲膜连于舌骨

　　E. 甲状软骨板下缘平对第 6 颈椎

5. 关于肺的描述,正确的有 （　　）

　　A. 内侧面有肺门　　　　　　　　　B. 下缘较圆钝

　　C. 下面微凹与纵隔相邻　　　　　　D. 肺尖高出锁骨内侧 1/3 段上方 2～3cm

　　E. 左肺较狭长、右肺较宽短

6. 关于左肺的描述,正确的有 （　　）

　　A. 可分上、中、下三叶　　　　　　B. 有斜裂

　　C. 有水平裂　　　　　　　　　　　D. 较右肺狭长

　　E. 前缘下部有心切迹

7. 关于胸膜隐窝的描述,正确的有 （　　）

　　A. 肋膈隐窝位于肋胸膜与膈胸膜返折处

　　B. 膈纵隔隐窝位于膈胸膜与纵隔胸膜返折处

　　C. 肋纵隔隐窝位于肋胸膜与纵隔胸膜返折处

　　D. 肋纵隔隐窝是最大、最重要的胸膜隐窝

　　E. 肋膈隐窝是坐位或立位时胸膜腔最低处

8. 关于纵隔的描述,正确的有 （　　）

　　A. 上界为胸廓上口　　　　　　　　B. 包括胸腔内所有器官、结构和结缔组织

　　C. 后界为脊柱胸段　　　　　　　　D. 前界为胸骨

　　E. 下界为胸廓下口

9. 以下属于壁胸膜的有 （　　）

　　A. 肋胸膜　　　　　B. 肺胸膜　　　　C. 膈胸膜　　　　　D. 胸膜顶

　　E. 纵隔胸膜

10. 关于两侧胸膜腔的描述,错误的有 （　　）

　　A. 借呼吸道与外界相通　　　　　　B. 借肺根互相连通

　　C. 互不相通　　　　　　　　　　　D. 分别与腹腔相通

　　E. 呈正压,有少许滑液

【微知识】

世界无烟日

世界无烟日是每年的 5 月 31 日。在 1987 年 11 月,世界卫生组织在日本东京举行的第 6 届吸烟与健康国际会议上建议把每年的 4 月 7 日定为世界无烟日,并从 1988 年开始执行。从 1989 年开始,世界无烟日改为每年的 5 月 31 日,因为第 2 天是国际儿童节,希望下一代免受烟草危害。实现世界无烟无疑需要人类对"吸烟无好处"的事实达成共识。

烟草是原生长在南美洲的一种野生植物。最初,印第安人将烟叶口嚼或做成卷烟吸吮。哥伦布发现新大陆后,欧洲列强对殖民地进行了大规模掠夺,烟草从此走向世界,成为普遍的消费品。烟草在全球盛行了 200 多年,直到 20 世纪,人类才开始认识到烟草对人类的危害。

1977 年,美国癌肿协会首先提出了无烟日这种控制吸烟的宣传教育方式。这天,在美国全国范围内进行"吸烟危害健康"的宣传,劝阻吸烟者在当天不吸烟,商店停售烟草制品一天。美国把每年 11 月第 3 周的星期四定为本国的无烟日。此后,英国、马来西亚等国家和中国香港等地区也相继确定了无烟日。

（赵越、袁张根）

第六章　泌尿系统

实验 17　肾、输尿管、膀胱和女性尿道

【实验目的】

1. 掌握肾的形态、位置和被膜；了解肾的内部结构。

2. 掌握输尿管的分段及 3 个狭窄的部位。

3. 掌握膀胱的形态、膀胱三角的构成和特点；熟悉膀胱的位置。

4. 掌握女性尿道外口的开口部位；熟悉女性尿道的特点。

【实验材料】

1. 显示肾、膀胱和输尿管腹膜后间隙的标本。

2. 显示男性输尿管、输精管、精囊、尿道等结构以及女性输尿管与子宫动脉的关系的男、女性盆腔标本。

3. 男、女性盆腔正中矢状切面标本。

4. 显示肾内结构的肾冠状切面标本。

5. 切开膀胱上壁显示膀胱三角的标本。

胸腹后壁

【实验提示】

1. 肾的位置要在整体腹后壁标本和模型上观察，肾外周包被的结构便是肾被膜，仔细辨认 3 层被膜。

2. 利用肾的冠状切面标本观察其形态和构造。

3. 在整体腹后壁标本上观察输尿管的位置，注意观察输尿管形成生理性狭窄的位置。

4. 在切开膀胱壁的标本上观察膀胱三角的形态特点。

【实验内容】

泌尿系统由肾、输尿管、膀胱和尿道 4 个部分组成。

1. 肾

在整体腹后壁标本上观察肾的位置，利用肾的冠状切面标本观察其形态和构造。

（1）位置　观察整体标本。肾位于脊柱两侧，紧贴腹后壁，为腹膜后位器官。左、右肾的上端距离脊柱较近，而下端则较远，其排列近似 1 个"八"字形。两肾的高度略不同：左肾上端平第 11 胸椎下缘，下端平第 2 腰椎下缘；右肾较左肾低半个椎体。第 12 肋与竖脊肌外侧缘所形成的夹角区临床上称为肾区，肾脏疾患时常在此区有叩痛。

（2）外形　在游离肾标本上观察。肾外形似"扁豆"，分上、下两端，前、后两面和内、外侧两缘。肾内侧缘中部凹陷，称为肾门，有血管、神经、淋巴管及肾盂等出入，这些结构被结缔组织包裹成束，称肾蒂。在带有肾蒂的标本上认真观察和辨认组成肾蒂的肾静脉、肾动

脉和肾盂三者的位置关系。

（3）被膜　在整体标本上观察。肾被含有一些平滑肌纤维的结缔组织膜所包被，它们由内向外依次为肾纤维囊、肾脂肪囊和肾筋膜。肾纤维囊是紧贴肾表层的较为致密的 1 层膜，从肾门处进入肾窦，并内衬于肾窦的表面。肾筋膜是最外面 1 层膜，分为肾前筋膜和肾后筋膜，将肾和肾上腺包裹在里面，2 层筋膜之间为肾周间隙，两侧间隙相通，下方完全开放。这样，肾周间隙积液可蔓延至对侧或盆腔。在肾纤维囊和肾筋膜之间是 1 层脂肪组织，称为肾脂肪囊，临床上的肾囊封闭就是将药物注射于肾脂肪囊内。

（4）内部结构　在肾的冠状切面标本上进行观察。肾内有一由肾实质所围成的间隙，称为肾窦，内充填血管、结缔组织、脂肪组织和一些膜性囊状结构。肾实质分为浅层的肾皮质及深部的肾髓质 2 个部分。肾皮质新鲜时呈红褐色；肾髓质的颜色较浅淡。肾髓质位于肾实质的深部，由 15～20 个圆锥形的肾锥体组成，在肾锥体之间有一些柱形结构，为肾皮质伸入肾锥体之间的部分，称肾柱。肾锥体底朝向皮质，尖端钝圆，朝向肾门，称为肾乳头，形成肾窦的壁。在肾乳头周围被膜状小管所包裹，称为肾小盏，相邻的 2～3 个肾小盏合成 1 个肾大盏，2～3 个肾大盏合成 1 个漏斗状的肾盂。肾盂出肾门后逐渐变细，约平对肾的下端水平移行为输尿管。

2．输尿管

在带有泌尿系统结构的腹后壁整体标本上观察输尿管的位置和走行。输尿管长 20～30cm，上端起于肾盂，下端终于膀胱的肌性管道，输尿管上段位于腹部，下段位于盆腔，最后一段位于膀胱壁内，输尿管因此被分成腹部、盆部和壁内部 3 个部分。输尿管全程有 3 个生理性狭窄：第 1 个狭窄位于输尿管起始部；第 2 个狭窄在跨越小骨盆入口的髂血管处；第 3 个狭窄是壁内部。输尿管的生理性狭窄是结石容易嵌顿滞留之处。

3．膀　胱

（1）形态　在游离标本上观察。膀胱空虚时为锥体形，分尖、体、底、颈 4 个部分。尖端较小，朝向前上方，称为膀胱尖。膀胱底膨大似三角形，朝向后下方。尖与底之间称为膀胱体。膀胱的下部，近前列腺处，称膀胱颈。

（2）位置　在盆腔正中矢状切面标本上观察。成人膀胱位于小骨盆的前部正中，耻骨联合后方。空虚时，膀胱尖不超过耻骨联合上缘；充盈时，膀胱尖则高出耻骨联合上缘。当膀胱充盈时，膀胱上面的腹膜也随之上移，临床上在耻骨联合上方，经腹前壁进行膀胱穿刺或膀胱手术，可不经腹膜腔而直达膀胱。膀胱底部的内侧面有一光滑的三角形区域，称为膀胱三角，此三角恰好位于 2 个输尿管口和尿道内口三者之间的连线内。膀胱三角在剖开的游离膀胱内观察。空虚膀胱，其黏膜形成大量的皱襞，但膀胱三角处较平滑。膀胱三角的上缘可见一横行的黏膜凸起，为输尿管间襞，是临床上膀胱镜检时寻找输尿管口的标志。在活体和新鲜标本膀胱黏膜的颜色呈粉红色，但膀胱三角处黏膜的颜色较淡。膀胱三角处为膀胱癌的好发部位。

4．尿　道

男性尿道在"生殖系统"部分介绍。

女性尿道短、直、宽，长 3～5cm，直径约 0.8cm；上端起自尿道内口；下端开口于阴道前庭，该口称为尿道外口，位于阴道口的前方，距阴蒂约 2.5cm。

实验拓展

【练习题】

一、A1 型单项选择题

1. 关于肾的位置,错误的是 　　　　　　　　　　　　　　　　　　　(　)
   A. 位于腹膜前面　　　　　　　　　B. 第 12 肋斜过右肾后面上部
   C. 第 12 肋斜过左肾后面中部　　　C. 右肾比左肾低
   D. 肾门约平对第 1 腰椎

2. 左肾上端约平对 　　　　　　　　　　　　　　　　　　　　　　　(　)
   A. 第 11 胸椎下缘　　　　　　　　B. 第 12 胸椎上缘
   C. 第 1 腰椎下缘　　　　　　　　　D. 第 2 腰椎下缘
   E. 第 3 腰椎上缘

3. 出入肾窦的结构中,不包括 　　　　　　　　　　　　　　　　　　(　)
   A. 肾动脉　　　B. 输尿管　　　C. 肾小盏　　　D. 肾盂
   E. 肾大盏

4. 肾乳头突入的结构是 　　　　　　　　　　　　　　　　　　　　　(　)
   A. 肾锥体　　　B. 肾柱　　　　C. 肾皮质　　　D. 肾窦
   E. 肾小盏

5. 第 12 肋与肾的位置关系,正确的是 　　　　　　　　　　　　　　(　)
   A. 斜过左肾后面的上部　　　　　　B. 斜过左肾前面的上部
   C. 斜过右肾后面的上部　　　　　　D. 斜过右肾后面的中部
   E. 斜过右肾前面的中部

6. 属于肾皮质的结构是 　　　　　　　　　　　　　　　　　　　　　(　)
   A. 肾柱　　　　B. 肾乳头　　　C. 肾锥体　　　D. 肾小盏
   E. 肾大盏

7. 肾门位于 　　　　　　　　　　　　　　　　　　　　　　　　　　(　)
   A. 肾的外侧缘　　B. 肾的内侧缘　　C. 肾的上端　　D. 肾的下端
   E. 肾的前面

8. 构成肾髓质的结构是 　　　　　　　　　　　　　　　　　　　　　(　)
   A. 肾皮质　　　B. 肾柱　　　　C. 肾锥体　　　D. 肾乳头
   E. 肾窦

9. 肾实质的结构不包括 　　　　　　　　　　　　　　　　　　　　　(　)
   A. 肾锥体　　　B. 肾乳头　　　C. 肾小盏　　　D. 乳头孔
   E. 肾柱

10. 输送尿液离开肾锥体的结构是 　　　　　　　　　　　　　　　　(　)
    A. 乳头孔　　　B. 肾盂　　　　C. 肾大盏　　　D. 输尿管
    E. 肾髓质

11. 关于肾的构造,错误的描述是 ( )

    A. 肾实质可分浅层的皮质和深层的髓质 2 个部分

    B. 肾髓质由许多小的管道组成

    C. 肾锥体基底朝向皮质,尖朝向肾窦

    D. 肾乳头开口于肾盂

    E. 肾锥体之间的皮质为肾柱

12. 肾被膜由内向外依次为 ( )

    A. 肾筋膜、纤维囊、脂肪囊   B. 纤维囊、脂肪囊、肾筋膜

    C. 肾筋膜、脂肪囊、纤维囊   D. 脂肪囊、纤维囊、肾筋膜

    E. 脂肪囊、肾筋膜、纤维囊

13. 关于肾脂肪囊的描述,错误的是 ( )

    A. 经肾门与肾窦内的脂肪相连   B. 同时也包裹肾上腺

    C. 为肾纤维囊外周的脂肪组织   D. 向下与浅筋膜的脂肪相连

    E. 在肾的边缘处脂肪较多

14. 关于输尿管的描述,正确的是 ( )

    A. 全长 20～30cm

    B. 可分为 3 段,即腹段、盆段、壁内段

    C. 上端起自肾盂,下端终于膀胱

    D. 全长有 3 处生理狭窄,常是结石滞留部位

    E. 以上全对

15. 输尿管的第 2 个狭窄位于 ( )

    A. 跨髂血管处   B. 穿尿生殖膈处   C. 与肾移行处   D. 穿膀胱壁处

    E. 与子宫动脉相交处

16. 在小骨盆入口处左输尿管越过 ( )

    A. 左髂总动脉的末端后面   B. 左髂外动脉的起始部

    C. 左髂内动脉的起始部   D. 左髂总动脉的末端前面

    E. 左髂内动脉的末端前面

17. 关于子宫动脉与输尿管的关系的描述,正确的是 ( )

    A. 子宫动脉越过其前上方   B. 子宫动脉越过其前下方

    C. 子宫动脉与其伴行   D. 子宫动脉越过其后上方

    E. 子宫动脉越过其后下方

18. 关于膀胱的描述,错误的是 ( )

    A. 男女性均紧贴直肠的前方   B. 男性膀胱下方邻前列腺

    C. 最前部为膀胱尖   D. 膀胱底内面有膀胱三角

    E. 男性膀胱后部邻精囊和输精管

19. 膀胱三角位于 ( )

    A. 膀胱体   B. 膀胱底   C. 膀胱颈   D. 膀胱尖

    E. 尿道前列腺部

20. 关于膀胱分部的叙述,错误的是 （　　）

    A. 膀胱颈　　　　B. 膀胱体　　　　C. 膀胱底　　　　D. 膀胱尖

    E. 前列腺部

21. 关于膀胱的叙述,错误的是 （　　）

    A. 膀胱三角是结核、肿瘤和炎症的好发部位

    B. 分为尖、体、底和颈 4 个部分

    C. 膀胱三角位于尿道内口与输尿管口之间

    D. 正常成年人膀胱容量为 200～400ml

    E. 膀胱的最下部为膀胱颈

22. 女性易发生逆行性尿路感染,是因为 （　　）

    A. 前上方与阴蒂相邻　　　　　　　B. 膀胱容积大

    C. 尿道短、宽而直　　　　　　　　D. 尿道开口于阴道前庭

    E. 女性抵抗力差

23. 下列关于女性尿道的描述,错误的是 （　　）

    A. 前壁与阴道相邻　　　　　　　　B. 长 3～5cm

    C. 较男性尿道短、宽、直　　　　　D. 开口于阴道前庭

    E. 穿尿生殖膈

二、A2 型单项选择题

1. 患者因急性排尿困难伴会阴部疼痛不适就诊。检查后诊断为男性尿道第 2 个生理性狭窄结石梗阻。该狭窄位于 （　　）

    A. 尿道内口　　　B. 尿道膜部　　　C. 尿道球部　　　D. 尿道外口

    E. 舟状窝

2. 患者,男,21 岁,双下肢水肿半年余,反复全身水肿 3 个月,感冒后水肿加重,尿常规检查尿蛋白呈强阳性,被疑有肾实质损害。构成肾实质的结构是 （　　）

    A. 肾皮质和肾髓质　B. 肾皮质和肾柱　C. 肾皮质和肾窦　D. 肾大盏和肾小盏

    E. 肾锥体

3. 患者,男,34 岁,左下腹间歇性绞痛。诊断为输尿管结石。其结石可能嵌顿的位置是 （　　）

    A. 肾实质内　　　B. 肾小盏　　　　C. 肾大盏　　　　D. 肾盂

    E. 输尿管跨髂血管处

4. 患者,男,65 岁,偶发血尿 1 个月就诊,需要排除膀胱肿瘤的可能性。膀胱肿瘤的好发部位是 （　　）

    A. 膀胱尖　　　　B. 膀胱底　　　　C. 膀胱体　　　　D. 膀胱颈

    E. 膀胱三角

5. 患者,男,21 岁,坠落外伤后右侧腰部及全腹部疼痛,无意识丧失,右侧腰部无明显隆起,肾区可疑叩痛。诊断为外伤性肾蒂离断。肾蒂中的结构不包括 （　　）

    A. 肾动脉　　　　B. 肾静脉　　　　C. 输尿管　　　　D. 肾盂

    E. 神经

三、B1 型单项选择题

（1～3 题共用备选答案）

    A. 跨髂血管处   B. 起始处

    C. 与子宫动脉相交处   D. 穿尿生殖膈处

    E. 膀胱壁内段

1. 输尿管第 1 个狭窄位于 （   ）
2. 输尿管第 2 个狭窄位于 （   ）
3. 输尿管第 3 个狭窄位于 （   ）

（4～8 题共用备选答案）

    A. 乳头孔   B. 肾盂   C. 输尿管口   D. 尿道内口

    E. 尿道外口

4. 尿液流入肾小盏通过的结构是 （   ）
5. 输送尿液出肾的结构是 （   ）
6. 尿液进入膀胱通过的结构是 （   ）
7. 尿液离开膀胱通过的结构是 （   ）
8. 尿液离开人体通过的结构是 （   ）

四、X 型多项选择题

1. 关于肾的描述，正确的有 （   ）

    A. 肾锥体的末端伸向肾窦，称肾乳头   B. 2～3 个肾小盏合成 1 个肾大盏

    C. 皮质深入肾锥体之间的部分称肾柱   D. 一侧肾共分为 10 个肾段

    E. 肾门平对第 1 腰椎

2. 肾蒂内有 （   ）

    A. 肾大盏   B. 肾小盏   C. 肾盂   D. 输尿管

    E. 肾动脉

3. 在肾的冠状切面上，属于肾髓质的结构有 （   ）

    A. 肾锥体   B. 肾乳头   C. 肾柱   D. 肾小盏

    E. 肾大盏

4. 女性膀胱后方邻 （   ）

    A. 直肠   B. 阴道   C. 回肠   D. 乙状结肠

    E. 子宫

【微知识】

一、世界肾脏日

    鉴于当前全球慢性肾脏病的发病率不断上升，而公众普遍缺乏该病的防治知识，经国际肾脏病学会与国际肾脏基金联盟联合提议，确定从 2006 年起每年 3 月的第 2 个星期四为世界肾脏日，目的在于提高人们对慢性肾脏病以及合并心血管疾病和死亡率的认识。

    从全世界的总体情况来看，慢性肾脏病的防治正面临严峻挑战。这种挑战主要表现为慢性肾脏病防治具有患病率高、合并心血管疾病率高、死亡率高的"三高"以及知晓率低、防治率低、合并心血管疾病认知率低的"三低"特点。据估计，慢性肾脏病患者超过 5 亿人，其

中大部分患者没有得到及时的诊断和治疗。而未被发现的慢性肾脏病患者会因肾功能衰竭而需要透析或移植治疗，更有可能在肾衰竭前就死于心血管疾病。

在中国，据北京、上海 2 个大城市的不完全调查，每年开始进行血液透析的患者均在 4000 例左右，而约有 2/3 的肾脏病患者首次就诊时血肌酐浓度已超过 176.8μmol/L，有 1/4 的患者超过 530.4μmol/L。同时，尽管透析和移植能拯救患者的生命，但患者及其家庭以至社会都要承担巨额的医疗费用。美国每年每个患者透析费用为 65000 美元，肾移植费用为 40000 美元。而在中国，由于技术服务价格非常低廉，费用仅约为发达国家的 1/10（不包括香港、澳门、台湾）。即使如此，仍有不少尿毒症患者得不到及时透析，能够接受肾移植的患者就更加少，因此，在我国，"及早诊断，积极预防"慢性肾脏病具有重大的意义。

二、异位肾

肾属于腹膜外位器官，正常成年人的肾位于腹后壁、脊柱的两侧。左肾在第 11 胸椎下缘至第 2 腰椎下缘之间，左肾略高于右肾（约 1 个椎间盘高度）。小儿肾较成人低。当发育完好的肾不能达到腹膜后肾窝正常位置时，我们把这类先天性发育异常肾称为异位肾。多数异位肾处于盆腔，少数位于对侧，极少数位于胸腔，常伴旋转不良及输尿管、血管异常，其输尿管开口于膀胱的位置正常。

病因：胎儿时期，肾胚芽位于盆腔内。随着胎儿的生长，若肾脏上升障碍或错误，即导致肾异位。

临床表现：可有输尿管绞痛、腹部包块、尿路感染、肾积水和结石等表现，胸腔的异位肾多无症状。异位肾的对侧肾大多正常，部分有生殖器官畸形。

诊断：当影像学检查发现正常肾区未见肾声像时，应考虑有异位肾的可能，应仔细检查胸腔、腹腔、盆腔是否有肾图像或异常团块回声。异位肾常伴有不同程度的旋转异常和肾纵轴角度的改变，输尿管变短、轻度弯曲。胸腔异位肾大部分位于胸部后下纵隔脊柱旁。

治疗：无症状者不需要处理。当伴有肾盂积液、结石伴顽固性感染时，需要外科治疗。

预后：与是否伴发梗阻、是否合并其他系统畸形、是否对周围器官产生压迫等有关。

（余雁、李卫云）

第七章　生殖系统

实验 18　男性生殖系统

【实验目的】

1. 掌握睾丸、附睾的位置,精索的位置及其组成;熟悉睾丸、附睾的形态和结构。

2. 掌握输精管的行程、位置和分部。

3. 熟悉阴茎的分部和形态结构。

4. 掌握男性尿道的分部、狭窄和弯曲。

【实验材料】

1. 男性盆腔标本,显示输精管、精囊、前列腺。

2. 男性盆腔正中矢状切面标本。

3. 游离男性泌尿生殖器标本。

4. 阴茎横切面和纵切面标本。

【实验提示】

1. 观察男性生殖器标本时,要将标本按解剖学姿势位置放好。

2. 观察生殖器标本时,要严肃认真。

3. 利用游离睾丸矢状切面标本观察表面的睾丸白膜和睾丸实质的内部构造,包括睾丸小隔、睾丸小叶和精曲小管(也称生精小管)。

4. 在整体标本上仔细观察输精管的行程。

5. 利用男性盆腔矢状切面标本仔细观察男性尿道的行程、3 个狭窄、2 个开口和 2 个弯曲。思考男性放置导尿管时的操作注意事项。

6. 仔细观察前列腺的位置及其周围的结构。思考直肠指诊时触摸前列腺的位置。

【实验内容】

内生殖器 { 生殖腺:睾丸
输精管道:附睾、输精管、射精管、男性尿道
附属腺体:前列腺、精囊腺、尿道球腺 }

外生殖器:阴囊、阴茎

盆腔正中矢
状切面(男性)

1. 内生殖器

(1)睾丸

1)睾丸的位置和形态　睾丸位于阴囊内,左、右各一。睾丸表面光滑,呈略扁的卵圆形,分内、外侧两面,前、后两缘和上、下两端。

2)睾丸的构造　结合模型观察游离的睾丸矢状切面标本。睾丸表面有 1 层致密的纤

男性生殖系统

维膜，称为睾丸白膜，表面观察其呈灰白色。睾丸白膜在睾丸的后缘深入到睾丸的实质内形成睾丸纵隔，并由睾丸内部由睾丸纵隔发出许多结缔组织小隔，称为睾丸小隔，其呈辐射状分布排列，将睾丸实质分成许多小的区域，称为睾丸小叶，其内含有数条精曲小管（也称生精小管）。青春期以后，在男性促性腺激素的作用下，精曲小管的上皮能够产生男性生殖细胞，即精子。精曲小管之间的结缔组织称睾丸间质，含有一些间质细胞，能够分泌雄性激素，以维持男性第二性征。

（2）附睾　是贴附在睾丸的上端和后缘的一长条形结构，其上部略膨大，称为附睾头，中部为附睾体，下端为附睾尾。其末端转折向上延续成为输精管。睾丸小叶内的精曲小管在睾丸纵隔内形成睾丸网，最后会合成睾丸输出小管进入附睾，延续为附睾管，其在附睾尾延续成输精管。精曲小管产生的精子暂时储存于附睾，并在此通过附睾产生的附睾液的作用进一步发育成熟。

睾丸和附睾—1

睾丸和附睾—2

（3）输精管　为一细长的管道，长约50cm，从附睾末端开始，行程较长，依据其部位可分为4个部分：

1）睾丸部　起于附睾尾，沿睾丸后缘和附睾内侧上升至睾丸上端。

2）精索部　介于睾丸上端与腹股沟管浅环之间。男性输精管结扎手术常在此部进行。

3）腹股沟部　位于腹股沟管内。

4）盆部　自腹股沟深环行向内下方，沿盆腔侧壁进入盆腔，经输尿管末端前上方至膀胱的后面，输精管末段膨大形成输精管壶腹，最后与精囊的排泄管会合形成射精管开口于尿道的前列腺部。

精索是1对柔软的圆索状结构，连于睾丸上端延至腹股沟管深环之间。精索的主要结构有输精管血管、睾丸动脉、蔓状静脉丛、神经和淋巴管等，其外面有3层被膜包裹，从外向内依次为精索外筋膜、提睾肌和精索内筋膜。

（4）射精管　由输精管壶腹下端与精囊排泄管会合而成，向前下穿前列腺实质，开口于尿道的前列腺部。

（5）附属腺

1）前列腺　位于膀胱底与尿生殖膈之间，呈板栗状，上端宽大，下端尖细，体的后面正中有一纵行较浅的前列腺沟。前列腺表面被覆有2层结缔组织膜性结构，称为前列腺囊，2层之间有静脉丛。前列腺实质可分为前叶、中叶、后叶和2个侧叶5个部分。男性尿道在前列腺中叶和2个侧叶之间通过。前列腺肥大多发生于前列腺中叶和侧叶，因此，通常压迫尿道导致排尿困难。

男性附属腺体

2）精囊腺　简称精囊，位于膀胱底与直肠之间，是1对长椭圆形囊状器官。下端为其排泄管，与输精管末端会合成射精管。

3）尿道球腺　是位于尿生殖膈中会阴深横肌内的1对小腺体。

2. 外生殖器

（1）阴茎　分头、体、根3个部分：后部为阴茎根，固定在耻骨和尿生殖膈；中部为阴茎体，在耻骨联合前下方；尖端膨大为阴茎头，阴茎头与体交界处有一环状沟，称阴茎颈（又称冠状沟）。阴茎由1条尿道海绵体和2条阴茎海绵体构成（从阴茎横切面上进行观察）。尿道海绵体位于左、右阴茎海绵体的腹侧，前端膨大形成阴茎头，后端膨大为尿道球，尿道海绵体内有尿道通过。阴茎海绵体位于阴茎背侧，左、右

阴茎和海绵体

各一,前端变细嵌入阴茎头后面的凹陷内,后端分开形成左、右阴茎脚,附着耻骨支。阴茎的皮肤薄,易伸展,在阴茎头处反折而形成双层环形皱襞,称阴茎包皮,在阴茎腹侧的包皮与尿道外口之间有一纵行的皮肤皱襞,称包皮系带。

（2）阴囊　为耻骨联合下方的皮肤囊袋结构,中间有阴囊中隔,将阴囊分为左右两半,其中容纳睾丸、附睾和一部分输精管。阴囊的皮下组织称为肉膜,内含一些平滑肌纤维,其可随温度变化而舒缩,以调节阴囊内的温度。

阴囊

3. 尿　道

在男性盆腔矢状切面标本和模型上观察。男性尿道起于膀胱的尿道内口,终于阴茎头的尿道外口,全长 16～22cm,分为前列腺部、膜部和海绵体部。前列腺部和膜部临床称后尿道,海绵体部称前尿道。男性尿道全长有 3 个狭窄,分别位于尿道内口、膜部和尿道外口。膀胱结石在排除过程中较易停留在狭窄处的上部。男性尿道有 2 个弯曲:1 个为耻骨下弯,位于耻骨联合的下方,凹向前上方,此弯较为固定;另 1 个弯曲为耻骨前弯,位于耻骨联合前下方,凹向下,在阴茎根与体之间,将阴茎上提时,此弯即可变直。因此,在使用探针探查和导尿时,要注意其狭窄和弯曲。

实验拓展

【练习题】

一、A1 型单项选择题

1. 下列器官属于男性的生殖腺是　　　　　　　　　　　　　　　　　　　（　　）
   A. 前列腺　　　　　B. 精囊　　　　　C. 睾丸　　　　　D. 尿道球腺
   E. 附睾

2. 分泌雄激素的结构是　　　　　　　　　　　　　　　　　　　　　　　（　　）
   A. 睾丸间质细胞　　B. 生精小管　　　C. 精囊　　　　　D. 附睾
   E. 前列腺

3. 精子的成熟部位在　　　　　　　　　　　　　　　　　　　　　　　　（　　）
   A. 睾丸　　　　　　B. 附睾　　　　　C. 输精管　　　　D. 前列腺
   E. 射精管

4. 下列结构中,不属于男性内生殖器的是　　　　　　　　　　　　　　　（　　）
   A. 前列腺　　　　　B. 男性尿道　　　C. 睾丸　　　　　D. 阴茎
   E. 尿道球腺

5. 男性输精管道不包括下列哪个结构　　　　　　　　　　　　　　　　　（　　）
   A. 男性尿道　　　　B. 射精管　　　　C. 输精管　　　　D. 附睾
   E. 睾丸

6. 下列结构中,与精子的排出无关的是　　　　　　　　　　　　　　　　（　　）
   A. 附睾　　　　　　B. 输精管　　　　C. 射精管　　　　D. 膀胱
   E. 尿道

7. 关于附睾的描述，不正确的是 （　　）
    A. 附着在睾丸的上端及后缘　　　　B. 可分为头、体、尾三部
    C. 附睾管也可产生精子　　　　　　D. 可分泌液体，促进精子成熟
    E. 形态为新月形

8. 精索内没有下列哪个结构 （　　）
    A. 蔓状静脉丛　　B. 输精管　　C. 淋巴管　　D. 睾丸动脉
    E. 射精管

9. 男性输精管结扎常选择在哪个部位进行 （　　）
    A. 睾丸部　　　　B. 精索部　　C. 盆部　　D. 腹股沟管部
    E. 壶腹部

10. 下列关于输精管的描述，错误的是 （　　）
    A. 输精管为附睾管的直接延续　　B. 长度约50cm，左侧较右侧稍长
    C. 输精管根据其行程可分为四部　　D. 输精管精索部为最长段
    E. 输精管盆部近末端膨大，形成输精管壶腹

11. 射精管由哪2个部分合成 （　　）
    A. 输精管末端和精囊腺排泄管　　B. 输精管末端和尿道球腺排泄管
    C. 输精管末端和前列腺排泄管　　D. 前列腺排泄管和精囊腺排泄管
    E. 前列腺排泄管和尿道球腺排泄管

12. 关于射精管的描述，正确的是 （　　）
    A. 由前列腺排泄管和精囊排泄管会合而成
    B. 位于膀胱两侧
    C. 开口于尿道球部
    D. 开口于尿道的前列腺部
    E. 以上都不是

13. 关于射精管的描述，正确的是 （　　）
    A. 属于男性生殖腺　　　　B. 属于男性生殖管道
    C. 有尿道穿过　　　　　　D. 排泄管开口于尿道膜部
    E. 与膀胱底相邻

14. 男性膀胱后面毗邻的结构中不包括 （　　）
    A. 精囊　　　　B. 输精管壶腹　　C. 输尿管盆部　　D. 前列腺
    E. 直肠前壁

15. 下列管道中，无明显狭窄者为 （　　）
    A. 食管　　　　B. 男性尿道　　C. 输尿管　　D. 输精管
    E. 输卵管

16. 关于精囊的描述，正确的是 （　　）
    A. 为单一的囊状器官　　　　B. 位于膀胱前方
    C. 由附睾管构成　　　　　　D. 可储存精子
    E. 其排泄管与输精管末端合成射精管

17. 属于男性外生殖器的是 （　　）

    A. 附睾　　　　　　B. 输精管　　　　　C. 射精管　　　　　D. 阴囊

    E. 精囊

18. 后尿道是指 （　　）

    A. 尿道前列腺部　　　　　　　　　B. 尿道海绵体部、尿道膜部

    C. 尿道前列腺部、尿道膜部　　　　D. 海绵体部

    E. 膜部

19. 男性尿道最狭窄处是 （　　）

    A. 尿道内口　　　　B. 尿道外口　　　　C. 尿道膜部　　　　D. 尿道前列腺部

    E. 尿道球部

20. 关于男性尿道弯曲的叙述,错误的是 （　　）

    A. 耻骨前弯在耻骨联合的前下方,凸向上

    B. 耻骨下弯位于耻骨联合的下方

    C. 耻骨前弯是阴茎体与阴茎根之间的弯曲

    D. 向上牵拉阴茎时,耻骨前弯可消失

    E. 耻骨下弯由尿道海绵体部构成

21. 男性尿道分为 （　　）

    A. 前列腺部、膜部、阴茎部　　　　B. 前列腺部、膜部、尿道球部

    C. 前列腺部、膜部、海绵体部　　　D. 前列腺部、膜部、后尿道

    E. 前列腺部、海绵体部

22. 男性尿道第 2 个狭窄位于 （　　）

    A. 舟状窝　　　　　B. 尿道内口　　　　C. 尿道膜部　　　　D. 尿道球部

    E. 尿道外口

23. 关于男性尿道弯曲的描述,正确的是 （　　）

    A. 耻骨下弯凹向下　　　　　　　　B. 耻骨前弯凹向上

    C. 耻骨下弯是固定的　　　　　　　D. 耻骨前弯是固定的

    E. 以上都不对

24. 关于男性尿道的描述,错误的是 （　　）

    A. 起于膀胱底　　　　　　　　　　B. 终于阴茎头的尿道外口

    C. 有 3 个狭窄和 2 个弯曲　　　　　D. 分前列腺部、膜部和海绵体部

    E. 全长 16～ 22cm

25. 男性尿道最狭窄处为 （　　）

    A. 尿道内口　　　　B. 尿道前列腺部　　　C. 尿道膜部　　　　D. 尿道海绵体部

    E. 尿道外口

二、A2 型单项选择题

1. 小王,男,30 岁,因不育就诊。检查发现其不育的原因在于生殖器输送管道梗阻。男
   性生殖器输送管道不包括 （　　）

    A. 附睾　　　　　　B. 尿道　　　　　　C. 睾丸　　　　　　D. 射精管

    E. 输精管

2. 小李由于不育而就诊。检查后发现其为先天性输精管缺失患者。下列关于输精管的
描述,错误的是 （ ）
   A. 输精管起于附睾尾
   B. 输精管末端变细,与精囊排泄管会合形成射精管
   C. 输精管起始段为睾丸部,位于睾丸前缘
   D. 精索部为男性节育手术理想位置
   E. 腹股沟部位于腹股沟管内

3. 董某因右侧阴囊部肿胀不适就诊。经检查,被诊断为附睾结核。下列关于附睾位置
的描述,正确的是 （ ）
   A. 位于睾丸的上端和前缘　　　　　　　B. 位于睾丸的下端和前缘
   C. 位于睾丸的上端和后缘　　　　　　　D. 位于睾丸的下端和后缘
   E. 位于睾丸的内侧面

4. 小张,男,30 岁,婚后 3 年未育。检查后,小王被诊断为无精子症。负责产生精子的
男性生殖腺是 （ ）
   A. 睾丸　　　　　B. 附睾　　　　　C. 前列腺　　　　　D. 精囊
   E. 尿道球腺

5. 患者,男,65 岁,因排尿困难就诊。临床常见由以下哪个部位的增生而引起老年男性
排尿困难 （ ）
   A. 睾丸　　　　　B. 附睾　　　　　C. 前列腺　　　　　D. 精囊
   E. 尿道球腺

三、B1 型单项选择题

（1～3 题共用备选答案）
   A. 睾丸　　　　　B. 附睾　　　　　C. 精索　　　　　D. 精囊
   E. 尿道球

1. 为男性生殖腺的是 （ ）
2. 属于男性附属腺的是 （ ）
3. 暂时储存精子的器官是 （ ）

（4～7 题共用备选答案）
   A. 前列腺部　　　　B. 膜部　　　　C. 海绵体部　　　　D. 耻骨下弯
   E. 耻骨前弯

4. 男性尿道中穿过尿生殖膈的部分是 （ ）
5. 男性尿道中被称为前尿道的部分是 （ ）
6. 男性尿道中恒定不变的弯曲是 （ ）
7. 男性尿道中能够消失的弯曲是 （ ）

（8～10 题共用备选答案）
   A. 前列腺部　　　　B. 海绵体部　　　　C. 尿道球　　　　D. 尿道外口
   E. 尿道膜部

8. 射精管开口于男性尿道的是 （ ）
9. 男性尿道最狭窄的部位为 （ ）

10. 男性尿道的第 2 个狭窄位于　　　　　　　　　　　　　　　　　（　　）

四、X 型多项选择题

1. 输精管分部包括　　　　　　　　　　　　　　　　　　　　　（　　）

    A. 睾丸部　　　　B. 腹股沟管部　　　C. 精索部　　　D. 腹部

    E. 盆部

2. 合成射精管的有　　　　　　　　　　　　　　　　　　　　　（　　）

    A. 输精管末端　　B. 精囊的排泄管　　C. 附睾管　　D. 睾丸输出小管

    E. 前列腺的排泄管

3. 组成精索的结构有　　　　　　　　　　　　　　　　　　　　（　　）

    A. 输精管　　　　B. 射精管　　　　C. 睾丸动脉　　D. 睾丸静脉

    E. 淋巴管和神经

4. 输精管道包括　　　　　　　　　　　　　　　　　　　　　　（　　）

    A. 附睾　　　　　B. 输精管　　　　C. 射精管　　　D. 精囊

    E. 男性尿道

5. 穿过前列腺的管道有　　　　　　　　　　　　　　　　　　　（　　）

    A. 输精管　　　　B. 后尿道　　　　C. 射精管　　　D. 前尿道

    E. 睾丸输出小管

6. 下列关于男性尿道的描述中,正确的有　　　　　　　　　　　（　　）

    A. 有排精的作用　　　　　　　　B. 尿道膜部括约肌控制排尿

    C. 尿道前列腺部有射精管开口　　D. 尿道膜部为穿过盆膈的一段

    E. 尿道海绵体部最长

实验 19　女性生殖系统

【实验目的】

1. 掌握卵巢的位置、形态及韧带。

2. 掌握输卵管的形态、位置、分部及临床意义。

3. 掌握子宫的形态结构、位置和固定装置。

4. 熟悉阴道的位置和阴道穹;掌握尿道外口和阴道口的位置。

5. 熟悉女性乳房的结构。

6. 熟悉会阴的位置和分部、坐骨肛门窝的位置。

【实验材料】

1. 女性生殖器标本。

2. 卵巢、子宫和阴道冠状切面标本。

3. 女性盆腔正中矢状切面标本。

4. 女性盆腔正中矢状切面模型。

5. 会阴的模型和标本。

6. 乳房标本。

【实验提示】

1. 观察女性生殖器标本时，需要将标本按解剖学姿势位置放好。
2. 观察生殖器标本时，要严肃认真。
3. 仔细观察卵巢的位置。
4. 注意观察输卵管的位置及其与子宫的关系。
5. 仔细观察子宫的位置以及与膀胱和直肠的关系。

【实验内容】

盆腔正中矢状切面（女性）

内生殖器 { 生殖腺：卵巢
输卵管道：输卵管、子宫、阴道
附属腺体：前庭大腺

外生殖器：阴阜、大阴唇、小阴唇、阴蒂、阴道前庭等

1. 内生殖器

（1）卵巢

1）卵巢的形态　卵巢为椭圆形实质性器官，左右各一，可分为内、外侧两面，上、下两端和前、后两缘。上端为输卵管端，借卵巢悬韧带与盆壁相连；下端为子宫端，借卵巢固有韧带连于子宫角。卵巢后缘游离；前缘有系膜相连，称为卵巢系膜。卵巢产生女性生殖细胞（卵子），分泌雌性激素以维持第二性征。

女性生殖系统

2）卵巢的位置　在女性盆腔标本和模型以及游离女性生殖器标本上观察。寻找卵巢的方法是，首先在膀胱与直肠之间找到子宫底，再沿着其两侧寻找输卵管，然后在输卵管外侧段下方的 1 个椭圆形实质块状结构便是卵巢。观察卵巢与髂血管的关系，正常位于盆腔侧壁髂总动脉分出髂内动脉和髂外动脉分叉处的下方，此处称为卵巢窝。

（2）输卵管　为 1 对肌性管道，长 10～12cm，包裹在子宫阔韧带上缘内。其内侧端连于子宫角，外侧端游离。输卵管可分为 4 个部分。

1）输卵管子宫部　从子宫外侧角穿入子宫壁内，为输卵管子宫口，开口于子宫腔。

2）输卵管峡部　短而狭窄，输卵管结扎术多在此处进行。

3）输卵管壶腹部　此段管腔膨大呈壶腹状，约占输卵管全长的外 2/3 段，卵子通常在此处受精。

4）输卵管漏斗部　为输卵管的外侧端，膨大呈漏斗状，漏斗边缘有许多不规则的凸起，称为输卵管伞。仔细观察其中最长的 1 条凸起，称为卵巢伞，其在引导卵子进入输卵管的过程中发挥十分重要的作用。漏斗底部向腹膜腔开口，称输卵管腹腔口，卵细胞借卵巢伞的引导通过输卵管腹腔口进入输卵管。

（3）子宫

1）子宫的形态　结合游离的子宫和切开的标本及模型观察子宫的形态构造。子宫呈前后略扁的倒置的梨形，分前、后两面，左、右两缘。前面朝向膀胱，后面邻接直肠。子宫从上向下可分为底、体、颈 3 个部分。两侧输卵管子宫口上方的部分为子宫底；子宫下端狭窄部为子宫颈，其下端 1/3 突入阴道内，称为子宫颈阴道部，子宫颈其余部分位于阴道上方，称子宫颈阴道上部；子宫颈与子宫底之间的部分，称子宫体。子宫体与子宫颈阴道上部连结的部位稍狭细，称子宫峡。此部在非妊娠期不明显，在妊娠期最长可达 10cm。产科常在此处行剖宫产术。子宫与输卵管相连的部位称子宫角。

借助切开的标本观察。子宫壁的肌层非常厚,而内腔非常狭小,可分为子宫腔和子宫颈管2个部分。子宫腔位于子宫体内,呈前后扁平的三角形腔隙,底向上,尖向下,两端各有输卵管开口。子宫颈管位于子宫颈内,上、下两端狭窄,中间稍宽,呈梭形,上口通子宫腔,下口通阴道,称为子宫口。子宫口的前、后缘分别称为前唇和后唇,后唇稍长且位置较高。

2)子宫的位置　在女性盆腔正中矢状切面标本和模型上观察。子宫位于盆腔中央,在膀胱与直肠之间。成年女性子宫本身的形态呈前倾前屈位。前倾指子宫和阴道之间形成一定的角度,前屈指子宫体与子宫颈之间形成一定的角度。

3)子宫的固定装置　前面所描述的子宫正常位置的维持主要依靠盆膈承托以及子宫周围韧带的维持,这些韧带包括:① 子宫阔韧带:是被覆在子宫前、后面的腹膜,在子宫外侧缘,2层腹膜并合在一起,延伸并附着于盆腔的侧壁。子宫阔韧带内包有卵巢、输卵管、卵巢固有韧带、子宫圆韧带,以及血管、淋巴管、神经等。② 子宫圆韧带:起于子宫角下方,走行于阔韧带内,从内侧向前外方跨过骨盆侧壁,经过腹股沟管从皮下环穿出,并终止于大阴唇和阴阜皮下,其作用主要是维持子宫前倾。③ 子宫主韧带:是子宫颈两侧与盆腔侧壁之间的结缔组织。④ 子宫骶韧带:是子宫颈两侧与盆腔后壁之间的结缔组织。如果上述子宫周围韧带发生损伤或者由此致使韧带松弛,最终导致子宫脱垂。

子宫固定装置

(4)阴道　阴道为前后扁平的肌性管道,上接子宫,向下开口于外生殖器。

阴道上端围绕子宫颈下部,与子宫颈之间形成一环形间隙,称阴道穹。阴道穹分前、后部和2个侧部,分别位于子宫颈阴道部的前、后和两侧。阴道后穹深而宽广,与直肠子宫陷凹相邻。阴道下端以阴道口开口于阴道前庭。处女的阴道口周围有黏膜皱襞,称处女膜。观察时注意阴道口和尿道外口的位置关系。

阴道后穹隆穿刺

2. 外生殖器

在完整女性标本上观察。女性外生殖器又称女阴,主要包括阴阜、大阴唇、小阴唇、阴道前庭、阴蒂等。

3. 乳　房

乳房虽然不属于生殖器官,但功能上与生殖器官密切相关,故在学习女性生殖器时一并观察。乳房左、右各一,位于胸前部,呈半球形。乳房的中央有乳头,其表面有输乳管的开口,乳头周围有一颜色较深的环行区域,称为乳晕。

乳房(女性)

乳房内部有乳腺,乳腺的组织形成15~20个乳腺叶,每一乳腺叶又分为若干个乳腺小叶。每个乳腺叶发出一排泄管,称输乳管。输卵管都向乳头集中,并呈放射状排列,其末端则变细,开口于乳头上的输乳孔。根据乳房这一结构特点,临床上乳腺的手术切口常呈放射状,以免伤及输乳管。在乳房深部自胸筋膜发出许多结缔组织束穿过乳腺小叶连于皮肤,称乳房悬韧带,又称Cooper韧带,其对乳腺有支持作用。

4. 会　阴

结合模型观察会阴标本。

(1)会阴的位置和分部　广义的会阴是指封闭骨盆下口的全部软组织,前为耻骨联合下缘,后为尾骨尖,两侧为耻骨、坐骨和骶结节韧带,此区域呈菱形。

会阴(女性)

两侧坐骨结节之间的连线可将会阴分为前、后两部：前部为尿生殖区，即尿生殖三角；后部为肛区，即肛门三角。临床上常将肛门和外生殖器之间的软组织称为会阴，即为狭义的会阴。

（2）会阴的层次结构　会阴部区域狭小，许多结构难以充分暴露。可按照层次进行观察。会阴部的结构可分为浅层和深层。会阴浅层结构在尿生殖区和肛区基本相同，均由皮肤、浅筋膜和浅层肌构成。会阴深层的主要结构为尿生殖膈和盆膈，两膈共同封闭整个骨盆下口。尿生殖膈位于尿生殖区最深部，由尿生殖膈上、下筋膜及两层筋膜之间的横纹肌构成。男性有尿道膜部穿过，女性有尿道和阴道穿过。盆膈位于肛区深部，由盆膈上、下筋膜及两层筋膜之间的肛提肌构成，其中央有肛管穿过。

（3）坐骨肛门窝　又称坐骨直肠窝。主要借助模型和标本观察。坐骨肛门窝为成对的楔形腔隙，位于肛管与坐骨之间，在盆膈下方，其在额状面上呈三角形。坐骨肛门窝内充填大量脂肪组织，阴部内动脉、阴部内静脉和阴部神经贴于坐骨肛门窝的外侧壁，并在此分别发出肛动脉、肛静脉和肛神经，分布于肛门外括约肌及其附近结构。

实验拓展

【练习题】

一、A1 型单项选择题

1. 产生卵子和分泌女性激素的器官是 　　　　　　　　　　　　　（　　）

   A. 子宫　　　　　B. 输卵管　　　　　C. 卵巢　　　　　D. 阴道

   E. 前庭大腺

2. 关于卵巢的描述中，错误的是 　　　　　　　　　　　　　　　（　　）

   A. 位于盆腔侧壁　　　　　　　　　　B. 是腹膜内位器官

   C. 上端与输卵管伞相接触　　　　　　D. 下端借韧带连于子宫

   E. 后缘为卵巢系膜，有血管、神经和淋巴管出入

3. 卵巢属于 　　　　　　　　　　　　　　　　　　　　　　　　（　　）

   A. 外生殖器　　　B. 生殖腺　　　　　C. 生殖管道　　　　D. 附属腺

   E. 腹膜外位器官

4. 女性内生殖器不包括 　　　　　　　　　　　　　　　　　　　（　　）

   A. 卵巢　　　　　B. 阴唇　　　　　　C. 输卵管　　　　　D. 子宫

   E. 阴道

5. 临床上输卵管术常选择的结扎部位在 　　　　　　　　　　　　（　　）

   A. 输卵管子宫部　B. 输卵管漏斗部　　C. 输卵管壶腹部　　D. 输卵管峡部

   E. 输卵管伞

6. 手术中识别输卵管的标志是 　　　　　　　　　　　　　　　　（　　）

   A. 输卵管峡部　　B. 输卵管壶腹部　　C. 输卵管伞　　　　D. 输卵管子宫部

   E. 输卵管漏斗部

7. 关于输卵管的描述中,错误的是 （ ）

    A. 是 1 对肌性管道   B. 由外侧向内侧分为四部

    C. 壶腹部为卵细胞受精部位   D. 子宫部为输卵管结扎部位

    E. 漏斗部周缘有输卵管伞

8. 关于输卵管的描述中,正确的是 （ ）

    A. 为 1 对长而直的肌性管道   B. 与卵巢门相连通

    C. 末端开口于腹膜腔   D. 内侧端膨大、弯曲,连于子宫底两侧

    E. 输卵管峡部长而狭窄

9. 卵子与精子相遇而受精的部位是 （ ）

    A. 输卵管子宫部   B. 输卵管峡部   C. 输卵管壶腹部   D. 输卵管漏斗部

    E. 输卵管伞

10. 子宫口是指 （ ）

    A. 输卵管子宫口   B. 输卵管腹腔口   C. 子宫颈管上口   D. 子宫颈管下口

    E. 子宫腔下角

11. 子宫峡位于 （ ）

    A. 子宫与输卵管之间   B. 子宫体与子宫颈之间

    C. 子宫颈阴道上部与子宫颈阴道部之间 D. 子宫颈与阴道之间

    E. 子宫体与子宫颈阴道部之间

12. 关于子宫形态的描述中,正确的是 （ ）

    A. 子宫分为头、体、颈 3 个部分   B. 子宫与阴道相通,不与输卵管相通

    C. 子宫颈全部被阴道包绕   D. 子宫口是子宫颈管的下口

    E. 子宫峡正常长约 5cm

13. 成人子宫正常的形态是 （ ）

    A. 前倾前屈   B. 前倾后屈   C. 后倾前屈   D. 后倾后屈

    E. 前倾侧屈

14. 关于子宫位置的描述中,错误的是 （ ）

    A. 子宫下端位于坐骨棘平面以下   B. 位于盆腔中央

    C. 位于膀胱与直肠之间   D. 两侧有输卵管和卵巢

    E. 呈前倾前屈位

15. 关于子宫的描述中,错误的是 （ ）

    A. 呈倒置的梨形   B. 位于小骨盆中央

    C. 呈前倾前屈位   D. 位于膀胱与直肠之间

    E. 分为底、体、颈、管 4 个部分

16. 限制子宫向两侧移动的韧带是 （ ）

    A. 子宫骶韧带   B. 子宫圆韧带   C. 子宫主韧带   D. 子宫阔韧带

    E. 骨盆漏斗韧带

17. 防止子宫脱垂的韧带是 （ ）

    A. 子宫骶韧带   B. 子宫圆韧带   C. 子宫主韧带   D. 子宫阔韧带

    E. 骨盆漏斗韧带

18. 子宫圆韧带的作用是 （　　）

    A. 牵引子宫颈向后 　　　　　　　　B. 维持子宫前倾

    C. 上提子宫底 　　　　　　　　　　D. 防止子宫向下脱垂

    E. 防止子宫向两侧移位

19. 子宫骶韧带的作用是 （　　）

    A. 固定子宫于骶骨前方 　　　　　　B. 防止子宫脱垂

    C. 牵引子宫颈向后上 　　　　　　　D. 牵引子宫底向前下

    E. 防止子宫倾向一侧

20. 有关女性生殖器的描述中,错误的是 （　　）

    A. 输卵管峡部为输卵管结扎的常用部位

    B. 阴道穹后部最深

    C. 子宫底为子宫下端的部分

    D. 子宫主韧带有防止子宫下垂的作用

    E. 子宫阔韧带可限制子宫向两侧移动

21. 关于阴道穹的描述中,正确的是 （　　）

    A. 上部与子宫颈阴道部之间环行的凹陷称为阴道前庭

    B. 阴道穹可分为互不连通的四部

    C. 以阴道穹前部最深

    D. 阴道穹后部与膀胱子宫陷凹相邻,仅隔阴道壁和腹膜

    E. 直肠子宫陷凹积液时,可经阴道穹后部进行穿刺

22. 女性尿道开口于 （　　）

    A. 尿生殖膈裂孔 　　　　　　　　　B. 阴道前庭

    C. 盆膈裂孔 　　　　　　　　　　　D. 阴道口与肛门之间

    E. 耻骨联合前方

23. 关于阴道的描述中,错误的是 （　　）

    A. 为前后略扁的肌性管道 　　　　　B. 前方紧邻膀胱和尿道

    C. 后邻直肠 　　　　　　　　　　　D. 上端较宽,完全包绕子宫颈

    E. 阴道后穹较深,与直肠子宫陷凹相邻

24. 从阴道后穹向上穿刺,针头应进入 （　　）

    A. 直肠膀胱陷凹 　　　　　　　　　B. 膀胱子宫陷凹

    C. 直肠子宫陷凹 　　　　　　　　　D. 耻骨后间隙

    E. 膀胱旁窝

25. 女性生殖器不包括 （　　）

    A. 阴阜 　　　　B. 阴唇 　　　　C. 阴蒂 　　　　D. 乳房

    E. 前庭大腺

二、A2 型单项选择题

1. 患者,女,38 岁,已婚,实施输卵管结扎手术。结扎部位常选择在 （　　）

    A. 输卵管子宫部 　　B. 输卵管峡部 　　C. 输卵管壶腹部 　　D. 输卵管漏斗部

    E. 输卵管伞

2. 某产妇剖宫产后不久发热,初步判断为产后腹膜腔感染积液,需行腹膜腔穿刺以明确
   诊断。穿刺的最佳部位是 （　　）
   A. 直肠前壁　　　　B. 腹前壁　　　　　C. 阴道穹前部　　　D. 阴道穹后部
   E. 阴道穹两侧

3. 患者,女,26 岁,剖宫产后腹膜腔感染积液,液体在直立位时易积聚在 （　　）
   A. 直肠膀胱陷凹　B. 膀胱子宫陷凹　C. 直肠子宫陷凹　　D. 耻骨后间隙
   E. 膀胱旁窝

4. 孕妇,28 岁,妊娠 39 周,因"臀位"入院行剖宫产术。剖宫产术常选择在哪个部位进
   行 （　　）
   A. 子宫底部　　　　B. 子宫峡　　　　　C. 子宫体　　　　　D. 子宫颈
   E. 子宫角

5. 患者,女,21 岁,因停经 40 天、左下腹疼痛 1 天住院,初步诊断为异位妊娠。正常受精
   部位应该是 （　　）
   A. 输卵管子宫部　B. 输卵管峡部　　C. 输卵管壶腹部　　D. 输卵管漏斗部
   E. 输卵管伞

三、B1 型单项选择题

(1~5 题共用备选答案)
   A. 子宫阔韧带　　　B. 子宫圆韧带　　C. 子宫主韧带　　　D. 骶子宫韧带
   E. 骶结节韧带

1. 防止子宫脱垂的主要结构是 （　　）
2. 维持子宫前屈的主要结构是 （　　）
3. 维持子宫前倾位的主要结构是 （　　）
4. 限制子宫向两侧移动的结构是 （　　）
5. 自子宫颈两侧缘达骨盆侧壁,固定子宫颈位置的主要韧带是 （　　）

(6~8 题共用备选答案)
   A. 输卵管子宫部　B. 输卵管峡部　　C. 输卵管壶腹部　　D. 输卵管漏斗部
   E. 输卵管伞

6. 输卵管结扎常用部位是 （　　）
7. 开口于腹膜腔的是 （　　）
8. 手术时辨认输卵管的标志是 （　　）

四、X 型多项选择题

1. 关于子宫的说法中,正确的有 （　　）
   A. 位于小骨盆腔内　　　　　　　　B. 为实质性器官
   C. 子宫主韧带可阻止子宫脱垂　　　D. 子宫内的腔隙称子宫腔
   E. 维持子宫前倾的是子宫圆韧带

2. 关于阴道的描述中,正确的有 （　　）
   A. 为前后略扁的肌性管道　　　　　B. 前后较宽
   C. 下端开口于阴道前庭　　　　　　D. 上端包绕整个子宫颈
   E. 阴道后穹与直肠子宫陷凹相邻

3. 子宫阔韧带中含有 （ ）
　　A. 卵巢　　　　　　B. 输卵管　　　　　C. 子宫主韧带　　　D. 子宫圆韧带
　　E. 骶子宫韧带

4. 女性腹膜腔与外界相通,需经过的器官有 （ ）
　　A. 尿道　　　　　　B. 阴道　　　　　　C. 子宫　　　　　　D. 输卵管
　　E. 输尿管

5. 以下属于女性外生殖器的有 （ ）
　　A. 阴阜　　　　　　B. 阴唇　　　　　　C. 阴蒂　　　　　　D. 阴道
　　E. 前庭大腺

【微知识】

一、盆腔脏器脱垂

　　子宫正常位置的维持主要以子宫圆韧带、子宫主韧带、子宫阔韧带及骶子宫韧带固定为主,辅以盆底肌肉、筋膜等承托。分娩损伤、先天性盆底支持组织缺陷等因素均可导致盆底支持组织薄弱,进而造成女性盆腔器官下降、移位,引发器官的位置及功能异常,人们将这类疾病称为盆腔脏器脱垂(POP)。分娩损伤、神经损伤、肌肉损伤辐射、组织裂伤、便秘、慢性咳嗽、肥胖、手术、年龄、痴呆、体弱等多种因素均可导致盆底支持薄弱。其中,最常见的发病原因是阴道分娩损伤、绝经后盆底组织退行性改变、存在致腹压增高的疾病,如肥胖、长期便秘、慢性咳嗽等。分娩过程中可导致软产道及其周围的盆底组织扩张、肌纤维拉长甚至撕裂、盆底神经损伤。若产后过早参加体力劳动,则令影响盆底组织张力的恢复。产后注意休息,增加营养,做产后体操,加强腹肌和肛提肌收缩锻炼,不宜从事过多过重的体力劳动,避免久站、久坐、久蹲。从中年开始进行盆底肌锻炼,及时治疗便秘、慢性咳嗽,适当控制体重,尽量减少提重物和增加腹压的锻炼项目。

二、中国妇产科学开拓者和奠基人——林巧稚

　　林巧稚(1901—1983),福建厦门人,医学家,医学教育家,中国科学院院士。

　　林巧稚1929年毕业于北京协和医科大学;1931年任北京协和医院妇产科助教;1937年任北京协和医院妇产科副教授;1940年任北京协和医院妇产科主任;1955年当选为中国科学院院士;1959年起先后任北京妇产医院院长、中国医学科学院副院长;1983年4月22日逝世于北京,享年82岁。

　　林巧稚早年从事胎儿宫内呼吸的研究,对滋养细胞肿瘤发生及发展规律、女性盆器结核的发生及其治疗进行了深入研究,并做了大量科普宣传和妇幼保健工作。林巧稚为了降低中国新生婴儿死亡率,防治妇女宫颈癌,撰写了妇幼卫生科普通俗读物《家庭卫生顾问》等书;为了治疗新生儿溶血病,创造出用脐静脉换血的医疗方法;开辟了产科、妇科、妇科肿瘤、生殖内分泌、计划生育等妇产科学的亚专业。林巧稚为中国妇产科学界培养了一代又一代接班人,如郎景和院士、严仁英教授、连利娟教授、叶惠方教授等。

　　林巧稚获得了社会各界的极高评价。全国政协原副主席康克清评价林巧稚是"中国妇女界杰出的代表"。北京大学校史馆评价林巧稚是"中国妇产科学的开拓者和奠基人"。《中国青年报》评价林巧稚"是中国妇产科的奠基人之一,是'卓越的人民医学家'"。人民政协网评价林巧稚"不仅医术高明,她的医德、医风、奉献精神更是有口皆碑。她看淡荣誉,乐

于奉献,并一直以'奉献'作为自己的使命。她是人们心中真正的英雄"。冰心评价林巧稚"是一团火焰、一块磁石。她的为人民服务的一生,是极其丰满充实地度过的"。

（余雁、李卫云）

第八章　腹　膜

实验 20　腹　膜

【实验目的】

1. 掌握腹膜的位置、分部和腹膜腔的概念。

2. 掌握腹膜与腹盆腔脏器的关系。

3. 掌握腹膜形成的结构,如网膜、系膜、陷凹和韧带。

4. 了解腹膜的功能、皱襞和隐窝。

5. 了解腹膜腔的分区和间隙。

【实验材料】

1. 打开腹前壁显示腹盆腔腹膜的标本。

2. 男、女性盆腔矢状切面标本和模型。

3. 腹腔正中矢状切面标本。

4. 腹腔横切面经网膜孔标本。

【实验提示】

1. 腹膜较薄,极易损坏,实习时切勿用锐利器械翻动腹膜及腹膜形成的结构,如大网膜、小网膜、小肠系膜等。

2. 先观察腹腔脏器所在位置,再寻找和辨认腹膜形成的结构。例如,在整体标本上先找到肝脏,然后将肝向上推移,便可清楚地见到其下方的胃,再向下牵拉胃便可见到两者之间的小网膜。同理,根据它们的位置可以寻找和辨认腹膜形成的韧带、肠系膜、网膜囊和网膜孔。

【实验内容】

1. 腹膜的分布

腹膜由覆盖于腹、盆腔壁内表面的壁腹膜、被覆于脏器表面的脏腹膜,以及脏、壁 2 层腹膜互相移行共同围成的腹膜腔所组成。男性腹膜腔是 1 个完全封闭的囊,与外界不相通。而女性腹膜腔则借输卵管腹腔口经输卵管、子宫和阴道与外界相通。

观察腹膜时注意区分腹膜和腹膜腔的概念。在已经切开腹前壁的尸体标本上进行观察,将腹前壁翻开,观察其内侧面是 1 层非常光滑并有折光性的膜性结构,可用手感受其光滑度,或者用镊子从切口处轻轻撕开最内层,此便是壁腹膜。然后观察腹腔脏器的表面,也被覆 1 层非常光滑并有折光性的膜性结

网膜

构,此便是脏腹膜。腹前壁与腹腔脏器之间或者腹腔脏器之间的间隙便是腹膜腔。再将手伸入腹膜腔顺着壁腹膜进行触摸,便发现其与脏腹膜相延续。将肠管上提,发现有腹膜将

其连于腹后壁上,此称为系膜,其由 2 层腹膜相贴而成。将系膜上提对着光线观察,可见系膜内分布有血管,明显位于 2 层膜之间。

2. 腹膜形成的结构

（1）网膜　结合模型,对已切开腹前壁的尸体标本进行观察。

1）大网膜　理论上由 4 层腹膜组成,连于胃大弯和横结肠之间,像围裙一样垂挂于横结肠、空肠、回肠前面,其下缘至骨盆缘。实际上大网膜由 2 层腹膜相贴而成,在 2 层腹膜之间夹杂有大量血管和脂肪组织。大网膜的位置显示其对腹腔脏器有较好的保护作用,在肠道损伤和炎症时也可以充分发挥其物理性屏障作用。

网膜孔

大网膜

2）小网膜　为连于肝门至十二指肠上部和胃小弯之间的双层腹膜,包括从肝门至十二指肠上部之间的肝十二指肠韧带和肝门至胃小弯之间的肝胃韧带。

3）网膜囊　是位于小网膜、胃后壁与腹后壁之间扁窄的间隙,它是腹膜腔的一部分,又称腹膜小囊(小腹膜腔),其在肝下方和肝十二指肠韧带的后方借网膜孔与大腹膜腔相通,但网膜孔位置较高,若胃后壁穿孔量不大,很难在大腹膜腔内探查到。在尸体标本上探查小网膜、网膜孔和网膜囊:将肝向上翻起、胃向下牵拉,可见两者之间所连的膜性结构,便是小网膜。用食指从小网膜右缘至后方,然后向左进入,此时便感觉到 1 个间隙,刚好能容纳食指指尖,此便是网膜孔。食指继续向左进入,指尖向前感觉其前面的小网膜,此时食指已达网膜囊。

小网膜

（2）系膜　由双层腹膜形成,内有血管、神经、淋巴管和脂肪等。系膜包括小肠系膜、横结肠系膜、乙状结肠系膜、阑尾系膜等。其中,小肠系膜最长,呈扇形,其根部从第 2 腰椎左侧斜向右下至右骶髂关节前方。

（3）韧带　指连结于腹盆壁与腹盆腔脏器之间或相邻脏器之间的双层腹膜。主要观察肝、肾和胃的韧带。

1）肝的韧带　手探查肝的上面,可摸到呈冠状位的冠状韧带以及其两侧的三角韧带,可见呈矢状位的镰状韧带,在其前缘有肝圆韧带。肝下面可见连于肝门和胃小弯的小网膜,即左侧的肝胃韧带和右侧的肝十二指肠韧带。

2）脾的韧带　包括胃脾韧带、脾肾韧带、脾膈韧带。胃脾韧带是连于胃底和胃大弯上份与脾门之间的双层腹膜结构,向下与大网膜左侧部相延续,内含胃短血管和胃网膜左血管及淋巴管、淋巴结等。脾肾韧带为脾门至左肾前面的双层腹膜结构,内含胰尾、脾血管,以及淋巴结、神经等。脾膈韧带为脾肾韧带的上部,由脾上极连至膈下。偶尔在脾下极与结肠左曲之间,有脾结肠韧带。

盆腔正中矢状切面(男性)

3）胃的韧带　包括肝胃韧带、胃脾韧带、胃结肠韧带和胃膈韧带,前两者已如前述。连于胃大弯和横结肠之间的大网膜前 2 层则形成胃结肠韧带。胃膈韧带是胃贲门左侧和食管腹段连于膈下面的腹膜结构。此外,在膈与结肠左曲之间还有膈结肠韧带,固定结肠左曲,承托脾。

盆腔正中矢状切面(女性)

（4）陷凹　为腹膜在盆腔脏器之间返折而形成的一些较大而恒定的间隙,属于腹膜腔的一部分。在男、女性盆腔矢状切面标本上观察,可见男性的膀胱与直肠之间有直肠膀胱陷凹。女性的子宫与膀胱之间有一较浅的膀胱子宫陷凹,直肠与子宫之间有直肠子宫陷凹,是腹膜腔的最低点。请在此仔细观察直肠子宫陷凹与直肠前壁以及与阴道后穹之间的位置关系。思考直肠子宫陷凹穿刺经过的结构。

（5）隐窝　观察打开腹前壁显示腹盆腔腹膜的标本。

1）腹后壁的隐窝　重点探查位于肝右叶与右肾之间的肝肾隐窝。仰卧位时，肝肾隐窝是腹膜腔的最低部位。其他还有盲肠后隐窝，乙状结肠间隐窝以及十二指肠上、下隐窝。

腹前壁内面

2）腹前壁的隐窝　可见膀胱上窝、腹股沟内侧窝和腹股沟外侧窝，腹股沟内侧窝和腹股沟外侧窝分别与腹股沟皮下环和腹环相对。腹股沟内侧窝相对的腹股沟韧带下可见一浅凹，称为股凹，是股疝的好发部位。

实验拓展

【练习题】

一、A1 型单项选择题

1. 下列关于腹膜的描述中，错误的是　　　　　　　　　　　　　　　（　　）
   A. 腹膜是覆盖于腹、盆腔壁内和腹、盆腔脏器表面的黏膜
   B. 衬于腹、盆腔壁内的腹膜称为壁腹膜
   C. 覆盖于腹、盆腔脏器表面的腹膜称为脏腹膜
   D. 壁腹膜和脏腹膜相互延续、移行
   E. 腹膜具有分泌、吸收、保护、支持、修复等功能

2. 属于腹膜内位器官的是　　　　　　　　　　　　　　　　　　　　（　　）
   A. 胰　　　　　　　B. 肝　　　　　　　C. 肾　　　　　　D. 胃
   E. 升结肠

3. 属于腹膜间位器官的是　　　　　　　　　　　　　　　　　　　　（　　）
   A. 子宫　　　　　　B. 肾　　　　　　　C. 横结肠　　　　D. 脾
   E. 胃

4. 属于腹膜外位器官的是　　　　　　　　　　　　　　　　　　　　（　　）
   A. 胃　　　　　　　B. 脾　　　　　　　C. 胰　　　　　　D. 肝
   E. 膀胱

5. 下列关于腹膜腔的描述中，错误的是　　　　　　　　　　　　　　（　　）
   A. 男性是封闭的
   B. 女性可借输卵管、子宫、阴道与外界相通
   C. 腔内含有少量浆液
   D. 腔内含有胃、肠等器官
   E. 腔内不含任何器官

6. 下列关于小网膜的描述中，错误的是　　　　　　　　　　　　　　（　　）
   A. 由双层腹膜构成　　　　　　　　　B. 小网膜又称肝胃韧带
   C. 小网膜右侧为游离缘　　　　　　　D. 内有血管、神经、淋巴管和胆总管
   E. 小网膜右侧缘后方为网膜孔

7. 下列关于大网膜的描述中,错误的是 （　　）

　　A. 由四层腹膜形成　　　　　　　　　B. 连于胃大弯和横结肠之间

　　C. 内有脂肪组织、血管、淋巴管等　　D. 有重要的防御功能

　　E. 由双层腹膜构成

8. 位于胃大弯和横结肠之间的腹膜结构是 （　　）

　　A. 小网膜　　　　B. 大网膜　　　　C. 肠系膜　　　　D. 网膜囊

　　E. 韧带

二、A2 型单项选择题

1. 患者,女,28 岁,异位妊娠并发输卵管破裂出血,行阴道后穹隆穿刺确诊,穿刺到达的
　　部位是 （　　）

　　A. 直肠　　　　B. 输卵管　　　　C. 直肠子宫陷凹　　D. 膀胱子宫陷凹

　　E. 直肠膀胱陷凹

2. 患者,女,27 岁,停经 6 周,突发左下腹痛 2 小时,伴有里急后重。诊断考虑输卵管妊
　　娠伴急性破裂,此时如果行 B 超检查,会发现积液积聚在 （　　）

　　A. 阴道后穹隆　　B. 阴道侧穹隆　　C. 膀胱子宫陷凹　　D. 直肠子宫陷凹

　　E. 阴道前穹隆

3. 患者,女,26 岁,剖宫产后腹膜腔感染积液,液体在人直立位时易积聚在 （　　）

　　A. 直肠膀胱陷凹　　B. 膀胱子宫陷凹　　C. 直肠子宫陷凹　　D. 耻骨后间隙

　　E. 膀胱旁窝

4. 患者,男,26 岁,肠穿孔手术后出现肠梗阻症状,考虑可能有肠袢粘连,其发生原因主
　　要是 （　　）

　　A. 腹膜的分泌功能　　　　　　　　　B. 腹膜的吸收功能

　　C. 腹膜的支持功能　　　　　　　　　D. 腹膜的防御功能

　　E. 腹膜的修复功能

5. 患者,女,39 岁,腹痛,发热入院,诊断为急性腹膜炎。患者休息时应采取的体位是

（　　）

　　A. 平卧位　　　　B. 半卧位　　　　C. 俯卧位　　　　D. 侧卧位

　　E. 坐位

三、B1 型单项选择题

(1～3 题共用备选答案)

　　A. 脏腹膜　　　B. 壁腹膜　　　C. 男性腹膜腔　　D. 腹腔

　　E. 女性腹膜腔

1. 衬于腹、盆腔壁内的腹膜是 （　　）

2. 壁腹膜和脏腹膜共同围成的密闭的潜在腔隙是 （　　）

3. 覆盖于腹、盆腔脏器表面的腹膜是 （　　）

(4～6 题共用备选答案)

　　A. 胃　　　　B. 食管　　　　C. 胰　　　　D. 肝

　　E. 肛管

4. 属于腹膜内位器官的是 （　　）

5. 属于腹膜间位器官的是 ( )

6. 属于腹膜外位器官的是 ( )

四、X 型多项选择题

1. 女性腹膜腔与外界相通,需经过的器官有 ( )

    A. 尿道   B. 阴道   C. 子宫   D. 输卵管

    E. 输尿管

2. 组成小网膜的韧带有 ( )

    A. 肝十二指肠韧带   B. 镰状韧带   C. 肝胃韧带   D. 肝圆韧带

    E. 胃脾韧带

3. 属于腹膜内位器官的有 ( )

    A. 胃   B. 空肠   C. 阑尾   D. 脾

    E. 胆囊

4. 属于腹膜外位器官的有 ( )

    A. 肾   B. 胰   C. 输尿管   D. 肾上腺

    E. 脾

5. 腹膜形成的结构有 ( )

    A. 韧带   B. 系膜   C. 大网膜   D. 小网膜

    E. 穹隆

6. 关于腹膜腔的描述中,正确的有 ( )

    A. 女性腹膜腔与外界相通   B. 为全身最大的浆膜

    C. 有吸收功能   D. 由壁腹膜和脏腹膜围成

    E. 包裹所有的腹腔脏器

(余雁、李卫云)

第三部分　脉管系统实验

第九章　心血管系统

实验 21　心

【实验目的】

1. 掌握心的位置、外形和各腔内的结构。

2. 熟悉心的传导系统、心的血管和体表投影。

3. 了解心壁构造和心包的形态结构。

【实验材料】

1. 心的模型以及离体心完整和切开的标本。

2. 打开胸前壁的尸体标本,显示心位置和毗邻。

3. 打开心房和心室的标本。

4. 心传导系统模型。

【实验提示】

1. 观察心的位置时,可将手放在胸前面感受自己心的跳动,跳动最明显处为心尖部。

2. 要把心标本或模型放在解剖学方位上进行观察。

3. 心形态和心腔内的结构较复杂,要结合教材和图谱进行观察,并结合其功能进行学习,这样才较容易理解和记忆。

4. 着重观察左、右冠状动脉的发出部位,主干的走行和位置,以及主要供应区域。

5. 注意领会心包横窦和心包斜窦的位置和意义。

【实验内容】

1. 心的位置

在打开胸前壁的完整尸体标本和模型上观察。可见心位于中纵隔内,居两肺之间,外被心包包裹。切开心包的前份,即见心呈圆锥形,约 2/3 在身体正中线的左侧,1/3 在正中线的右侧。将离体完整心和心模型放置于解剖学方位,即将圆滑结构的心尖朝向左前下方,与之相对的,心底朝向右后上方。

心的位置

2. 心的表面形态结构

心形似倒置的圆锥体,其表面形态归纳为一尖、一底、两面、三缘和四沟。

(1) 一尖　其尖指向左前下方,称心尖。

(2) 一底　底朝向右后上方,称心底,与出入心的大血管相连。

(3) 两面　前面在胸骨体和肋软骨的后方,称胸肋面;后下贴在膈上,称

心的外形
和血管

膈面。

（4）三缘　心的下缘较锐利，左缘和右缘钝圆。

（5）四沟　心表面近心底处有一几乎呈环形的浅沟位于冠状位上，因此称为冠状沟。此沟是心表面心房和心室的界线，即上部较小的为心房，下部较大的为心室。心室的前、后面各有1条纵沟，分别称前室间沟和后室间沟，它们为左、右心室分界的表面标志。心底处，右心房与右上、下肺静脉交界处的浅沟为后房间沟。

3. 心腔内的结构

心有4个腔，即左心房、右心房、左心室和右心室。左、右心房间由房间隔相隔，左、右心室间则由室间隔相隔。左、右心房与左、右心室之间的开口分别称为左、右房室口。注意心的这4个腔隙相互之间的位置关系。结合心模型的观察，把切开的离体心放在解剖学位置上，分别观察右心房、右心室、左心房和左心室腔的内部结构。

心腔

（1）右心房　从心外表面观察，其向左前方凸出的部分称右心耳。切开右心房后翻开其前壁，可见其壁较薄，内表面一部分较光滑，另一部分则由许多嵴状凸起相互交织呈网状，称为梳状肌。前者所围成的腔隙称为腔静脉窦，后者称为固有心房。再仔细查看右心房的开口，在其后上方的入口分别为上腔静脉和下腔静脉的开口，前下方的出口为右房室口，此口通向右心室。在下腔静脉口与右房室口之间，有冠状窦口。房间隔的右侧面，在下腔静脉入口左后上方有一卵圆形浅窝，称卵圆窝。

（2）右心室　观察右心室前壁切开的心标本，可见其室腔呈倒置的圆锥形。有出入两口，入口在后上方，即右房室口，在口的周缘附有3片呈三角形的瓣膜，称右房室瓣，即三尖瓣。在右心室腔面，有锥体形的肌隆起，称乳头肌。在乳头肌与房室瓣边缘有腱索相连。右心室腔向左上方伸延的部分，形似倒置的漏斗形，称为动脉圆锥。动脉圆锥的上端即右心室的出口，称为肺动脉口，在口的周围附有3片呈半月形的瓣膜，称肺动脉瓣。右房室瓣和肺动脉瓣的作用是保证血液向固定方向流动。

（3）左心房　在心的前面观察，其向右前凸出的部分称左心耳。然后将心转动，在心的后面寻找左心房的主要部分，其标志是在左心房后壁有4条肺静脉汇入，它们分别是左、右肺静脉。切开左心房后壁，可见4条肺静脉在左心房的开口，在左心房的前下部有一出口，称左房室口，通向左心室。

（4）左心室　切开左心室前壁，可见左心室内腔亦呈倒置的圆锥形，其底部有出入两口，入口在左后方，称左房室口，该口的周缘附有2片瓣膜，称左房室瓣（二尖瓣），借腱索连于乳头肌；出口位于右前方，称主动脉口，通向主动脉。主动脉口周缘也有3片半月形瓣膜，称主动脉瓣。左房室瓣和主动脉瓣保证血液向固定方向流动。

3. 心壁的构造

用已切开的心标本观察。心壁由内向外可分为心内膜、心肌层和心外膜3层。

（1）心内膜　衬贴于心房、心室的内面，薄而光滑。

（2）心肌层　由心肌组成，心室肌较心房肌发达，对照标本和模型观察左、右心房和左、右心室壁的厚度,并思考其与功能关系。

（3）心外膜　被覆于心肌表面,为浆膜性心包的脏层。

4. 心传导系统

主要利用模型和图片示教心传导系的位置和机能,其主要由心肌纤维特化而成,包括窦房结、结间束、房室结和房室束及其分支等。心传导系在牛心和羊心特殊制作的标本上比较容易观察到。

（1）窦房结　位于上腔静脉与右心耳之间的心外膜深面,为心搏动的正常起搏点。

（2）结间束　为连结窦房结和房室结特化的心肌纤维。

（3）房室结　位于房间隔的下部,相当于冠状窦口前上方的心内膜深面。

（4）房室束　由房室结发出,入室间隔分为左、右两支。右束支较细,在室间隔右侧下降,左束支沿室间隔左侧心内膜深面下行。左、右 2 支在心室内逐渐分为许多细小分支,最后形成浦肯野纤维网。

5. 心的血管

用离体心标本配合模型观察。

（1）动脉　营养心本身的动脉有左、右冠状动脉。

1）左冠状动脉　起于升主动脉根部左侧,主干经左心耳与肺动脉之间左行,即分为前室间支和旋支。前室间支沿着前室间沟走向心尖,旋支沿冠状沟向左行,绕过心左缘至心的膈面。根据上述心的表面标志,即可寻找到左冠状动脉及其分支。

2）右冠状动脉　起自升主动脉根部右侧,经肺动脉与右心耳之间沿冠状沟向右行,绕心右缘至膈面的冠状沟内,其中一支沿后室间沟向下前行,称为后室间支。

（2）静脉　在心的膈面观察,可见左心房与左心室之间的冠状沟内有一短粗静脉干,称冠状窦,它是心大静脉、心中静脉和心小静脉汇聚处的 1 个膨大的囊状结构,经冠状窦口开口于右心房。

6. 心　包

在未切开和已切开心包的标本上观察。心包为包裹于心和大血管根部的锥形囊,根据其组织结构分为纤维性心包和浆膜性心包 2 个部分。浆膜性心包又分为脏层和壁层:脏层紧贴在心表面,即心外膜;壁层贴于纤维性心包的内面。浆膜性心包的脏、壁 2 层在大血管根部互相移行,2 层间形成的腔隙称心包腔,在升主动脉和肺动脉与上腔静脉之间的心包腔的扩大部分称为心包横窦。在心外科手术时从此处钳夹主动脉和肺动脉,以阻断血流。在左心房后方心包腔的扩大部分称为心包斜窦。纤维性心包紧贴在浆膜性心包壁层的外面,上方移行为大血管的外膜,下方附着于膈肌。

心包

7. 心的体表投影

通过打开胸前壁示意心的标本,体会心的体表投影界线。注意 4 个听诊点相对心的结构。

实验拓展

【练习题】

一、A1 型单项选择题

1. 通过心右纤维三角的结构是　　　　　　　　　　　　　　　　　　　　　（　　）

 A. 房室束　　　　　　B. 左束支　　　　　　C. 右束支　　　　　　D. 结间束

 E. 窦房结支

2. 关于左心室流出的位置,正确的是　　　　　　　　　　　　　　　　　　（　　）

 A. 位于左心室腔前部　　　　　　　　　B. 位于左心室腔前外侧部

 C. 位于左心室腔前内侧部　　　　　　　D. 位于左心室腔后外侧部

 E. 位于左心室腔后内侧部

3. 关于左心室的描述,正确的是　　　　　　　　　　　　　　　　　　　　（　　）

 A. 入口周缘有三尖瓣　　　　　　　　　B. 左上部为动脉圆锥

 C. 流出道与肺动脉口相延续　　　　　　D. 前内侧部为主动脉前庭

 E. 内有隔缘肉柱

4. 关于心尖的描述,正确的是　　　　　　　　　　　　　　　　　　　　　（　　）

 A. 朝向前下方　　　　　　　　　　　　B. 平对第 5 肋间

 C. 由左心室形成　　　　　　　　　　　D. 偏左侧有心尖切迹

 E. 位于心裸区

5. 房室结的滋养动脉通常起自　　　　　　　　　　　　　　　　　　　　　（　　）

 A. 左冠状动脉　　　　B. 右冠状动脉　　　　C. 前室间支　　　　D. 后室间支

 E. 旋支

6. 关于心尖的描述,正确的是　　　　　　　　　　　　　　　　　　　　　（　　）

 A. 朝向右前下方　　　　　　　　　　　B. 由右心室构成

 C. 平对左侧第 5 肋间隙　　　　　　　　D. 前室间支与后室间支吻合处

 E. 活体不易触摸到其搏动

7. 关于窦房结的描述,正确的是　　　　　　　　　　　　　　　　　　　　（　　）

 A. 其兴奋由内脏神经决定　　　　　　　B. 借房室束连于房室结

 C. 是心的正常起搏点　　　　　　　　　D. 位于房间隔下部右侧心内膜下

 E. 属于特殊神经组织

8. 心尖由哪个部分构成　　　　　　　　　　　　　　　　　　　　　　　　（　　）

 A. 左心室　　　　　　B. 右心室　　　　　　C. 左心房　　　　　　D. 右心房

 E. 动脉圆锥

9. 关于心表面标志的说法,正确的是　　　　　　　　　　　　　　　　　　（　　）

 A. 冠状沟分隔左、右心房　　　　　　　B. 界沟分隔心房、心室

 C. 室间沟深部为室间隔　　　　　　　　D. 心尖左侧有心尖切迹

 E. 冠状沟位于人体的冠状面上

10. 关于右冠状动脉的描述中,正确的是　　　　　　　　　　　　　　　（　　）
    A. 起于主动脉前窦　　　　　　　　　　B. 窦房结的主要供血动脉
    C. 与心大静脉伴行　　　　　　　　　　D. 分布在室间隔后 2/3 处
    E. 由右心耳与主动脉根部穿出

11. 含有心传导系右束支的结构是　　　　　　　　　　　　　　　　　　（　　）
    A. 界嵴　　　　　B. 室上嵴　　　　　C. 室间隔膜部　　　D. 隔缘肉柱
    E. 乳头肌

12. 窦房结位于　　　　　　　　　　　　　　　　　　　　　　　　　　（　　）
    A. 房间隔的心内膜深面　　　　　　　　B. 上腔静脉口的心内膜深面
    C. 上腔静脉与右心房交界处　　　　　　D. 右肺静脉入口处
    E. 下腔静脉入口处

13. 关于房室结的叙述中,错误的是　　　　　　　　　　　　　　　　　（　　）
    A. 心肌收缩的起搏点　　　　　　　　　B. 多由右冠状动脉的分支供应
    C. 位于房室交界区的中央部　　　　　　D. 病变后可引起异位搏动
    E. 具有延搁传导的作用

14. 心瓣膜复合体不包括　　　　　　　　　　　　　　　　　　　　　　（　　）
    A. 二、三尖瓣瓣环　　B. 瓣尖　　　　C. 腱索　　　　　D. 乳头肌
    E. 肉柱

15. 左纤维三角的位置是　　　　　　　　　　　　　　　　　　　　　　（　　）
    A. 左、右房室口之间　　　　　　　　　B. 主动脉口与左房室口之间
    C. 主动脉口与右房室口之间　　　　　　D. 肺动脉口与左房室口之间
    E. 肺动脉口与右房室口之间

16. 心前壁主要由哪部分心腔构成　　　　　　　　　　　　　　　　　　（　　）
    A. 左心室　　　　　B. 右心室　　　　C. 左心房　　　　D. 右心房
    E. 腔静脉窦

17. 关于心包的叙述中,错误的是　　　　　　　　　　　　　　　　　　（　　）
    A. 分为纤维性心包和浆膜性心包
    B. 纤维性心包与浆膜性心包相移行形成心包腔
    C. 浆膜性心包贴于纤维性心包内面
    D. 浆膜性心包覆盖于心表面
    E. 心包位于纵隔内

18. 左室前壁及室间隔前部心肌梗死,可能累及的血管是　　　　　　　　（　　）
    A. 左冠状动脉主干　　　　　　　　　　B. 前室间支
    C. 旋支　　　　　　　　　　　　　　　D. 后室间支
    E. 右冠状动脉主干

19. 有关心的说法中,正确的是　　　　　　　　　　　　　　　　　　　（　　）
    A. 心前面两心耳之间为主动脉根　　　　B. 右心房构成心右缘
    C. 居于胸腔的正中　　　　　　　　　　D. 位于两侧肺之间的前纵隔内
    E. 冠状沟将心分为左、右两半

20. 室间隔前 2/3 的滋养动脉是 （   ）

    A. 动脉圆锥支   D. 前室间支   C. 对角支   D. 左旋支

    E. 右旋支

21. 节制索位于 （   ）

    A. 右心房   B. 右心室   C. 左心房   D. 左心室

    E. 房间隔

22. 有关右心房的描述中，错误的是 （   ）

    A. 界嵴分隔腔静脉窦和固有心房   B. 固有心房的前上部为右心耳

    C. Koch 三角的深面为房室结   D. 右心房收集除心以外体循环的静脉血

    E. 梳状肌起自界嵴

23. 脉管系统的构成为 （   ）

    A. 心血管系统和淋巴管   B. 心、动脉、毛细血管和静脉

    C. 心血管系统和淋巴器官   D. 心、动脉、静脉和淋巴导管

    E. 心血管系统和淋巴系统

24. 哪个部位阻塞后会引起左心室侧壁梗死 （   ）

    A. 前室间支   B. 后室间支   C. 左心室后支   D. 旋支

    E. 动脉圆锥支

25. 不存在明显的瓣膜纤维环的是 （   ）

    A. 主动脉口   B. 肺动脉口   C. 冠状窦口   D. 左房室口

    E. 右房室口

26. 左心房可见到的结构是 （   ）

    A. 上、下腔静脉口   B. 冠状窦口   C. 卵圆窝   D. 界嵴

    E. 二尖瓣口

27. 关于心纤维性支架的描述中，正确的是 （   ）

    A. 由疏松结缔组织构成   B. 仅由 4 个瓣膜环组成

    C. 心肌纤维和心瓣膜的附着处   D. 左纤维三角又称中心纤维体

    E. 内有左、右束支通过

28. 关于右冠状动脉的描述中，正确的是 （   ）

    A. 行经右心耳与肺动脉起始部之间   B. 发出旋支

    C. 营养室间隔前部   D. 发出前室间支

    E. 与左冠状动脉的分支之间无吻合

29. 心底由哪个心房及心室构成 （   ）

    A. 左心室和右心室   B. 右心室和右心房

    C. 左心房和右心房   D. 左心室和左心房

    E. 右心室和左心房

30. 关于室间隔的描述中，正确的是 （   ）

    A. 呈垂直位   B. 大部分缺乏肌质

    C. 缺损多发生于膜部   D. 主要由结缔组织构成

    E. 前、后缘的表面标志部明显

31. 具有次级起搏作用的是心传导系的 （　　）
   A. 窦房结　　　　　B. 结间束　　　　　C. 房室结　　　　　D. 房室束
   E. 左、右束支

32. 界嵴分隔 （　　）
   A. 心房与心室　　　　　　　　　B. 左心房与右心房
   C. 右心室的流入道与流出道　　　D. 主动脉前庭与左心室
   E. 腔静脉窦与固有心房

33. 直接注入右心房的静脉是 （　　）
   A. 心大静脉　　　　B. 心中静脉　　　　C. 心小静脉　　　　D. 心最小静脉
   E. 心前静脉

34. 心的下缘由哪部分构成 （　　）
   A. 左心室和心尖　　B. 右心室和心尖　　C. 左心室和右心室　D. 左心室和左心耳
   E. 右心室和右心耳

35. 具有缩短循环途径,调节局部血流量的是 （　　）
   A. 血管吻合　　　　B. 动脉间吻合　　　C. 静脉间吻合　　　D. 动、静脉吻合
   E. 侧支吻合

36. 穿行于右纤维三角内的是 （　　）
   A. 结间束　　　　　B. 房室束　　　　　C. 左束支　　　　　D. 右束支
   E. 浦肯野纤维

37. 心包横窦位于 （　　）
   A. 心包腔前下部　　　　　　　　B. 升主动脉与肺动脉后方
   C. 下腔静脉和心包后壁之间　　　D. 上腔静脉和右肺血管之间
   E. 主动脉和左心房后壁之间

38. 心的正常起搏点在 （　　）
   A. 窦房结　　　　　B. 房室结　　　　　C. 房室束　　　　　D. 左、右束支
   E. 浦肯野纤维

二、A2 型单项选择题

1. 患者,女,53 岁,近期自觉心悸、气短入院检查。心电图、彩超检查均无异常。患者坚持要求行冠脉造影检查。在检查过程中,可作为确定心缘标志的是 （　　）
   A. 前室间支　　　　B. 左缘支　　　　　C. 后室间支　　　　D. 右缘支
   E. 右旋支

2. 患者,男,55 岁,有高血压、冠心病病史,因胸闷、气短入院。超声检查显示左室前壁大面积梗死。拟行导管术支架治疗。应该治疗的动脉分支是 （　　）
   A. 对角支　　　　　B. 前室间支　　　　C. 旋支　　　　　　D. 后室间支
   E. 右房支

3. 患者,男,40 岁,近期因劳累后经常出现心悸、气短入院检查。冠脉 CT 检查发现左冠状动脉前室间支出现 60% 狭窄。关于前室间支的描述中,正确的是 （　　）
   A. 行于前室间沟内　　　　　　　B. 与心中静脉伴行
   C. 仅分布于左心室和右心室　　　D. 仅分布于室间隔前 1/3 处

E. 常发出分支分布于窦房结

4. 患儿,男,3岁,因发热入院。患儿曾多次发生肺炎,同时伴心悸、气短等。心脏彩超检查发现患儿室间隔膜部发生缺损。关于室间隔膜部,正确的说法是 （ ）

A. 室间隔缺损多发生于室间部　　　　B. 分隔右心室流出道与左心室流入道
C. 后上部分隔右心室与左心房　　　　D. 占室间隔的 1/2
E. 借二尖瓣前瓣分为两部

5. 患者,女,53岁,因处于更年期而心情烦躁,经常发脾气。此次和同事争吵后突发胸痛、气短入院。心脏彩超检查发现心包积液。关于心包的描述中,错误的是 （ ）

A. 分为纤维性心包和浆膜性心包　　　B. 纤维性心包伸缩性很小
C. 浆膜性心包又分为脏、壁两层　　　D. 纤维性心包与浆膜性心包之间为心包腔
E. 心包腔内有少量浆液

6. 患者,男,30岁,近期经常出现呼吸困难、心悸、气短而入院。心脏彩超检查发现室间隔缺损。拟行手术治疗。手术时通常的切口部位是 （ ）

A. 右心室前壁　　B. 右心室下壁　　C. 左心室前壁　　D. 左心室侧壁
E. 左心室下壁

7. 患者,女,40岁,因抑郁症服农药自杀,于深夜经急诊入院。入院时血压 90/60mmHg,入院 30min 后突然心搏骤停,进行急救,需进行心内注射。注射的部位是 （ ）

A. 胸骨旁第 3 肋间隙　　　　　　　B. 胸骨旁第 4 肋间隙
C. 胸骨旁第 5 肋间隙　　　　　　　D. 胸骨旁第 6 肋间隙
E. 胸骨旁第 7 肋间隙

8. 患者,女,58岁,劳累后出现心悸、气短,近 1 个月症状有所加重而入院。冠脉造影检查发现后室间支狭窄度85％。拟行支架治疗。关于后室间支的描述中,正确的是 （ ）

A. 沿后室间沟下行至心尖　　　　　　B. 发出房室结动脉
C. 分布于右心房　　　　　　　　　　D. 分布于左心室侧、后壁
E. 分布于室间隔后 1/3 处

9. 患者,女,65岁,有高血压、冠心病病史,因胸闷、气短入院。超声检查发现左室侧壁后壁大面积梗死。拟行导管术支架治疗。应该治疗以下哪条动脉 （ ）

A. 对角支　　　B. 前室间支　　　C. 旋支　　　D. 后室间支
E. 右房支

10. 患者,女,35岁,近期常乏力而入院。检查发现有房间隔缺损。房间隔缺损最易发生于 （ ）

A. 卵圆窝　　　B. Todaro 腱　　　C. Koch 三角　　　D. 隔缘肉柱
E. 主动脉隆凸

11. 患者,女,60岁,有风湿性心脏病病史,长期服药治疗,近期出现全身无力、嘴唇发绀而入院。心脏彩超检查发现患者二尖瓣关闭不全比较严重。拟行瓣膜置换手术。手术的入路部位是 （ ）

A. 右心室前壁　　B. 右心室下壁　　C. 左心室前壁　　D. 左心室下壁

E. 左心室侧壁

12. 患者,男,35 岁,因心动过缓入院,心率 45 次/min。拟行起搏器手术治疗。起搏器
　　 导联应该连结到　　　　　　　　　　　　　　　　　　　　　　　　　　　　（　　）
　　 A. 窦房结　　　　　 B. 房室束　　　　　 C. 房室结　　　　　 D. 右束支
　　 E. 左束支

13. 患者,女,55 岁,有风湿病病史。经检查发现三尖瓣狭窄比较严重,入院后决定行更
　　 换三尖瓣治疗。在手术治疗过程中,为了防止误伤右束支,应注意保护的解剖结构是
　　 　　　　　　　　　　　　　　　　　　　　　　　　　　　　　　　　　　　（　　）
　　 A. 卵圆窝　　　　　 B. Todaro 腱　　　 C. Koch 三角　　　 D. 隔缘肉柱
　　 E. 室间隔膜部

14. 患者,男,35 岁,因胸闷、气短、下肢水肿入院,胸部 X 线检查发现心右缘弧度明显增
　　 大。心右缘由哪部分心腔构成　　　　　　　　　　　　　　　　　　　　　　（　　）
　　 A. 左心房　　　　　 B. 左心室　　　　　 C. 右心房　　　　　 D. 右心室
　　 E. 右心房和右心室

15. 患者,男,35 岁,因心律失常入院。经 24 小时动态心电图检查,诊断为室上性心动
　　 过速。这种疾病最有可能是由哪个解剖结构异常造成的　　　　　　　　　　（　　）
　　 A. 窦房结　　　　　 B. 房室束　　　　　 C. 房室结　　　　　 D. 右束支
　　 E. 左束支

三、B1 型单项选择题

（1～3 题共用备选答案）
　　 A. 窦房结　　　　　 B. 房室结　　　　　 C. 房室束　　　　　 D. 左束支
　　 E. 右束支

1. 位于 Koch 三角深面的是　　　　　　　　　　　　　　　　　　　　　　　　（　　）
2. 行于隔缘肉柱内的是　　　　　　　　　　　　　　　　　　　　　　　　　　（　　）
3. 又称 His 束的是　　　　　　　　　　　　　　　　　　　　　　　　　　　　（　　）

（4～7 题共用备选答案）
　　 A. 冠状沟　　　　　 B. 前室间沟　　　　 C. 后室间沟　　　　 D. 界沟
　　 E. 房间沟

4. 右冠状动脉主干走行于　　　　　　　　　　　　　　　　　　　　　　　　　（　　）
5. 心中静脉走行于　　　　　　　　　　　　　　　　　　　　　　　　　　　　（　　）
6. 心大静脉走行于　　　　　　　　　　　　　　　　　　　　　　　　　　　　（　　）
7. 心房与心室分界的表面标志是　　　　　　　　　　　　　　　　　　　　　　（　　）

（8～11 题共用备选答案）
　　 A. 左冠状动脉旋支　　　　　　　　　　 B. 左冠状动脉前室间支
　　 C. 右冠状动脉主干　　　　　　　　　　 D. 右冠状动脉后室间支
　　 E. 右冠状动脉左心室后支

8. 引起左心室侧壁心肌梗死的动脉是　　　　　　　　　　　　　　　　　　　　（　　）
9. 左心室前壁和室间隔前部心肌梗死是由哪个动脉分支闭塞导致的　　　　　　（　　）
10. 房室结(动脉)支一般起自　　　　　　　　　　　　　　　　　　　　　　　（　　）

11. 供应室间隔后 1/3 部的动脉是　　　　　　　　　　　　　　　　（　　）

四、X 型多项选择题

1. 关于大循环和小循环的说法中，正确的有　　　　　　　　　　　　（　　）

A. 大循环的血分布到整个身体各部　　　B. 动脉内都是动脉血

C. 大循环的血由左心室射出　　　　　　D. 大、小循环通过左、右房室口相连续

E. 是完全分开的 2 个独立系统

2. 关于室间隔，正确的有　　　　　　　　　　　　　　　　　　　（　　）

A. 由膜部和肌部构成　　　　　　　　　B. 全部由肌性成分构成

C. 膜部是室间隔缺损的好发部位　　　　D. 膜部位于上部

E. 肌部位于上部

3. 心传导系包括　　　　　　　　　　　　　　　　　　　　　　　（　　）

A. 房室结　　　　　B. 冠状窦　　　　　C. 窦房结　　　　　D. 房室束

E. 隔缘肉柱

4. 关于心，正确的有　　　　　　　　　　　　　　　　　　　　　（　　）

A. 位于前纵隔内　　　　　　　　　　　B. 位于中纵隔内

C. 约 2/3 在正中线左侧　　　　　　　　D. 约 1/2 在正中线左侧

E. 全部位于正中线左侧

5. 左冠状动脉营养　　　　　　　　　　　　　　　　　　　　　　（　　）

A. 右室前壁　　　　B. 左心房　　　　　C. 左室前壁　　　　D. 室间隔后 1/3 部

E. 左室后壁

6. 关于心包，正确的有　　　　　　　　　　　　　　　　　　　　（　　）

A. 内层为浆膜性心包　　　　　　　　　B. 外层为纤维性心包

C. 浆膜性心包壁层又称心外膜　　　　　D. 浆膜性心包脏层又称心外膜

E. 浆膜性心包脏、壁层之间为心包腔

7. 只有在右心室内才可见到的结构有　　　　　　　　　　　　　　（　　）

A. 三尖瓣　　　　　B. 室上嵴　　　　　C. 肉柱　　　　　D. 隔缘肉柱

E. 前室间支

实验 22　动　脉

【实验目的】

1. 熟悉肺动脉干的位置和肺动脉的名称；掌握动脉韧带的位置。

2. 掌握主动脉的分段和其重要分支。

3. 掌握头颈部动脉主干及大分支的位置、走行和分布范围，如颈总动脉、颈内动脉、颈外动脉、面动脉、颞浅动脉。

4. 掌握四肢动脉主干的走行和分布，如锁骨下动脉、腋动脉、肱动脉、尺动脉、桡动脉、股动脉、腘动脉、胫前动脉、胫后动脉、足背动脉等。

5. 掌握腹主动脉的分支和分布，如腹腔干三大分支、肠系膜上动脉、肠系膜下动脉、肾动脉、髂总动脉、髂外动脉和髂内动脉等。

6. 熟悉甲状腺上、下动脉，上颌动脉，脑膜中动脉，椎动脉，胸廓内动脉，直肠上动脉和阴部内动脉的起始和分布范围。

【实验材料】

1. 连有肺血管的离体心和肺标本。

2. 心模型。

3. 全身动脉标本。

4. 上、下肢离体血管标本。

5. 掌浅弓和掌深弓的手部血管标本。

6. 头颈部、胸部和盆部血管标本。

【实验提示】

1. 肺动脉内含静脉血。

2. 注意在标本上正确区别动、静脉。动脉管壁有弹性，静脉管壁一般塌陷。

3. 人体的局部至少有 1 条动脉主干。在此基础之上，明确该主干的来源、位置、周围毗邻关系以及主要分支和分布范围。

4. 血管的起始通常遵循就近发出的原则，但是也有例外，如睾丸和卵巢动脉，这与胚胎发育有关。

5. 注意观察动脉血管的大小和数量通常与该血管所供应器官的机能一致。另外，血管的吻合程度也与其所在部位的功能特征密切相关。

6. 观察时动作要轻柔，不要用力牵拉，以免将动脉扯断。

【实验内容】

1. 肺动脉

在打开胸前壁的完整尸体标本和离体心的标本上观察。肺动脉以一短干起于右心室，称肺动脉干，其沿升主动脉前方上升，至主动脉弓下方分为左、右肺动脉，分别经左、右肺门入肺。在肺动脉分叉处，其与主动脉弓下缘之间，有一短纤维索相连，称动脉韧带，是胚胎时期动脉导管闭锁后的遗迹。动脉导管若在出生后 6 个月尚未闭锁，则称动脉导管未闭，为先天性心脏病中常见的一种类型。

2. 主动脉

在已打开胸、腹前壁的完整尸体标本上观察主动脉从心的发出部位以及与心的位置关系，可以清楚地见到主动脉由左心室发出，然后上升为升主动脉，随即弯向左后方（主动脉弓）至脊柱的左侧下行，延续为降主动脉，经膈的主动脉裂孔入腹腔，达第 4 腰椎水平分为左、右髂总动脉。因此，依据主动脉的形态及走行，将其分为升主动脉、主动脉弓和降主动脉 3 个部分。

（1）升主动脉　配合离体心标本观察。升主动脉起自左心室主动脉口，向右前上方斜行达右侧第 2 胸肋关节处，移行为主动脉弓。在升主动脉根部用镊子轻轻地剥开周围的结构可见左、右冠状动脉的发出部位。

（2）主动脉弓　是升主动脉的延续，其呈弓形弯向左后方，至第 4 胸椎水平移行为降主动脉。在主动脉弓的凸面，发出 3 条营养头颈部和上肢的血管：从右至左依次为头臂干、左颈总动脉和左锁骨下动脉。头臂干为一粗短干，行至右胸锁关节后面分为右颈总动脉和右锁骨下动脉。

（3）**降主动脉**　为第 4 胸椎体的下缘至第 4 腰椎体的下缘（分为左、右髂总动脉）一段，是主动脉弓的延续，走行向下以主动脉裂孔为界，又分为胸主动脉和腹主动脉。

3. 头颈部的动脉

（1）**颈总动脉**　观察头颈部标本和模型。在喉和气管的两侧可见每侧均有 1 条粗大的动脉血管，便是左、右颈总动脉。右侧起自头臂干，左侧直接起于主动脉弓，两者都经胸廓上口入颈部，至甲状软骨上缘水平处分为颈内动脉和颈外动脉。在颈总动脉分叉处有 2 个重要结构，即颈动脉窦和颈动脉小球。颈动脉窦为颈内动脉起始部的膨大部分。颈动脉小球位于颈内、外动脉分叉处的后方，标本上为暗灰色（活体为红褐色）的麦粒大小的椭圆形结构，颈动脉窦和颈动脉球分别为血液压力和化学感受器。可分别感受血压和血液中二氧化碳浓度的变化。

（2）**颈外动脉**　由颈总动脉发出，开始位于颈内动脉前内侧，后经其前方转向其外侧，经胸锁乳突肌深面上行，至下颌关节附近，分为颞浅动脉和上颌动脉 2 个终支。颈外动脉发出许多支分布于颈部、头面部和硬脑膜等，其主要分支有：

1）**甲状腺上动脉**　在颈部标本颈外动脉起始部寻找，可见此处有 1 条较大的血管发自颈外动脉前壁，向前下方行至甲状腺侧叶上端，分支营养甲状腺及喉，此血管即为甲状腺上动脉。

2）**面动脉**　在头颈部标本上寻找面动脉颈外动脉的起始处，可见其通过下颌下腺的深面，在咬肌前缘绕下颌骨下缘达面部，再经口角和鼻翼外侧迂曲向上，至眼内眦，在此更名为内眦动脉。下颌骨下缘、口角和眼内眦是寻找面动脉的标志。

3）**颞浅动脉**　为颈外动脉的 1 个终末支。在外耳门前方上升，越过颧弓根至颞部，分支营养腮腺、眼轮匝肌、额肌和头顶颞部的浅层结构。

4）**上颌动脉**　是颈外动脉另 1 个终末支，在下颌颈部起自颈外动脉，向前行至上颌骨后面，沿途分布于下颌牙齿、咀嚼肌、鼻腔、腭扁桃体等。其中还分出 1 个支到颅内，称脑膜中动脉，它自棘孔入颅，分布于硬脑膜。上颌动脉位置较深，需仔细观察其主干及分支的位置。

（3）**颈内动脉**　由颈总动脉发出后，向上经颅底颈内动脉管入颅腔，分支营养脑和视器，内容详见"中枢神经系统"部分。

（4）**锁骨下动脉**　左侧起自主动脉弓，右侧起自头臂干。左、右锁骨下动脉都从内侧绕胸膜顶至其前面，出胸廓上口，在锁骨下方越过第 1 肋，即穿过斜角肌间隙，进入腋窝，改名为腋动脉。在标本上认真观察锁骨下动脉与胸膜顶和肺尖的位置关系及其一些较大的分支。锁骨下动脉的主要分支如下。

1）**椎动脉**　为锁骨下动脉最内侧 1 个较粗的分支，向上穿第 6 颈椎至第 1 颈椎横突孔，经枕骨大孔入颅，营养脑和脊髓，详见"中枢神经系统"部分。

2）**胸廓内动脉**　起自锁骨下动脉的下面，与椎动脉的起始处相对，在第 1～7 肋软骨后面胸骨外侧缘 1cm 处下行，其终支进入腹直肌鞘内，改名为腹壁上动脉，沿途分支至肋间肌、乳房、心包、膈和腹直肌。

3）**甲状颈干**　为一短而粗的动脉。起自锁骨下动脉。其主要分支有甲状腺下动脉，其向内侧从颈总动脉等结构的后面横过，至甲状腺下端的后方，分数支进入腺体。

4. 上肢的动脉

（1）腋动脉　在第 1 肋外侧缘与锁骨下动脉相延续，经腋窝至背阔肌下缘更名为肱动脉。腋动脉的内侧有腋静脉伴行，周围有臂丛包绕。腋动脉前方有胸大肌和胸小肌，借胸小肌将腋动脉分为 3 段。腋动脉主要分支分布于胸肌、背阔肌和乳房等处。

上肢动脉

（2）肱动脉　是腋动脉的直接延续。肱动脉沿肱二头肌内侧沟与正中神经伴行，向下至肘窝深部，平桡骨颈处分为桡动脉和尺动脉。在二头肌内侧用一手指向外侧按压，可以感觉到深方肱动脉的搏动。结合上面的解剖学知识，思考上肢或者手部发生急性大出血时，在其他条件不允许的情况下，如何进行应急止血处理。

（3）桡动脉　经肱桡肌与旋前圆肌之间，继在肱桡肌与桡侧腕屈肌之间下行至桡腕关节处绕至手背，然后穿第 1 掌骨间隙至手掌深面，与尺动脉的掌深支吻合，构成掌深弓。将手指放在自己腕关节前面外侧的上方，可以感觉到桡动脉的搏动，此处为中医学诊脉的常用部位。

（4）尺动脉　斜过肘窝，在尺侧腕屈肌和指浅屈肌间下行，至桡腕关节处，经豌豆骨的外侧入手掌，其终支与桡动脉的掌浅支吻合形成掌浅弓。

（5）掌浅弓与掌深弓　利用手掌的实物标本观察掌浅弓和掌深弓的形成及位置。

掌浅弓

1）掌浅弓　位于掌腱膜深面、指屈肌腱的浅面，由尺动脉的终末支和桡动脉的掌浅支构成。自掌浅弓向下发出 4 个分支，内侧支供应小指尺侧缘，其余 3 个为指掌侧总动脉，在掌指关节处又分为 2 支指掌侧固有动脉，分布于第 2～5 指的相对面。

2）掌深弓　位于指屈肌腱的深面，由桡动脉的终末支和尺动脉的掌深支构成。血液主要来自桡动脉。掌深弓很细，由它发出 3 个分支，称为掌心动脉，它们向远侧至掌骨头附近分别注入掌浅弓的各个分支。

掌深弓

思考尺动脉和桡动脉在手掌吻合形成掌浅弓和掌深弓的生理意义。

5. 胸部的动脉

在打开胸前壁的完整尸体标本上观察。胸主动脉位于脊柱的左前方，上平第 4 胸椎高度续于主动脉弓，向下斜行至脊柱前面，在第 8、9 胸椎水平处经食管后方与其交叉，向下平第 12 胸椎处穿膈的主动脉裂孔进入腹腔，延续为腹主动脉。胸主动脉的主要分支有壁支和脏支，分布于胸、腹壁和胸腔脏器（支气管、食管、心包等）。

胸主动脉及其分支

（1）壁支　主要为肋间后动脉，共 9 对，走行于第 3～11 肋间隙，位于相应肋骨的肋沟内，主要分布于胸、腹壁的肌和皮肤。

（2）脏支　细小，主要有支气管动脉和食管动脉，营养同名器官。

6. 腹部的动脉

腹部的动脉主干为腹主动脉。在腹腔深层标本上观察，可见腹主动脉在脊柱的左前方下行，约在第 4 腰椎高度分为左、右髂总动脉。腹主动脉的分支也有脏支和壁支之分，主要观察脏支。

腹主动脉及其分支

（1）腹腔干　为一短而粗的干，自腹主动脉起始部发出，随即分为胃左动脉、肝总动脉和脾动脉 3 支，主要营养胃、肝、胆囊、胰、十二指肠和食管腹段等处。胃左动脉向左上行至胃的贲门处，再沿胃小弯向右下行，与胃右动脉吻合。肝总动脉向右行，分为肝固有动脉和胃十二指肠动脉。把胃向上翻起，可见脾动脉沿胰的上缘向左行至脾门，其分支有胃网膜左动脉、胃短动脉等。利用带有血管的胃标本仔细观察胃的动脉血管，可见在胃小弯的小网膜内，左侧为胃左动脉，右侧为胃右动脉，两动脉相吻合并发出许多胃支分布到胃壁。同样，在胃大弯的大网膜内，可见左侧为胃网膜左动脉，右侧为胃网膜右动脉，两动脉相吻合并发出许多胃支分布到胃壁；另外，在胃底部可见3～5支来自脾动脉的胃短动脉。

（2）肠系膜上动脉　约平第1腰椎处起于腹主动脉，经胰和十二指肠之间进入小肠系膜内，分支分布于十二指肠下部至结肠左曲之间的肠管。其分支有：

1）胰十二指肠下动脉　分布于胰头和十二指肠。

2）空肠动脉和回肠动脉　在小肠系膜内（13～18支）相互吻合形成动脉弓，再发分支分布于空肠和回肠。

3）回结肠动脉　分布至回肠末段、盲肠和升结肠，其中分布于阑尾的称为阑尾动脉。

4）右结肠动脉和中结肠动脉　分别分布于升结肠和横结肠。

（3）肠系膜下动脉　约平第3腰椎处起于腹主动脉，向左下方走行，分支分布于结肠左曲以下的肠管至直肠上部。其中分布于直肠上部的分支为直肠上动脉。

（4）肾动脉　为1对粗大的动脉，平第1～2腰椎处发自腹主动脉。横行向外侧，经肾门入肾。

（5）睾丸动脉和卵巢动脉　发自肾动脉起始处稍下方腹主动脉前壁，腰大肌前面斜向外下行，管径细小且行程较长，需仔细辨认。

7. 盆部的动脉

盆部的动脉主干为髂内动脉，其为髂总动脉的分支。腹主动脉平对第4腰椎处分为左、右髂总动脉。髂总动脉向外侧行至骶髂关节处又分为髂内动脉和髂外动脉。

盆部动脉

（1）髂内动脉　盆部的动脉主干。为一短干，向下进入盆腔，分支分布于盆内脏器及盆壁。在盆腔实物标本上仔细寻找并辨认下列动脉：直肠下动脉、子宫动脉、阴部内动脉。

（2）髂外动脉　输送血液至下肢主干。它沿腰大肌内侧缘下降，经腹股沟韧带深面至股部，移行为股动脉。髂外动脉在腹股沟韧带上方发出腹壁下动脉，向上内行至腹直肌鞘内，并与腹壁上动脉相吻合。

8. 下肢的动脉

下肢动脉

（1）股动脉　在腹股沟韧带中点深面延续于髂外动脉。用一手指在腹股沟韧带中点的下方向深面按压便会感觉到股动脉的搏动。股动脉在股三角内位居中间，其内侧有股静脉，外侧有股神经。股动脉较大的分支为股深动脉，其行向后内下方，分支营养大腿诸肌。股动脉向下穿过收肌腱裂孔至腘窝，改名为腘动脉。

（2）腘动脉　位于腘窝深部，为股动脉的直接延续，向下至腘窝下角处分为胫前动脉和胫后动脉。

（3）胫后动脉　是腘动脉终支之一，行于小腿后群肌深、浅2层之间，向下经内踝与跟腱之间达足底，分为足底内侧动脉和足底外侧动脉。胫后动脉沿途发出分支分布于小腿后群肌、外侧群肌和足底肌。

（4）胫前动脉　自腘动脉发出后，向前穿小腿骨间膜至小腿前肌群之间下行，经踝关节前方移行为足背动脉。

实验拓展

【练习题】

一、A1 型单项选择题

1. 关于胫后动脉的叙述中,错误的是 ( )

   A. 该动脉发自腘动脉

   B. 其主要分支包括腓动脉、足底内侧动脉和足底外侧动脉

   C. 其体表投影为自腘窝中点至内踝和跟结节之间的中点连线

   D. 其压迫止血部位为在内踝和跟结节之间向深部压迫

   E. 压迫该动脉,止血范围为整个足部

2. 属于颈外动脉分支的是 ( )

   A. 甲状腺上动脉　　B. 椎动脉　　　　　C. 脑膜中动脉　　　D. 胸廓内动脉

   E. 甲状腺下动脉

3. 关于颞浅动脉的叙述中,错误的是 ( )

   A. 该动脉发自颈外动脉

   B. 该动脉主要供应腮腺和额、颞、顶部软组织

   C. 其体表投影为该动脉的根部位于外耳门前方,向上分为两大分支

   D. 其压迫止血部位为在外耳门前方,可摸到动脉搏动,然后将其压向颞骨

   E. 压迫该动脉,止血范围为项背部

4. 腹部的动脉 ( )

   A. 脏支分为成对和不成对两种　　　　　B. 成对脏支只有肾动脉和睾丸动脉

   C. 阑尾动脉发自肠系膜下动脉　　　　　D. 脾动脉是肠系膜上动脉的分支

   E. 胃网膜左动脉是胃十二指肠动脉的分支

5. 关于颈总动脉和颈外动脉的叙述中,错误的是 ( )

   A. 右颈总动脉发自主动脉弓,左颈总动脉起自头臂干

   B. 颈总动脉的分支有颈内动脉和颈外动脉

   C. 其体表投影为自胸锁关节至耳屏稍前下方作一连线,甲状软骨上缘以上为颈外动脉,以下为颈总动脉

   D. 其压迫止血部位为在环状软骨弓的侧方,可摸到颈总动脉搏动,将动脉压向后内侧的第 6 颈椎横突上

   E. 压迫该动脉,止血范围为头面部

6. 不是肠系膜上动脉分支的动脉是 ( )

   A. 空肠动脉　　　　B. 回肠动脉　　　　C. 升结肠动脉　　　D. 横结肠动脉

   E. 降结肠动脉

7. 关于尺动脉的叙述中,错误的是 ( )

   A. 该动脉在平桡骨颈高度发自肱动脉

   B. 其主要分支为骨间总动脉和掌深支

   C. 其体表投影为自肘窝中点稍下至豌豆骨桡侧

D. 其压迫止血部位为在腕部的尺侧腕屈肌的内侧

E. 压迫该动脉,止血范围为整个前臂和手部

8. 关于桡动脉的描述中,错误的是 （ ）

  A. 为肱动脉的分支之一   B. 沿肱桡肌内侧深面下行

  C. 至桡骨下端,弯行向手背   D. 主干末端参与构成掌浅弓

  E. 在腕部常取此动脉摸脉

9. 关于锁骨下动脉的叙述中,错误的是 （ ）

  A. 左锁骨下动脉起自主动脉弓,右锁骨下动脉起自头臂干

  B. 其分支有椎动脉、胸廓内动脉、甲状颈干和肋颈干

  C. 其体表投影为自胸锁关节至锁骨中点画一凸向上的线,最凸处在锁骨上方1.5cm

  D. 其压迫止血部位为在锁骨中点向下压,将动脉压在第3肋骨上

  E. 压迫该动脉,止血范围包括整个上肢

10. 主动脉弓的分支有 （ ）

  A. 右颈总动脉   B. 右锁骨下动脉   C. 冠状动脉   D. 椎动脉

  E. 头臂干

11. 关于主动脉小球的描述中,正确的是 （ ）

  A. 在主动脉弓下方,位于动脉韧带内   B. 属于化学感受器

  C. 属于压力感受器   D. 位于主动脉弓的壁内

  E. 位于主动脉弓的前方

12. 属上颌动脉分支的血管是 （ ）

  A. 咽升动脉   B. 甲状腺上动脉   C. 舌动脉   D. 面动脉

  E. 脑膜中动脉

13. 下列哪条动脉为腹腔干的三大分支之一 （ ）

  A. 胃左动脉   B. 胃右动脉   C. 肠系膜上动脉   D. 肠系膜下动脉

  E. 肝固有动脉

14. 关于颈外动脉的描述中,正确的是 （ ）

  A. 在平对环状软骨下缘高度发自颈总动脉

  B. 在平对甲状软骨上缘高度发自颈总动脉

  C. 有分支分布于脑

  D. 在下颌颈处分为面动脉和颞浅动脉

  E. 分布于甲状腺侧叶下部

15. 临床上行冠状动脉造影术,一般首选哪条动脉为入口 （ ）

  A. 面动脉   B. 颈总动脉   C. 肱动脉   D. 颈外动脉

  E. 尺动脉

16. 掌深弓的组成为 （ ）

  A. 由桡动脉的末端和尺动脉的掌深支组成

  B. 常由尺动脉的末端单独组成

  C. 常由桡动脉单独组成

  D. 由桡动脉的末端和尺动脉的末端组成

E. 与掌浅弓没有吻合

17. 下列关于肺动脉干的描述中,正确的是　　　　　　　　　　　（　　）

　　A. 起自左心房　　　　　　　　　　B. 位于心包内

　　C. 起始处位于主动脉根的后方　　　D. 由左前下方行向右后上方

　　E. 运输动脉血

18. 关于尺动脉的描述中,正确的是　　　　　　　　　　　　　　（　　）

　　A. 行于肱桡肌肌腱与桡侧腕屈肌肌腱之间

　　B. 其下段为临床上诊脉的常用部位

　　C. 在尺侧腕屈肌与指浅屈肌之间下行

　　D. 是掌深弓的主要组成动脉

　　E. 其终末支为掌深支

19. 胃网膜右动脉起自　　　　　　　　　　　　　　　　　　　　（　　）

　　A. 胰十二指肠上动脉　　　　　　　B. 胃十二指肠动脉

　　C. 脾动脉　　　　　　　　　　　　D. 肝固有动脉

　　E. 肠系膜上动脉

20. 关于锁骨下动脉的描述中,错误的是　　　　　　　　　　　　（　　）

　　A. 锁骨中点上方锁骨上窝为该动脉的止血点

　　B. 在颈根部行经前、中斜角肌之间

　　C. 在颈根部斜越胸膜顶前方

　　D. 右侧锁骨下动脉起自头臂干

　　E. 所有分支均分布于上肢

21. 有关颈总动脉的描述中,正确的是　　　　　　　　　　　　　（　　）

　　A. 约平对甲状软骨上缘高度分出颈内动脉和颈外动脉

　　B. 右侧的起自升主动脉

　　C. 左侧的起自头臂干

　　D. 走行于气管和喉的后方

　　E. 颈动脉窦位于颈总动脉的起始处

22. 下列关于动脉摸脉点的描述中,正确的是　　　　　　　　　　（　　）

　　A. 在活体上易触摸到面动脉搏动的部位在咬肌后缘与下颌骨下缘交界处

　　B. 在活体上易触摸到足背动脉搏动的部位是踝关节后方,内、外踝连线的中点

　　C. 在活体上易触摸到股动脉搏动的部位是股动脉的上段

　　D. 在活体上诊脉的部位是桡动脉的上段

　　E. 在活体上易触摸到股动脉搏动的部位是股动脉的下段

23. 下列哪些动脉为锁骨下动脉的直接分支　　　　　　　　　　　（　　）

　　A. 椎动脉、胸外侧动脉、胸廓内动脉、甲状颈干

　　B. 甲状颈干、胸廓内动脉、甲状腺下动脉

　　C. 椎动脉、甲状颈干、肋颈干、胸廓内动脉

　　D. 甲状颈干、肋颈干、椎动脉、肩胛下动脉

　　E. 胸廓内动脉、甲状颈干、上颌动脉、椎动脉

24. 关于股动脉的叙述,错误的是   （   ）

   A. 在腹股沟韧带中点的深面续于髂总动脉

   B. 其主要分支为股深动脉、腹壁浅动脉、旋髂浅动脉和阴部外动脉

   C. 其体表投影为大腿外展旋外,自腹股沟韧带中点至收肌结节作一连线,此线的上 2/3 为股动脉

   D. 其压迫止血部位为在腹股沟韧带中点处将股动脉压向耻骨上支

   E. 压迫该动脉,止血范围为下肢大部分

25. 有关颈总动脉的描述,错误的是   （   ）

   A. 头颈部出血可压迫此动脉   B. 左侧者发自头臂干

   C. 分叉处的后壁上有颈动脉小球   D. 分支为颈内、外动脉

   E. 两侧均经胸锁关节后方

26. 胃的供血动脉中起自肝固有动脉的是   （   ）

   A. 胃左动脉   B. 胃右动脉   C. 胃后动脉   D. 胃短动脉

   E. 胃网膜右动脉

27. 前锯肌的滋养动脉是   （   ）

   A. 肋间后动脉   B. 旋肩胛动脉   C. 胸背动脉   D. 胸外侧动脉

   E. 胸廓内动脉

28. 关于掌浅弓的说法,正确的是   （   ）

   A. 由骨间总动脉与桡动脉末端吻合形成

   B. 由尺动脉的末端与桡动脉的末端吻合形成

   C. 由尺动脉末端与桡动脉掌浅支吻合形成

   D. 由尺动脉的掌深支与桡动脉的掌浅支吻合形成

   E. 与掌深弓没有吻合

29. 临床上上肢出血可压迫哪根血管进行止血   （   ）

   A. 颈总动脉   B. 颞浅动脉   C. 面动脉   D. 肱动脉

   E. 股动脉

30. 关于肺动脉是说法,正确的是   （   ）

   A. 发自左心室   B. 左肺动脉横过胸主动脉的后方

   C. 其末端与主动脉弓下缘之间有动脉韧带 D. 是肺的营养性血管

   E. 将动脉血运至肺

31. 与桡神经伴行在桡神经沟内的动脉是   （   ）

   A. 肱动脉   B. 肱深动脉   C. 旋肱前动脉   D. 旋肱后动脉

   E. 腋动脉

32. 腹壁上动脉起自下列哪条动脉   （   ）

   A. 胸廓内动脉   B. 肩胛下动脉   C. 肋颈干   D. 甲状颈干

   E. 锁骨下动脉

33. 下述哪个不是髂内动脉的分支   （   ）

   A. 子宫动脉   B. 膀胱下动脉   C. 直肠下动脉   D. 卵巢动脉

   E. 阴部内动脉

34. 关于腹主动脉分支,错误的说法是 （　）
   A. 分为壁支和脏支　　　　　　　　　B. 脏支包括成对和不成对的
   C. 最上方不成对的脏支为腹腔干　　　D. 阑尾动脉为其主要分支之一
   E. 肾上腺中动脉为该动脉发出的脏支

35. 关于颈内动脉,正确的描述是 （　）
   A. 在颈部发出舌动脉　　　　　　　　B. 其颈部位居颈外动脉的内侧
   C. 供应脑的前 2/3 部　　　　　　　　D. 伴行于颈内静脉外侧
   E. 起始处的膨大称颈动脉小球

36. 下列哪条动脉是肝固有动脉的分支 （　）
   A. 胃网膜右动脉　　B. 胃左动脉　　C. 胃网膜左动脉　　D. 胃十二指肠动脉
   E. 胃右动脉

37. 关于肠系膜上动脉的描述中,正确的是 （　）
   A. 供应范围包括空肠、升结肠、横结肠和降结肠
   B. 分支有左结肠动脉
   C. 平对第 1 腰椎高度起自腹主动脉前壁
   D. 分支包括胰十二指肠上动脉
   E. 分出直肠上动脉

38. 关于动脉摸脉点的描述中,正确的是 （　）
   A. 在活体上易触摸到足背动脉搏动的部位是踝关节后方,内、外踝连线的中点
   B. 在活体上易触摸到股动脉搏动的部位是其下段
   C. 在活体上易触摸到面动脉搏动的部位在咬肌前缘与下颌骨下缘交界处
   D. 在活体上诊脉的部位是桡动脉中段
   E. 在活体上易触摸到颞浅动脉搏动的部位是在外耳门的后方

39. 关于颈动脉窦的描述中,正确的是 （　）
   A. 可感受血液中氧分压的变化　　　　B. 位于颈外动脉的起始处
   C. 为化学感受器　　　　　　　　　　D. 为压力感受器
   E. 可感受血液中二氧化碳分压的变化

40. 关于主动脉弓的说法中,正确的是 （　）
   A. 位于胸骨角平面之下
   B. 自左前方弯向右后方
   C. 分支有头臂干、右颈总动脉和右锁骨下动脉
   D. 弓的下缘借动脉韧带连于肺动脉
   E. 前方有气管,后方有食管

41. 关于桡动脉的叙述中,错误的是 （　）
   A. 该动脉在平桡骨颈高度发自肱动脉
   B. 其主要分支是掌浅支和拇主要动脉
   C. 其体表投影为自肘窝中点稍下至桡骨茎突的连线
   D. 其压迫止血部位在桡骨茎突的上方、肱桡肌腱的内侧
   E. 压迫该动脉,止血范围为整个前臂和手部

42. 关于指压法压迫止血的描述中,正确的是 （　　）
   A. 当前臂和手部出血时,肱动脉的常用指压法止血部位在肱动脉的起始段
   B. 手指出血时,采用指压法进行止血的部位应在手指的两侧
   C. 头皮出血时,常用的指压法压迫止血点在口角处
   D. 面部出血时,常用的指压法压迫止血点在咬肌后缘与下颌骨下缘交界处
   E. 头皮出血时,常用的指压法压迫止血点在内眦

43. 胃大部分切除术时需要结扎的胃左动脉来自 （　　）
   A. 腹腔干　　　　B. 肝总动脉　　　　C. 脾动脉　　　　D. 胃网膜右动脉
   E. 肠系膜上动脉

44. 营养甲状腺的血管中,甲状腺下动脉来自 （　　）
   A. 颈外动脉　　　B. 颈内动脉　　　C. 胸廓内动脉　　　D. 甲状颈干
   E. 颈总动脉

45. 甲状颈干的分支有 （　　）
   A. 甲状腺下动脉　　B. 颈升动脉　　C. 肩胛下动脉　　D. 甲状腺上动脉
   E. 肩胛背动脉

二、A2 型单项选择题

1. 患者,男,22岁,因上腹部疼痛1天,疼痛加重2小时入院。体格检查:腹肌高度紧张。全腹压痛明显,上腹为重。肠鸣音减弱。超声检查:仰卧位时于上腹腹壁下可见宽约1cm的强回声带,可随体位移动。十二指肠蠕动减弱。左、右髂窝均可见少量不规则无回声区。胰腺因气体遮盖显示不清。肝、胆、脾、双肾未见异常。超声诊断:①上腹腹壁下强回声带。②腹腔积液,考虑为胃穿孔。X线检查:膈下少量游离气体。行胃大部分切除术时需要结扎的胃右动脉来自哪条动脉 （　　）
   A. 腹腔干　　　　B. 肝总动脉　　　　C. 脾动脉　　　　D. 胃网膜右动脉
   E. 肠系膜上动脉

2. 患者,女,35岁。主诉:上腹部剧烈疼痛伴呕吐2天。现病史:于前一日下午1时左右出现上腹部疼痛,剑突下为甚。疼痛剧烈,且呈持续性,放射至腰背部,伴有呕吐,呕吐物为胃内容物。检查血糖依次为28.4mmol/L、26.9mmol/L、33.3mmol/L,血淀粉酶为865U/L。怀疑为急性重症胰腺炎(SAP)。急诊手术探查时需结扎的胰腺动脉来自 （　　）
   A. 胃左动脉　　B. 胃右动脉　　C. 胃短动脉　　D. 肝固有动脉
   E. 脾动脉

3. 患儿,男,6岁。主诉:左腹股沟可复性肿物6个月余。现病史:家长约6个月前无意中发现患儿左腹股沟区有一包块,不痛,扪之质软,平卧或晨起时自行消失,哭闹、咳嗽及用力时出现,并增至乒乓球大小。无腹痛、呕吐、发热。未做特殊处理。来院要求住院手术治疗。临床上区分腹股沟斜疝和直疝的标志是 （　　）
   A. 股深动脉　　B. 腹壁下动脉　　C. 股动脉　　D. 面动脉
   E. 腹壁浅动脉

4. 患者,男,45岁。主诉:阵发性全腹痛,伴恶心、呕吐8小时。现病史:入院当日晨7时早餐后到田间劳动。9时左右突然感到全腹剧痛,以脐周为甚,如刀割样,伴恶心及

呕吐,吐出物为进食的稀饭,并觉全身出冷汗,即到当地医院诊治。注射止痛针后,症状略缓解。但半小时后又剧痛发作,呈持续性,阵发性加剧,无放射性,辗转不安,不愿平卧,呕吐频繁,自觉腹部逐渐膨胀,因而用车转送入院。起病后无发热,无大便及肛门排气,小便一次且量少而赤。体格检查发现有肠型,有腹膜刺激征。X线检查可见小肠扩张及有多个大小不等的、呈阶梯状的积液平段。初步诊断为肠梗阻。行开腹探查术。术中见小肠有坏死现象。行小肠切除术。需结扎肠系膜上动脉。有关肠系膜上动脉的说法,正确的是　　　　　　　　　　　　　　　　　　　(　　)

A. 平第 12 胸椎处发自腹主动脉　　　　B. 营养全部小肠

C. 行于肠系膜内　　　　　　　　　　　D. 分布于全部结肠

E. 经十二指肠水平部的后方下行

5. 患者,女,45 岁。因咳嗽半月余,突发剧烈胸痛伴呼吸困难 4 小时前来就诊。患者半月前因受凉感冒后出现咳嗽伴少许白色黏痰。自服感冒、镇咳药,无明显好转。曾就诊于社区医院,行胸部 X 线检查,未发现明显异常,左肺纹理增粗。给予抗感染治疗,咳嗽较前稍有减轻,4 小时前无明显诱因突觉胸痛,呼吸费力,遂卧床休息片刻不见好转,且有加重趋势,由家人急送来医院。夜间急诊行胸部 X 线检查,仍发现左肺纹理增粗。余未见异常。无异物史。一般情况可,遂留院观察。给予吸氧,病情无明显好转,2 小时前胸痛及呼吸困难程度进行性加剧。再次行胸部 X 线检查,发现左侧全肺不张,余未见异常,遂收入院。次日,肺部 CT 检查结果示左肺不张,余无异常。行纤维支气管镜检查,发现主支气管隆起偏左处有一新生物,占满整个左主支气管腔。诊断为左中心型肺癌。同时取活检数块,送病理学检查,结果证实为小细胞未分化癌。手术治疗过程中需涉及胸主动脉,关于其的说法,错误的是　　　　　(　　)

A. 平胸骨角高度续于主动脉弓　　　　B. 穿主动脉裂孔续为腹主动脉

C. 下端位于下腔静脉的左侧　　　　　D. 胸主动脉的脏支较为粗大

E. 胸主动脉属后纵隔器官

6. 患者,男,69 岁。因突发腹部疼痛 6 小时入院。既往胃镜检查曾证实为胃溃疡。体质一般,无酗酒、脂肪肝史。伴有恶心,无呕吐,排大便一次且量少。有腹胀。体格检查:腹部平坦,腹肌紧张,全腹压痛,上腹部剑突下尤重,伴反跳痛。肠鸣音弱。白细胞明显升高,尿淀粉酶正常。腹部立位平片可见 2 个小液平面,未见膈下游离气体。行开腹探查术,发现胃后壁穿孔。手术涉及的行于胃小弯侧的动脉是　　　(　　)

A. 胃左动脉、胃右动脉　　　　　　　　B. 胃左动脉、胃右动脉、肝总动脉

C. 胃网膜左动脉、胃网膜右动脉　　　　D. 胃左动脉、肝总动脉、脾动脉

E. 胃短动脉、胃后动脉

7. 患者,男,20 岁,学生。主诉:右下颌骨膨隆 1 年余。现病史:1 年前无意中发现右面部略隆起,因无症状未治疗。此后面部膨隆逐渐明显,因学习较忙而未就诊。2 个月前感觉右下后牙有不适感。近 1 个月出现右下后牙疼痛,为阵发性,咀嚼时加重,偶有下唇麻木感。体格检查:面部不对称,右下颌区膨隆,范围约 5cm×4cm×3cm。该区域皮肤未见异常。口腔检查:右下颌牙颊侧隆起,移行沟消失,表面黏膜无红肿,触碰有不适感,无压痛。X 线检查:相应于右下尖牙至下颌角区的下颌骨体部有圆形、多房状密度减小区,其边缘有密度增高的白色线条,范围已达下颌骨下缘。诊断为右

下颌骨肉瘤。关于手术时需涉及的面动脉,错误的是 （ ）

A. 该动脉发自颈外动脉

B. 该动脉主要供应下颌下腺、面部和腭扁桃体等

C. 其体表投影为在下颌骨下缘至咬肌后缘处作一连线,然后将连线连至内眦

D. 其压迫止血部位为在下颌骨下缘至咬肌前缘处,将面动脉压向下颌骨

E. 压迫该动脉,止血范围为面颊部

8. 患者,男,57岁,5小时前左季肋部被汽车撞伤,当时疼痛剧烈,即至医院就诊。卧床休息和局部固定后感觉好转,1小时前觉全腹疼痛发胀,伴头晕、心悸、口渴、烦躁。体格检查:体温37.0℃,脉搏110/min,血压92/60mmHg。神清,面色苍白,心肺无异常,左季肋部皮下瘀斑、压痛,腹稍胀,全腹有明显压痛,以左上腹为著,肌紧张不明显,但有明显反跳痛,移动性浊音不确定,肠鸣音可闻、弱。化验:血红蛋白80g/L,白细胞90×10^9/L。诊断:①脾破裂,腹腔内出血;②左胸肋骨骨折。开腹探查:脾切除。脾动脉分支分布范围不包括 （ ）

A. 胃   B. 胰   C. 胆囊   D. 大网膜

E. 脾

9. 患者,男,62岁,于2周前无明显诱因出现间歇无痛性肉眼血尿。B超检查:膀胱内实质性占位病变。初步诊断为膀胱癌。行手术切除膀胱时需结扎的膀胱上动脉起自 （ ）

A. 髂外动脉   B. 髂内动脉   C. 阴部内动脉   D. 闭孔动脉

E. 脐动脉

10. 患者,男,63岁。主诉:14小时前出现中上腹部疼痛,呈持续性钝痛,并逐渐加重,腰酸明显,疼痛在仰卧位加重,蜷曲位减轻,伴恶心,呕吐胃内容物2次,解黄色稀便1次。在某卫生院肌注"654-2"后疼痛无缓解。腹痛前参加聚餐,饮白酒约200g及进食较多。既往曾有右上腹发作性疼痛史。3年前B超检查发现"胆囊炎胆囊结石"。体格检查:巩膜无黄染。皮肤黏膜未见瘀点、瘀斑。心界无扩大。腹软,剑突下及剑脐间有压痛,无明显反跳痛及肌卫,墨菲征阴性,肝脾肋下未及。腹部平片检查:肠腔少量积气,以左上腹为主,气液平不明显,两膈下未见游离气体。B超检查:胆囊结石、胆囊炎,胰腺体积饱满,回声稍低,肝、脾、双肾未见明显异常。上腹CT(平扫及增强)检查:胰腺体积增大,边缘毛糙,增强后密度尚均匀,余未见明显异常。急诊行腹腔探查。下列哪条动脉直接起于腹主动脉 （ ）

A. 胃左动脉   B. 肝总动脉   C. 肠系膜上动脉   D. 胃右动脉

E. 脾动脉

11. 患者,女,48岁。6个月前发现右颈前有一肿物,大小约3cm×3cm。甲状腺彩超检查:甲状腺右叶3.2cm×3.5cm,左叶1.9cm×1.9cm,峡部厚1.0cm。甲状腺实质回声不均匀。右叶可见大小约3.9cm×3.2cm不均匀回声团,边界欠清,周边及内部可见血流信号。诊断为甲状腺癌。行甲状腺切除术时需要结扎哪几条动脉 （ ）

A. 甲状腺上、下动脉 B. 颈总动脉   C. 面动脉   D. 颈外动脉

E. 甲状腺中动脉

12. 患者,男,67 岁,因酒后不慎摔伤头部伴意识不清 1 小时而急诊入院。入院时体温 36.5℃,脉搏 67 次/min,呼吸 18 次/min,血压 150/80mmHg。患者神志清楚,双侧瞳孔等大等圆,直径 2.5mm,对光反射存在;颈抵抗阴性;双肺呼吸音清;心律齐;腹软,无压痛;肝脾肋下未及,对疼痛刺激反应敏感;对答如流,诉右额颞部及后枕部胀痛剧烈难忍;肢体活动好。CT 检查:右侧额颞叶硬膜外血肿,后枕部血肿约 10ml,脑挫裂伤;约 30min 后患者出现呼之不应,体格检查不合作,对疼痛刺激反应减弱,右侧瞳孔大于左侧(直径 4.0mm ∶ 2.5mm),对光反射存在,脉搏 54 次/min,呼吸 16 次/min,血压 170/70mmHg,血氧饱和度 90%。关于引起血肿的脑膜中动脉的起源及入颅部位的描述中,正确的是　　　　　　　　　　　　　　　(　　)
    A. 经圆孔进入颅腔 　　　　　　　 B. 颈外动脉的直接分支
    C. 颈内动脉的分支 　　　　　　　 D. 经卵圆孔进入颅腔
    E. 上颌动脉的分支

13. 患者,女,38 岁,因经量增多 2 年余而入院。体格检查:右侧甲状腺可扪及一结节性肿块。妇科检查:宫颈糜烂。宫体中位,孕 2 个半月大小,形态不规则,无压痛。超声检查:子宫右前壁凸起中低回声,大小 79mm×77mm×75mm;左后壁肌层中低回声,直径 8mm;右卵巢大小 28mm×24mm×19mm,内无回声。诊断为子宫肌瘤。手术涉及的子宫动脉的走行及分布为　　　　　　　　　　　　　　　　(　　)
    A. 在子宫颈外侧约 2cm 处从输尿管前方跨越
    B. 分布于子宫、卵巢和外阴
    C. 在子宫颈外侧约 2cm 处从输尿管后方跨越
    D. 沿子宫体侧缘直线上升至子宫底
    E. 主要在子宫阔韧带内走行

14. 患者,男,65 岁,于 13 小时前无明显诱因出现腹部疼痛,呈阵发性胀痛,无放射性及刀割样疼痛;伴恶心、呕吐 3 次,为非喷射性呕吐,呕吐物为胃内容物及胃液,每次量约 50ml,无咖啡样物;无畏寒、发热、无腹泻,无尿痛,解血尿。发病后在家口服草药治疗,具体不详,患者腹痛、腹胀无缓解,遂来就诊。门诊医师行腹部正位片检查后,拟"肠梗阻"收入院。发病以来,患者精神一般、食欲、睡眠欠佳,小便正常,解 1 次黄色成形便,量约 20g,无黏液脓血便。行手术腹腔探查术。术中发现部分小肠坏死,需切除。需结扎的空、回肠动脉来自　　　　　　　　　　　　　　(　　)
    A. 肠系膜下动脉 　 B. 腹腔干 　　　 C. 脾动脉 　　　 D. 肠系膜上动脉
    E. 胃网膜左动脉

三、B1 型单项选择题

(1～5 题共用备选答案)
    A. 桡动脉 　　　 B. 尺动脉 　　　 C. 颈外动脉 　　　 D. 锁骨下动脉
    E. 上颌动脉
1. 掌浅弓的构成包括　　　　　　　　　　　　　　　　　　　　　　　(　　)
2. 掌深弓的构成包括　　　　　　　　　　　　　　　　　　　　　　　(　　)
3. 面动脉起自　　　　　　　　　　　　　　　　　　　　　　　　　　(　　)
4. 脑膜中动脉起自　　　　　　　　　　　　　　　　　　　　　　　　(　　)

5. 甲状颈干起自 （ ）

（6～8 题共用备选答案）

　　A. 腹腔干　　　　　B. 肝总动脉　　　　C. 脾动脉　　　　D. 肠系膜上动脉

　　E. 胃十二指肠动脉

6. 十二指肠下动脉起自 （ ）

7. 胃短动脉起自 （ ）

8. 胃网膜右动脉起自 （ ）

（9～13 题共用备选答案）

　　A. 腹腔干　　　　　B. 肝总动脉　　　　C. 脾动脉　　　　D. 肠系膜上动脉

　　E. 胃十二指肠动脉

9. 胃右动脉起自 （ ）

10. 胃后动脉起自 （ ）

11. 胃网膜右动脉起自 （ ）

12. 胰十二指肠动脉起自 （ ）

13. 右结肠动脉起自 （ ）

四、X 型多项选择题

1. 腹主动脉的直接分支有 （ ）

　　A. 胃短动脉　　　　B. 胃左动脉　　　　C. 肾上腺中动脉　　D. 腰动脉

　　E. 肾动脉

2. 关于主动脉弓的描述中，正确的有 （ ）

　　A. 在气管分叉处的下方通过　　　　　B. 跨越左主支气管的上方

　　C. 壁内有压力感受器　　　　　　　　D. 壁内有化学感受器

　　E. 凸侧发出左颈总动脉

3. 关于颈总动脉的描述中，正确的有 （ ）

　　A. 左侧起于主动脉弓　　　　　　　　B. 右侧起于头臂干

　　C. 分为颈内动脉、颈外动脉两终支　　D. 右侧起于主动脉弓

　　E. 左侧起于头臂干

4. 关于锁骨下动脉的描述中，正确的有 （ ）

　　A. 右侧起自主动脉弓　　　　　　　　B. 左侧起自头臂干

　　C. 穿过斜角肌间隙　　　　　　　　　D. 不穿过斜角肌间隙

　　E. 发出椎动脉

5. 腹腔干发出 （ ）

　　A. 胃左动脉　　　　B. 肾动脉　　　　　C. 肝总动脉　　　　D. 脾动脉

　　E. 胃右动脉

6. 分布于直肠和肛管的动脉分别来自 （ ）

　　A. 髂外动脉　　　　B. 肠系膜下动脉　　C. 髂内动脉　　　　D. 肠系膜上动脉

　　E. 阴部内动脉

【微知识】

经皮冠状动脉介入治疗

经皮冠状动脉介入治疗(PCI)是指经心导管技术疏通狭窄甚至闭塞的冠状动脉管腔，从而改善心肌血流灌注的治疗方法。

1844年，伯纳德(Bernard)首次将导管插入动物的心脏。1929年，德国医生福斯曼(Forssmann)首次将一根尿管从自己的肘静脉插入，经上腔静脉送入右心房，并拍摄下了医学史上第1张心导管胸片，开创了人类心导管技术的先河。此后，先后进行了右心导管和左心导管术。1953年，赛尔丁格(Seldinger)发明了经皮血管穿刺技术，结束了介入操作需要进行血管切开的历史。1958年，索尼斯(Sones)在进行主动脉造影时，无意中将导管插入右冠状动脉，并注入了造影剂，使右冠状动脉显影。这一偶然事件成为了现代冠状动脉介入技术的开端。1967年，贾金斯(Judkins)采用股动脉穿刺的方法进行了冠状动脉造影，从此这一技术在冠心病的诊断上得以进一步发展和推广。格林齐希(Gruenzig)1977年首先施行了经皮冠状动脉腔内成形术(PTCA)。此后，PTCA被迅速推广，与之相关的工业产品也迅速发展，各种操作设备(如导管、球囊)不断改进以适应不同病变。1986年，第1枚冠脉支架被置入人体。冠脉内支架置入术可显著减少血管的再狭窄，可以处理夹层和急性血管闭塞，成为冠状动脉介入治疗的又一个里程碑。2003年，药物洗脱支架(DES)投入临床，使支架的再狭窄率明显降低，使冠状动脉介入治疗进入新纪元。

实验23　静　脉

【实验目的】

1. 熟悉肺静脉的名称。

2. 掌握上、下腔静脉，头臂静脉，颈内静脉及锁骨下静脉的组成、收纳范围和汇入部位。

3. 掌握颈部浅静脉(颈外静脉)、上肢浅静脉(头静脉、贵要静脉、肘正中静脉)、下肢浅静脉(大隐静脉、小隐静脉)的起始、走行位置及汇入部位和静脉角概念。

4. 掌握肝门静脉的组成、位置、收纳范围及侧支循环。

5. 熟悉奇静脉的位置、属支及收纳范围，胸廓内静脉的收纳范围，髂总静脉、肾静脉以及肝静脉的起始、走行及汇入部位。

【实验材料】

1. 连有肺静脉的离体心和肺标本。

2. 心模型。

3. 打开胸腹壁的尸体标本，显示主要静脉。

4. 头颈和四肢的静脉标本。

5. 切开静脉干标本，显示静脉瓣。

6. 肝门静脉系标本和模型。

【实验提示】

1. 肺静脉内含动脉血。

2. 血管的变异较为常见，特别是静脉，观察时应特别注意。

3. 观察时注意区分动脉和静脉血管。通常静脉管壁比动脉管壁薄，弹性差，易损坏，故观察时切忌用力扯拉。另外，静脉血管颜色较深，管腔内通常有血凝块。

4. 身体的某一器官由专门的动脉血管提供血液供应，也有相应的静脉血管将血液运走。因此，静脉与动脉的走行大致相同，比较容易学习。

5. 躯体的静脉血管通常分为浅、深 2 个部分，两者之间有大量的交通支相连。深静脉多与同名的动脉伴行，浅静脉通常不与动脉伴行。在肘关节和膝关节以下均为 2 条静脉与同名动脉伴行。在制作标本时有些静脉已经被切除，所以在标本上通常只见到动脉血管。

6. 静脉血管不同于动脉，其腔内有保证血液回流的静脉瓣，尤其是心水平以下的中等静脉具有大量的静脉瓣。

7. 肝门静脉系不同于上、下腔静脉系，其两端均为小静脉和毛细血管，静脉管腔内没有静脉瓣。肝门静脉系与腔静脉系存在广泛吻合，主要有三处重要的吻合区：食管静脉丛、直肠静脉丛和脐周静脉丛。观察肝门静脉的同时思考门静脉高压时的临床表现。

【实验内容】

1. 肺静脉

肺静脉是运送肺内血液返回左心房的血管。在离体肺标本上观察，肺静脉位于肺门前份。在离体心标本和模型的后面观察，左、右肺静脉均开口于左心房后部分的两侧，每侧各 2 条肺静脉。

2. 上腔静脉系

上腔静脉系由上腔静脉及其属支组成，收集头颈部、上肢及胸部（心除外）的静脉血，注入右心房。上腔静脉为 1 条短粗的静脉干，于右侧第 1 肋的后面，由左、右头臂静脉会合而成，沿升主动脉右侧垂直下降，注入右心房。

头臂静脉是由同侧颈内静脉和锁骨下静脉在胸锁关节后方会合而成，其会合处形成的夹角称静脉角，此为淋巴导管（胸导管和右淋巴导管）的注入之处。

（1）头颈部的静脉　头颈部的静脉主要有深、浅两种，即深部的颈内静脉和浅层的颈外静脉。

1）颈内静脉　是头颈部的静脉主干，上端起于颅底颈静脉孔，收集颅内静脉血，沿颈内动脉和颈总动脉外侧下行，在胸锁关节的后方与锁骨下静脉会合成头臂静脉。颈内静脉的属支分为颅内属支与颅外属支。主要观察颈内静脉的颅外属支。

头颈部静脉

① 面静脉：起于眼内眦（内眦静脉）与面动脉伴行，在下颌角附近与下颌后静脉前支会合形成面总静脉，然后注入颈内静脉。② 下颌后静脉：由颞浅静脉与上颌静脉会合而成。

2）颈外静脉　起自下颌角附近，沿胸锁乳突肌表面下行，注入锁骨下静脉。颈外静脉一般在活体透过皮肤可见，为颈部最大的浅静脉。

（2）上肢的静脉　有深、浅两种。浅静脉居皮下，上肢浅静脉是静脉输液最常用的注射部位。深静脉与动脉伴行。认真观察上肢浅静脉部位和走行。

上肢的静脉

1）浅静脉　手背皮下的浅静脉形成手背静脉网，由此汇集成头静脉和贵要静脉。① 头静脉：起于手背静脉网的桡侧，沿前臂桡侧和肱二头肌外侧沟上行，至三角肌和胸大肌之间注入腋静脉或锁骨下静脉。② 贵要静脉：起于手背静脉网的尺侧,沿前臂尺侧和肱二头肌内侧沟上行,注入肱静脉或腋静脉。③ 肘正中静脉:位于肘窝内,是连结头静脉与贵要静脉的1个短干。

2)深静脉 与同名动脉伴行。在标本上观察一般可见有2条静脉与同名动脉伴行。

(3)胸部的静脉

1)奇静脉及其属支 在除去胸腔脏器的标本上观察,可见在椎体右侧有1条纵行静脉,称为奇静脉;而在椎体左侧有1条纵行静脉,其下段称为半奇静脉,上段称为副半奇静脉。半奇静脉和副半奇静脉均汇入奇静脉,为奇静脉的属支。奇静脉、半奇静脉和副半奇静脉收集肋间后静脉、食管静脉、支气管静脉的血液。奇静脉行至第4、5胸椎水平向前弯,然后绕过右肺根上方,注入上腔静脉。

胸部的静脉

2)胸廓内静脉 与同名动脉伴行,汇入头臂静脉。

3. 下腔静脉系

下腔静脉系由下腔静脉及其属支组成,收集下肢、盆部、腹部等处的静脉血,注入右心房。下腔静脉是1条粗大的静脉干,约在第5腰椎体右侧,由左、右髂总静脉会合而成,沿腹主动脉右侧上升,经肝的腔静脉窝,穿膈的腔静脉孔入胸腔,注入右心房。

(1)下肢的静脉 利用下肢标本和模型进行观察。下肢静脉可分为浅静脉和深静脉两类。

1)浅静脉 下肢的浅静脉在皮下组织内构成静脉网,其中有2条较恒定的静脉,即大隐静脉和小隐静脉。下肢浅静脉也是静脉输液常用的注射部位。

下肢的静脉

大隐静脉和小隐静脉也是静脉曲张的好发部位,由于它们相互之间的吻合较为丰富,而且与下肢深静脉之间的广泛交通,是静脉曲张手术后再复发的根本原因。① 小隐静脉:在足外侧起自足背静脉弓,经外踝后方上升,沿小腿后面正中线行至腘窝,注入腘静脉。② 大隐静脉:是全身最长的皮下静脉,于足内侧起自足背静脉弓,经内踝前方,沿小腿和大腿内侧上行,至隐静脉裂孔,在此注入股静脉。大隐静脉在入股静脉前还收纳腹壁浅静脉、旋髂浅静脉、股内侧浅静脉、股外侧浅静脉以及阴部外静脉等的静脉血。

2)深静脉 与同名动脉伴行,在小腿以下的动脉有2条同名静脉伴行,到腘窝处合成1条腘静脉,然后延续为股静脉。股静脉经腹股沟韧带深面延续为髂外静脉。

(2)盆部的静脉 盆壁和盆腔脏器的静脉汇集成髂内静脉,其与髂外静脉在骶髂关节处合成髂总静脉。

(3)腹部的静脉 可分为腹壁的静脉和腹腔脏器的静脉(在完整尸体标本上主要观察腹腔内脏的静脉)。

1)成对脏器的静脉 ① 肾静脉:与肾动脉伴行,成直角注入下腔静脉。② 睾丸静脉:左侧注入左肾静脉,右侧直接注入下腔静脉。③ 肾上腺静脉:左侧注入左肾静脉,右侧直接注入下腔静脉。

2)不成对脏器的静脉 不成对脏器的静脉先汇集成肝门静脉,进入肝脏后经肝静脉再汇入下腔静脉。肝静脉有2~3支,从腔静脉沟内穿出肝实质,汇入下腔静脉。

(4)肝门静脉 肝门静脉收集腹腔不成对脏器(除肝外)的静脉血。

肝门静脉是一短而粗的静脉干,多由肠系膜上静脉和脾静脉在胰颈后方会合而成。在十二指肠上部后方上行,进入肝十二指肠韧带内行至肝门。在实物标本和模型上,在肝十二指肠韧带内辨认肝门静脉、肝固有动脉和胆总管及它

肝门静脉及其属支

们的位置关系。肝门静脉的属支有：

  1）肠系膜上静脉　沿同名动脉上行，收集同名动脉分布区的静脉血。

  2）脾静脉　起于脾门，沿同名动脉右行，至胰颈后方与肠系膜上静脉会合成肝门静脉。

  3）肠系膜下静脉　与同名动脉伴行，通常注入脾静脉，有时注入肠系膜上静脉。

  4）胃左静脉　与胃左动脉伴行，注入肝门静脉。

  5）附脐静脉　起于脐周静脉网，沿肝圆韧带上行至肝门，注入肝门静脉。

  在模型上观察肝门静脉系与腔静脉系3个主要的吻合区域，即食管静脉丛、脐周静脉丛和直肠静脉丛。思考肝门静脉血液回流受阻时，大量胃肠道的血液可能经过哪些血管回流到心。

实验拓展

【练习题】

一、A1 型单项选择题

1. 关于肺静脉的描述，正确的是 （　　）

  A. 位于后纵隔内   B. 每侧通常有1条

  C. 注入右心房   D. 有静脉血流动

  E. 属于肺的功能性血管

2. 踝部静脉输液时，最佳的静脉是 （　　）

  A. 胫前静脉   B. 穿静脉   C. 小隐静脉   D. 足背静脉弓

  E. 大隐静脉

3. 对下列上肢浅静脉的描述，正确的是 （　　）

  A. 头静脉收集前臂尺侧浅层的静脉血   B. 贵要静脉收集前臂桡侧浅层的静脉血

  C. 肘正中静脉连结头静脉与贵要静脉   D. 前臂正中静脉收集手背的静脉血

  E. 上肢浅静脉的静脉血直接汇入锁骨下静脉

4. 关于颈内静脉的描述，正确的是 （　　）

  A. 延续于海绵窦   B. 位于颈动脉鞘内

  C. 与面静脉会合成锁骨下静脉   D. 属支有颈外静脉和面静脉

  E. 缺乏静脉瓣

5. 对于静脉特点的描述，正确的是 （　　）

  A. 数量比动脉少   B. 管壁粗   C. 弹性大   D. 大部分有静脉瓣

  E. 吻合较少

6. 面部的危险三角感染导致颅内感染是由于 （　　）

  A. 面静脉与海绵窦有交通支   B. 面静脉与乙状窦有交通支

  C. 面静脉通过板障静脉与颅内交通   D. 面静脉与上矢状窦有交通支

  E. 面静脉与横窦有交通支

7. 颈内静脉伴行的血管是 （　　）

  A. 颈外静脉   B. 上颌静脉   C. 颈外动脉   D. 下颌后静脉

  E. 颈总动脉

8. 左侧精索静脉曲张的原因之一是　　　　　　　　　　　　　　　　（　　）

    A. 左侧睾丸静脉以直角注入左髂外静脉　B. 左侧睾丸静脉以直角注入左髂内静脉

    C. 左侧睾丸静脉以直角注入左髂总静脉　D. 左侧睾丸静脉以直角注入下腔静脉

    E. 左侧睾丸静脉以直角注入左肾静脉

9. 关于肝门静脉或肝门静脉系的特点,正确的是　　　　　　　　　　　（　　）

    A. 静脉压低于下腔静脉压　　　　　　　B. 静脉高压时很少发生食管静脉丛曲张

    C. 肝门静脉因含有许多瓣膜而扩张　　　D. 静脉高压可引起脐周静脉网曲张和痔

    E. 血流少于肝固有动脉的血流

10. 属于头颈部深静脉的是　　　　　　　　　　　　　　　　　　　　（　　）

    A. 颈外静脉　　　　B. 颈前静脉　　　　C. 颈内静脉　　　　D. 面静脉

    E. 颞浅静脉

11. 形成静脉角的 2 条静脉是　　　　　　　　　　　　　　　　　　（　　）

    A. 左、右头臂静脉　　　　　　　　　　B. 颈内静脉和颈外静脉

    C. 颈外静脉和锁骨下静脉　　　　　　　D. 锁骨下静脉和颈内静脉

    E. 头臂静脉和锁骨下静脉

12. 关于大隐静脉的描述,正确的是　　　　　　　　　　　　　　　　（　　）

    A. 起自外踝前方　　　　　　　　　　　B. 属于深静脉

    C. 经腹股沟韧带深面注入股静脉　　　　D. 收集除小腿外侧部的下肢静脉血液

    E. 深静脉回流受阻时可发生曲张

13. 关于肺静脉的描述,正确的是　　　　　　　　　　　　　　　　　（　　）

    A. 注入右心房　　　　　　　　　　　　B. 含有静脉血

    C. 含左上、左下肺静脉　　　　　　　　D. 含右上、右中、右下肺静脉

    E. 位于肺根的最上方

14. 关于颈内静脉的叙述,错误的是　　　　　　　　　　　　　　　　（　　）

    A. 延续于乙状窦　　　　　　　　　　　B. 位于颈动脉鞘内

    C. 与面静脉会合成锁骨下静脉　　　　　D. 属支有舌静脉和咽静脉

    E. 外伤时可致空气栓塞

15. 关于贵要静脉的描述,正确的是　　　　　　　　　　　　　　　　（　　）

    A. 起自手背静脉网桡侧　　　　　　　　B. 接受前臂正中静脉

    C. 注入肱静脉　　　　　　　　　　　　D. 收集前臂后面的静脉血

    E. 在臂部与头静脉交通

16. 下腔静脉直接接纳的静脉是　　　　　　　　　　　　　　　　　　（　　）

    A. 肝门静脉　　　　B. 肝静脉　　　　C. 脾静脉　　　　D. 胃左静脉

    E. 胃右静脉

17. 临床上做多项血液指标检查,采血最常见的血管是　　　　　　　　（　　）

    A. 手背静脉网　　　B. 贵要静脉　　　C. 头静脉　　　　D. 肘正中静脉

    E. 前臂正中静脉

18. 关于颈外静脉的描述,正确的是　　　　　　　　　　　　　　　　（　　）

    A. 由面静脉和下颌后静脉会合形成　　　B. 沿胸锁乳突肌深面下行

C. 注入锁骨下静脉或静脉角   D. 主要收集颈部的静脉血

E. 坐立时可显露

19. 关于面静脉的描述，正确的是   （　　）

A. 起自翼静脉丛   B. 注入颈外静脉

C. 通过眼上及眼下静脉与海绵窦交通   D. 通过面深静脉与颅内静脉相通

E. 在颈内、外动脉的深部走行

20. 关于大、小隐静脉的描述，正确的是   （　　）

A. 小隐静脉在足内侧缘起自足背静脉弓   B. 大隐静脉接受腹壁下静脉

C. 小隐静脉注入股静脉   D. 大隐静脉含有较少的瓣膜

E. 小隐静脉经外踝后方上行

21. 上腔静脉在注入右心房之前接受的静脉是   （　　）

A. 奇静脉   B. 半奇静脉   C. 副半奇静脉   D. 颈内静脉

E. 锁骨下静脉

22. 关于面静脉的起始和特点，正确的是   （　　）

A. 注入颈外静脉   B. 通过面深静脉与海绵窦交通

C. 缺乏静脉瓣   D. 起自翼静脉丛

E. 属于深静脉

23. 关于面静脉走行的描述，正确的是   （　　）

A. 起自内眦静脉   B. 注入颈外静脉

C. 在颈内、颈外动脉的深面走行   D. 通过面深静脉与乙状窦相通

E. 位于面动脉前方

二、A2 型单项选择题

1. 患者，男，60 岁，年轻时患过乙型肝炎，近几年常伴有消化不良、食欲缺乏、消瘦无力。B 超显示肝内多发结节并伴有腹水。临床上诊断为肝硬化伴有门静脉高压。在进行肝门静脉血液分流手术时的连结静脉为   （　　）

A. 脾静脉与左肾静脉   B. 肝门静脉与左肾静脉

C. 肠系膜上静脉与肠系膜下静脉   D. 肝门静脉与上腔静脉

E. 直肠上静脉与左结肠静脉

2. 患者，男，55 岁，主诉左侧腹部包块，消化不良。腹部 CT 显示肿物压迫肠系膜下静脉。推测最可能引起扩张的静脉是   （　　）

A. 中结肠静脉   B. 右结肠静脉

C. 胰十二指肠下静脉   D. 回结肠静脉

E. 左结肠静脉

3. 患者，中年男性，主诉腘窝部不适或行走后发胀。检查可见腘窝有囊性肿物，需手术治疗。在腘窝手术时，应注意勿损伤注入腘静脉的较粗的浅静脉是   （　　）

A. 大隐静脉   B. 胫后静脉   C. 胫前静脉   D. 小隐静脉

E. 腓静脉

4. 患者，男，23 岁，口唇上方青春痘挤压后 3 天，头痛发热。血常规检查可见白细胞计数增高。怀疑有颅内感染。细菌进入颅内最可能经过的静脉是   （　　）

A. 面深静脉　　　　B. 颞浅静脉　　　　C. 上颌静脉　　　　D. 面静脉

E. 颈内静脉

5. 患者,男,55 岁,曾有乙型肝炎病史,主诉夜间呕血 100ml 左右,食欲缺乏,消瘦。B 超
检查显示肝缩小,肝内回声增粗,脾大。此患者呕血是由哪条静脉破裂所致　（　　）

A. 气管静脉　　　　B. 食管静脉　　　　C. 左胃静脉　　　　D. 右胃静脉

E. 肠系膜上静脉

6. 患儿,2 岁,因先天性斜颈入院,需手术矫正。在颈部手术暴露胸锁乳突肌时,应注意
勿伤到的静脉是　　　　　　　　　　　　　　　　　　　　　　　（　　）

A. 颈内静脉　　　　B. 颈外静脉　　　　C. 锁骨下静脉　　　　D. 面静脉

E. 颈前静脉

7. 患者,男,从高处落下后,X 线检查显示右前臂桡骨粉碎性骨折,需手术治疗。在前臂
桡侧施行手术时容易损伤的浅静脉是　　　　　　　　　　　　　　（　　）

A. 头静脉　　　　B. 前臂正中静脉　　　　C. 贵要静脉　　　　D. 肘正中静脉

E. 肱静脉

三、B1 型单项选择题

（1～3 题共用备选答案）

A. 面静脉　　　　B. 甲状腺下静脉　　　　C. 颞浅静脉　　　　D. 颈静脉弓

E. 颈前静脉

1. 汇入颈外静脉的是　　　　　　　　　　　　　　　　　　　　　　（　　）

2. 汇入颈内静脉的是　　　　　　　　　　　　　　　　　　　　　　（　　）

3. 汇入头臂静脉的是　　　　　　　　　　　　　　　　　　　　　　（　　）

（4～6 题共用备选答案）

A. 腋静脉　　　　B. 锁骨下静脉　　　　C. 头臂静脉　　　　D. 上腔静脉

E. 颈内静脉

4. 颈外静脉注入　　　　　　　　　　　　　　　　　　　　　　　　（　　）

5. 头静脉注入　　　　　　　　　　　　　　　　　　　　　　　　　（　　）

6. 奇静脉注入　　　　　　　　　　　　　　　　　　　　　　　　　（　　）

（7～9 题共用备选答案）

A. 肝静脉　　　　B. 腰升静脉　　　　C. 左肾静脉　　　　D. 肝门静脉

E. 右肾静脉

7. 左腰静脉注入　　　　　　　　　　　　　　　　　　　　　　　　（　　）

8. 左肾上腺静脉注入　　　　　　　　　　　　　　　　　　　　　　（　　）

9. 左睾丸静脉注入　　　　　　　　　　　　　　　　　　　　　　　（　　）

（10～12 题共用备选答案）

A. 腋静脉　　　　B. 锁骨下静脉　　　　C. 头臂静脉　　　　D. 上腔静脉

E. 颈内静脉

10. 胸廓内静脉注入　　　　　　　　　　　　　　　　　　　　　　（　　）

11. 头静脉注入　　　　　　　　　　　　　　　　　　　　　　　　（　　）

12. 颈外静脉注入　　　　　　　　　　　　　　　　　　　　　　　（　　）

（13～15 题共用备选答案）

    A. 气管静脉   B. 食管静脉   C. 右腰升静脉   D. 骶外侧静脉

    E. 上腔静脉

13. 奇静脉注入   （   ）

14. 脊柱静脉注入   （   ）

15. 半奇静脉接受   （   ）

（16～17 题共用备选答案）

    A. 腘静脉   B. 股静脉   C. 髂外静脉   D. 髂总静脉

    E. 下腔静脉

16. 小隐静脉注入   （   ）

17. 腹壁下静脉注入   （   ）

四、X 型多项选择题

1. 关于大隐静脉，正确的有   （   ）

    A. 注入髂外静脉   B. 注入股静脉

    C. 起于足背静脉弓内侧   D. 经内踝前方

    E. 属支有小隐静脉

2. 下腔静脉的属支为   （   ）

    A. 肝静脉   B. 左睾丸静脉   C. 右睾丸静脉   D. 腰静脉

    E. 髂外静脉

3. 上肢的浅静脉有   （   ）

    A. 桡静脉   B. 贵要静脉   C. 头静脉   D. 尺静脉

    E. 肱静脉

4. 大隐静脉的属支有   （   ）

    A. 股内侧浅静脉   B. 股外侧浅静脉   C. 腹壁浅静脉   D. 旋髂浅静脉

    E. 阴部外静脉

5. 关于肺静脉，正确的有   （   ）

    A. 有静脉瓣   B. 没有静脉瓣   C. 左、右各 1 支   D. 左、右各 2 支

    E. 注入左心房

6. 关于锁骨下静脉，正确的有   （   ）

    A. 是肱静脉的延续   B. 是腋静脉的延续

    C. 自第 1 肋内缘起   D. 注入头静脉

    E. 属支主要有颈外静脉

7. 关于贵要静脉，正确的有   （   ）

    A. 位于上肢桡侧   B. 位于上肢的尺侧

    C. 起于手背静脉网的尺侧   D. 起于手背静脉网的桡侧

    E. 注入腋静脉或肱静脉

8. 关于头静脉，正确的有   （   ）

    A. 起于手背静脉网的尺侧   B. 由颈内静脉和锁骨下静脉会合而成

    C. 起于手背静脉网的桡侧   D. 注入上腔静脉

E. 注入腋静脉

9. 关于静脉瓣,正确的有　　　　　　　　　　　　　　　　　　　（　　）

A. 由静脉壁的内膜折叠形成　　　　B. 以头颈部静脉为多

C. 以下肢静脉为多　　　　　　　　D. 瓣膜顺血流开放

E. 是防止血液逆流的重要装置

（白爽、袁张根）

第十章 淋巴系统

实验 24 淋巴导管、淋巴结和脾

【实验目的】

1. 掌握淋巴系统的组成,胸导管的组成、走行位置、收纳范围和汇入部位,右淋巴导管的组成、收纳范围和汇入部位。

2. 掌握腋淋巴结群和腹股沟浅、深淋巴结群的位置、收纳范围及其回流。掌握脾的形态和位置。

3. 熟悉淋巴系的主要功能及各淋巴干的名称、收纳范围。

4. 熟悉颈外侧浅、深淋巴结群的位置、收纳范围及回流。

5. 了解器官的淋巴回流。

【实验材料】

1. 示意全身浅淋巴结群的淋巴系统模型。

2. 胸导管和右淋巴导管标本。

3. 脾的标本和模型。

【实验提示】

1. 淋巴结主要存在于躯体的隐蔽处、结缔组织及血管较多的部位,如颈部、腋窝和腹股沟区。淋巴结属于实质性器官,因此,用手感觉其质地较坚硬,标本上为黑灰色。

2. 淋巴管非常细小,数量较多,主要位于血管周围并与之伴行。因此,标本上不易清楚见到。可参看模型。

3. 胸导管行于胸主动脉和奇静脉之间,注意与奇静脉的区分。胸导管质地脆弱,观察时切莫用镊子拉扯,以免拉断和损坏。

【实验内容】

淋巴系统是由淋巴管道、淋巴器官和散在于其他系统和器官的淋巴组织构成。淋巴管道以微细的毛细淋巴管,并逐渐会合成较大的淋巴管,再由淋巴管会合 9 条淋巴干,最后形成 2 条淋巴导管,即胸导管和右淋巴导管。两者分别注入左、右静脉角。淋巴管在行程中要经过淋巴结,进入淋巴结的管道叫输入淋巴管,出淋巴结的管道叫输出淋巴管。淋巴管内的液体称为淋巴,其开始于组织液,最后汇入血液。

1. 胸导管和右淋巴导管

在实物标本和模型上观察淋巴导管的行程及位置。

(1)胸导管　是全身最长最粗的淋巴导管,长 30～40cm。在示意胸导管的标本上观察,在胸主动脉和奇静脉之间可见到胸导管,再向上、向下追踪观察

胸导管和腹、盆部淋巴结

其位置及行程。胸导管的下端膨大称为乳糜池,此池通常位于主动脉的后方,平对第 1 腰椎体前面,由左、右腰干和肠干会合而成。胸导管约在平对第 4、5 胸椎水平移向左侧,出胸廓上口至颈根部,呈弓状弯曲注入左静脉角。胸导管在颈根部又接收左支气管纵隔干、左锁骨下干和左颈干的注入。胸导管收纳左侧上半身和整个下半身的淋巴,即全身 3/4 的淋巴回流。

(2)右淋巴导管　在标本或模型上观察。右淋巴导管是一短干,长约 1.5cm。右淋巴导管在注入右静脉角处接收右支气管纵隔干、右锁骨下干和右颈干的注入。右淋巴导管收纳右侧上半身的淋巴,即全身 1/4 的淋巴回流。

2. 全身主要的淋巴结群

(1)下颌下淋巴结　位于下颌下腺附近,收纳面部等处的浅、深淋巴。此淋巴结的输出管注入颈外侧深淋巴结。

(2)颈淋巴结　可分为浅、深两组。

1)颈外侧浅淋巴结　位于颈部皮下,沿颈外静脉排列,收纳耳后、枕部及颈浅部的淋巴,其输出管注入颈外侧深淋巴结。

2)颈外侧深淋巴结　沿颈内静脉排列成 1 条纵行淋巴结链。它直接或间接地收集头颈部淋巴,其输出管汇集成颈干。

(3)腋淋巴结　位于腋窝内的血管周围。主要收集上肢、胸壁和乳房等处的淋巴,其输出管构成锁骨下干。

(4)腹股沟淋巴结　可分浅、深两群。浅群位于腹股沟韧带下方及大隐静脉上段周围的浅筋膜内;深群位于阔筋膜的深方、股静脉根部的周围。收集下肢、会阴、外生殖器、臀部和脐以下腹前壁的淋巴,其输出管经髂外淋巴结、腰淋巴结,最后经腰干注入乳糜池。

(5)腹部淋巴结

1)腰淋巴结　位于腰椎体前面,沿腹主动脉及下腔静脉排列。其输出管会合成 1 对腰干,注入乳糜池。

2)腹腔淋巴结　位于腹腔干周围,其输出管注入肠干。

3)肠系膜上、下淋巴结　分别沿肠系膜上、下动脉根部周围排列,其输出管均入肠干。

3. 脾

(1)脾的位置　打开腹前壁,可见脾位于左季肋区,在第 9～11 肋之间。

脾的位置

(2)脾的形态　结合观察游离标本,可见脾略呈长扁椭圆形。脾可分为膈、脏两面,前、后两端和上、下两缘。脏面凹陷,近中央处为脾门。上缘较锐,前部有 2～3 个脾切迹。脾肿大时,在左侧肋弓下可触及,脾切迹可作为触摸脾的标志。

脾的形态

实验拓展

【练习题】

一、A1 型单项选择题

1. 胸导管不收集 　　　　　　　　　　　　　　　　　　（　　）
    A. 左侧上半身的淋巴　　　　　　　　　B. 左侧下半身的淋巴
    C. 右侧下半身的淋巴　　　　　　　　　D. 右侧上半身的淋巴
    E. 左侧下肢的淋巴

2. 关于右淋巴导管的描述，正确的是 　　　　　　　　　（　　）
    A. 接受右支气管纵隔干　　　　　　　　B. 注入颈外静脉
    C. 接受尖淋巴结的输出淋巴管　　　　　D. 引流全身 3/4 部位的淋巴
    E. 接受 Virchow 淋巴结的输出淋巴管

3. 关于人体的淋巴干的叙述，正确的是 　　　　　　　　（　　）
    A. 有 8 条　　　　　　B. 有 9 条　　　　　　C. 不成对的有 2 条　　D. 都注入胸导管

4. 关于淋巴管的叙述，正确的是 　　　　　　　　　　　（　　）
    A. 管径是均匀一致的　　　　　　　　　B. 始终与血管伴行
    C. 存在于所有的器官组织内　　　　　　D. 有大量瓣膜
    E. 最终汇入右淋巴导管

5. 关于胸导管的叙述，正确的是 　　　　　　　　　　　（　　）
    A. 起自左、右腰干　　　　　　　　　　B. 经膈的食管裂孔进入胸腔
    C. 至第 3 胸椎高度向左侧斜行　　　　　D. 注入左静脉角
    E. 引流全身 1/4 部位的淋巴

6. 胸导管常注入 　　　　　　　　　　　　　　　　　　（　　）
    A. 左静脉角　　　　　　B. 右静脉角　　　　　　C. 右锁骨下静脉　　　　D. 右头臂静脉
    E. 左锁骨下静脉

7. 下列有关脾的描述，正确的是 　　　　　　　　　　　（　　）
    A. 为扁圆形中空性器官　　　　　　　　B. 位于右季肋区
    C. 被第 9～11 肋覆盖　　　　　　　　　D. 后缘有 2～3 个脾切迹
    E. 位于腹上区

8. 下述哪一项包含在淋巴系统的组成中 　　　　　　　　（　　）
    A. 组织液　　　　　　B. 毛细血管　　　　　　C. 淋巴器官　　　　　　D. 淋巴小结
    E. 脾髓

9. 腹股沟深淋巴结沿下列哪些结构排列 　　　　　　　　（　　）
    A. 大隐静脉末端　　　B. 股静脉　　　　　　　C. 腹股沟韧带　　　　　D. 股深静脉
    E. 以上均不对

10. 有关局部淋巴结的叙述，正确的为 　　　　　　　　　（　　）
    A. 是引流器官淋巴液的第 1 级淋巴结　　B. 切除肿瘤时不用切除局部淋巴结
    C. 不能清除肿瘤细胞和寄生虫　　　　　D. 是引流器官淋巴的第 2 级淋巴结

E. 不在器官附近

11. 关于淋巴结的描述,正确的是 （ ）

    A. 青年人有 100 个   B. 当中凹陷为淋巴结门

    C. 可称为淋巴组织   D. 基本上为深淋巴结

    E. 和免疫反应无关

12. 引流支气管淋巴的淋巴结是 （ ）

    A. 纵隔前淋巴结   B. 膈上淋巴结   C. 纵隔后淋巴结   D. 肺淋巴结

    E. 气管旁淋巴结

13. 有关脾的功能,正确的是 （ ）

    A. 是人体最大的淋巴结   B. 不具有造血功能

    C. 清除衰老的红细胞   D. 不能参加免疫应答反应

    E. 不具有内分泌功能

14. 直肠癌首先转移的淋巴结是 （ ）

    A. 直肠上淋巴结   B. 闭孔淋巴结   C. 左结肠淋巴结   D. 腰淋巴结

    E. 腹股沟深淋巴结

15. 淋巴器官包括 （ ）

    A. 肝脏   B. 胸腺   C. 胰脏   D. 孤立淋巴小结

    E. 淋巴滤泡

16. 女性患者的乳房上部有 1 个结节,该处的淋巴管最容易注入 （ ）

    A. 胸肌淋巴结   B. 膈上淋巴结   C. 尖淋巴结   D. 胸骨旁淋巴结

    E. 锁骨下淋巴结

二、A2 型单项选择题

1. 患者,女,56 岁,胃癌术后发现左锁骨上大窝有一肿大的淋巴结,可能是 （ ）

    A. 右锁骨上淋巴结   B. 左锁骨上淋巴结

    C. 颈浅淋巴结   D. 左锁骨下淋巴结

    E. 右锁骨下淋巴结

2. 患者,男,60 岁,在胸腔手术中见到了一些黑色淋巴结,它们是 （ ）

    A. 气管旁淋巴结   B. 纵隔前淋巴结   C. 膈上淋巴结   D. 纵隔后淋巴结

    E. 肋间淋巴结

3. 患者,女,46 岁,诊断喉癌,手术欲切除的淋巴结是 （ ）

    A. 下颌下淋巴结   B. 腮腺淋巴结   C. 颏下淋巴结   D. 颈外侧浅淋巴结

    E. 气管旁淋巴结

4. 患者足内侧缘皮肤被大头针刺伤而肿胀。肿大的淋巴结是 （ ）

    A. 腹股沟浅淋巴结上群   B. 腘淋巴结

    C. 腹股沟深淋巴结   D. 腹股沟浅淋巴结下群

    E. 髂外淋巴结

5. 患者,女,65 岁,确诊为乳腺癌。在手术时必须清除的淋巴结是 （ ）

    A. 肘淋巴结   B. 胸骨旁淋巴结   C. 肋间淋巴结   D. 胸肌淋巴结

    E. 膈上淋巴结

6. 患者，女，50岁，在锁骨上三角内触到肿大的左锁骨上淋巴结。该肿瘤细胞来自 （　　）

    A. 甲状腺　　　　　B. 胸腺　　　　　C. 胃　　　　　D. 睾丸

    E. 气管

7. 患者，男，75岁，下颌下淋巴结肿大。该肿大来自 （　　）

    A. 甲状腺　　　　　B. 舌　　　　　C. 喉　　　　　D. 眼

    E. 外耳

8. 患者，女，49岁，确诊为子宫颈癌。术中需要清除的淋巴结是 （　　）

    A. 腹股沟浅淋巴结　　　　　　　　B. 闭孔淋巴结

    C. 髂总淋巴结　　　　　　　　　　D. 腰淋巴结

    E. 腹股沟深淋巴结

三、B1 型单项选择题

（1～6题共用备选答案）

    A. 胸导管　　　　　B. 右淋巴导管　　　　　C. 乳糜池　　　　　D. 左静脉角

    E. 右静脉角

1. 肠干注入 （　　）

2. 右支气管纵隔干注入 （　　）

3. 左颈干注入 （　　）

4. 腰干注入 （　　）

5. 胸导管注入 （　　）

6. 左锁骨下干注入 （　　）

（7～9题共用备选答案）

    A. 气管旁淋巴结　　　　　　　　　B. 颏下淋巴结

    C. 下颌下淋巴结　　　　　　　　　D. 锁骨上淋巴结

    E. 斜角肌淋巴结

7. 甲状腺淋巴管注入 （　　）

8. 喉淋巴管注入 （　　）

9. 舌淋巴管注入 （　　）

（10～12题共用备选答案）

    A. 气管支气管淋巴结　　　　　　　B. 肠系膜上淋巴结

    C. 纵隔前淋巴结　　　　　　　　　D. 膈上淋巴结

    E. 右淋巴导管

10. 食管淋巴管注入 （　　）

11. 肝淋巴管注入 （　　）

12. 肺淋巴管注入 （　　）

（13～15题共用备选答案）

    A. 胸肌淋巴结　　　　B. 外侧淋巴结　　　　C. 肩胛下淋巴结　　　　D. 中央淋巴结

    E. 锁骨上淋巴结

13. 上肢淋巴管注入 （　　）

14. 颈后部淋巴管注入　　　　　　　　　　　　　　　　　　（　　）

15. 乳腺淋巴管注入　　　　　　　　　　　　　　　　　　　（　　）

四、X 型多项选择题

1. 关于乳糜池的描述,正确的有　　　　　　　　　　　　　（　　）

    A. 是胸导管起始处的囊状膨大　　　B. 由左、右腰干会合而成

    C. 由左、右腰干和肠干会合而成　　D. 位于第 1 腰椎体前方

    E. 位于第 2 腰椎体前方

（周焰、王统彩）

第四部分 感觉器实验

第十一章 视 器

实验 25 眼球和眼副器

【实验目的】

1. 掌握眼球壁各层的名称、位置、分部及主要形态结构。

2. 熟悉房水、晶状体、玻璃体的位置和形态结构,眼底的形态结构,结膜的位置与分部。

3. 了解眼的血管和神经分布。

【实验材料】

1. 已剖开的和未解剖的眼标本。

2. 眼睑、泪器、眼肌以及眼的血管标本。

3. 眼球模型。

【实验提示】

1. 由于眼球的形态结构较小而且较为复杂,因此,观察时要配合标本和模型,同时在活体上观察。

2. 已剖开的眼球标本,可见较硬的晶状体,玻璃体为胶状物质,切开后多散开,因此其形状较难观察到。

3. 通过标本和模型可清楚观察到眼球的肌肉,注意其位置与作用。

【实验内容】

1. 眼 球

使用眼水平切面或冠状切面标本和模型,并对照活体观察眼球的结构。

(1)眼球壁 由外向内可分为 3 层。

1)眼球纤维膜 可分为角膜和巩膜 2 个部分:① 角膜:为眼球纤维膜的前 1/6 无色透明的部分,约呈圆形并向前凸出,即活体上称"黑眼珠"的部分。② 巩膜:为眼球纤维膜的后 5/6 部分,呈乳白色,即活体上称"白眼珠"的部分。
眼球水平切面
巩膜在标本上较坚韧,后部有视神经穿过。

2)眼球血管膜 薄而柔软,此膜由于含大量色素细胞,为标本上颜色较深的部分。血管膜由前至后分为虹膜、睫状体和脉络膜 3 个部分。① 虹膜:为眼球血管膜的最前部,其颜色因人种不同而异,中国人呈棕色。虹膜中央有一圆形的瞳孔,即在活体上通过角膜所见到的黑色部分。虹膜与角膜周缘形成的夹角,称虹膜角膜角(前房角)。② 睫状体:是眼球血管膜环形增厚的部分,在虹膜的后方。内含平滑肌,称为睫状肌,收缩时可以缩小睫状体所形成的环。在切面上可见睫状体向内侧凸起,称为睫状突,其在整体上为一环状结构,在睫状突上附着有许多细的纤维状结构,称为睫状小带,其内侧端附着于晶状体。因此,睫状肌收缩或舒张使睫状体环缩小或变大,致使睫状小带松弛或紧张,从而调节晶状体曲度的变化。③脉络膜:占眼球血管膜的后方大部分,贴于巩膜内面。

3) 视网膜　为眼球壁最内层的薄膜。可分2层:易于剥脱下来的为神经层,紧密贴在中膜内面者为色素层。在活体上用检眼镜观察,视网膜后部的视神经起始处有一圆盘状的结构,称视神经盘,其中央有视神经和视网膜中央血管穿过。在视神经盘的外下侧,可见一带淡黄色的斑点,称为黄斑,是感光最敏锐之处。

(2) 眼球的折光装置　包括角膜、房水、晶状体和玻璃体。

1) 眼房和房水　观察眼标本和眼球模型,可见角膜与虹膜之间有一间隙,称为眼前房,在虹膜与晶状体之间的间隙称为眼后房,眼前房与眼后房通过瞳孔相通。两房内充满房水,其由睫状体产生,进入眼后房,通过瞳孔到达眼前房,最后从虹膜角膜间隙进入巩膜静脉窦。若房水的回流受阻便会导致眼内压升高或青光眼。

2) 晶状体　观察切开的眼标本,晶状体位于虹膜和玻璃体之间,外形像1个双凸透镜。晶状体由大量平行排列的纤维构成,其表面包被1层膜性结构,称为晶状体囊。晶状体借睫状小带与睫状体的睫状突相连。仔细观察晶状体周围的一些无色纤细的睫状小带。

3) 玻璃体　充填于晶状体后面的眼球内,为无色透明的胶状物质。切开的眼标本上多散开。

2. 眼副器

包括眼睑、结膜、泪器和眼外肌等结构,均可在标本或活体上观察。

眼副器

(1) 眼睑　俗称眼皮,分上睑和下睑,两睑之间的裂隙称睑裂。睑裂内、外侧两端分别称内眦和外眦。翻开上、下睑,透过结膜,可见致密坚硬、呈半月形的结构,称睑板。

(2) 结膜　翻开眼睑观察,结膜为眼睑内面与眼球前部的透明薄膜,依其所处部位可分为睑结膜、球结膜和结膜穹窿三部。结膜所围成的腔隙称为结膜囊。

(3) 泪器　由泪腺和泪道组成。

1) 泪腺　在标本上观察。泪腺位于眶前部上外方的泪腺窝内。

2) 泪道　由泪点、泪小管、泪囊和鼻泪管组成。① 泪点:在活体上观察,在上、下睑缘内侧端各有1个小凸起,其顶端的小孔称泪点。② 泪小管:在标本上难以观察,可结合图谱观察。③ 泪囊:在标本上观察,泪囊为膜性囊,位于泪囊窝内,其上部为盲端,下部移行为鼻泪管。④ 鼻泪管:可在颅骨标本上观察。

(4) 眼球外肌　位于眶内,分别运动眼球和眼睑。在标本上示教运动眼球的4条直肌和2条斜肌。配合模型观察上述6条肌的位置与走行,并根据它们各自的位置和走行分析其功能。

眼外肌

3. 眼的血管

结合模型进行观察。眼动脉起自颈内动脉,与视神经伴行入眶,在眶部发分支营养眼外肌、泪腺及眼球。其中重要的分支有视网膜中央动脉。眼静脉收集眼球及眼副器的静脉血,注入海绵窦。

实验拓展

【练习题】

一、A1 型单项选择题

1. 不属于眼球屈光装置的结构是 （　　）

 A. 角膜   B. 房水   C. 晶状体   D. 玻璃体

 E. 巩膜

2. 眼球壁三层结构，由外向内依次为 （　　）

 A. 虹膜、血管膜、视网膜   B. 纤维膜、血管膜、视网膜

 C. 纤维膜、角膜、视网膜   D. 角膜、血管膜、视网膜

 E. 角膜、巩膜、视网膜

3. 下列关于玻璃体的描述，正确的是 （　　）

 A. 玻璃体位于虹膜与晶状体之间   B. 富含血管神经

 C. 玻璃体前面凹陷称玻璃体凹   D. 玻璃体对视网膜起营养作用

 E. 玻璃体混浊时，不影响视力

4. 关于角膜的叙述，错误的是 （　　）

 A. 角膜占纤维膜的后 1/6 部分   B. 营养物质来自毛细血管、泪液和房水

 C. 无血管，富有感觉神经末梢   D. 角膜具有屈光作用

 E. 无色透明且富有弹性

5. 眼球壁中膜由前向后包括 （　　）

 A. 虹膜、脉络膜、视网膜   B. 瞳孔、虹膜、睫状体

 C. 虹膜、睫状体、脉络膜   D. 瞳孔、睫状体、脉络膜

 E. 脉络膜、睫状体、虹膜

6. 关于视网膜的叙述，错误的是 （　　）

 A. 视网膜的视部分为色素上皮层和神经层

 B. 视网膜属于眼球壁的内层

 C. 视网膜视部最大、最厚，附于脉络膜的内面

 D. 视网膜视部全都有感光的能力

 E. 视网膜分为虹膜部、睫状体部、脉络膜部 3 个部分

7. 下列关于眼球纤维膜的描述，正确的是 （　　）

 A. 是眼球壁的最内层   B. 富有血管和色素细胞

 C. 全层均透明   D. 前 1/6 部分为角膜

 E. 后 5/6 部分为睫状体

8. 下列关于巩膜的描述，正确的是 （　　）

 A. 占纤维膜的后 5/6 部分   B. 透明

 C. 棕黑色   D. 前方与晶状体相连

 E. 具有屈光作用

9. 关于眼球的描述,错误的是　　　　　　　　　　　　　　　（　　）

A. 位于眶内,借筋膜连于眶壁　　　　B. 其后部经眼神经与脑相连

C. 由眼球壁和内容物构成　　　　　　D. 略呈球形

E. 具有屈光成像和感受光刺激的功能

10. 关于眼球血管膜的描述,错误的是　　　　　　　　　　　　（　　）

A. 位于眼球最外层　　　　　　　　　B. 由疏松结缔组织构成

C. 富有神经、血管和色素细胞　　　　D. 由前向后分为虹膜、睫状体、脉络膜

E. 呈棕黑色

11. 下列关于虹膜的描述,错误的是　　　　　　　　　　　　　（　　）

A. 为血管膜的最前部,位于角膜的后方　B. 虹膜内有两种排列方向不同的骨骼肌

C. 中央有一圆形的瞳孔　　　　　　　D. 瞳孔括约肌受副交感神经支配

E. 呈圆盘形

12. 沟通眼球前房和后房的是　　　　　　　　　　　　　　　　（　　）

A. 虹膜角膜角　　B. 巩膜静脉窦　　C. 瞳孔　　　　D. 泪点

E. 前房角

13. 下列关于睫状体的描述,错误的是　　　　　　　　　　　　（　　）

A. 位于虹膜的外后方　　　　　　　　B. 是血管膜最肥厚的部分

C. 是吸收房水的部位　　　　　　　　D. 睫状肌的舒缩可调节晶状体的曲度

E. 睫状肌属平滑肌

14. 具有感受强光和辨色能力的是　　　　　　　　　　　　　　（　　）

A. 视锥细胞　　　B. 视杆细胞　　　C. 双极细胞　　　D. 节细胞

E. 视细胞

15. 看近物时,使晶状体变厚的主要原因是　　　　　　　　　　（　　）

A. 睫状小带紧张　　B. 睫状肌收缩　　C. 晶状体具有弹性　D. 瞳孔括约肌收缩

E. 以上都不正确

16. 关于房水的描述,错误的是　　　　　　　　　　　　　　　（　　）

A. 由睫状体产生　　　　　　　　　　B. 由眼前房经瞳孔到眼后房

C. 经虹膜角膜角渗入巩膜静脉窦　　　D. 可营养眼球和维持眼压

E. 具有折光作用

17. 下列关于泪器的描述,正确的是　　　　　　　　　　　　　（　　）

A. 泪腺位于泪囊窝内　　　　　　　　B. 泪小管由泪腺发出

C. 鼻泪管开口于下鼻道　　　　　　　D. 泪小管开口于结膜上穹

E. 泪点向内通往鼻泪管

18. 上直肌收缩时,瞳孔转向　　　　　　　　　　　　　　　　（　　）

A. 上内　　　　　　B. 上外　　　　C. 下内　　　　D. 上方

E. 下外

19. 下列关于视网膜的描述,正确的是　　　　　　　　　　　　（　　）

A. 最内层为色素细胞层　　　　　　　B. 在视网膜视部偏鼻侧处有视神经盘

C. 含有丰富的血管及色素上皮　　　　D. 全层都有感光能力

E. 由视细胞、双极细胞和锥细胞构成

20. 下列关于黄斑的描述,正确的是 （　　）
    A. 有视网膜中央动脉穿过　　　　　　　B. 位于视神经盘颞侧 3.5mm 处的稍下方
    C. 由双极细胞汇集而成　　　　　　　　D. 感光作用强,但无辨色能力
    E. 含视锥细胞和视杆细胞

21. 关于眼球的描述,错误的是 （　　）
    A. 睫状肌舒张,晶状体变厚、曲度变大　　B. 眼房内充满房水
    C. 房水渗入巩膜静脉窦　　　　　　　　D. 前房经瞳孔与后房相通
    E. 玻璃体为无色透明的胶状物

22. 下列关于玻璃体的描述,正确的是 （　　）
    A. 为无色透明的液体　　　　　　　　　B. 与维持眼压有关
    C. 无折光作用　　　　　　　　　　　　D. 有营养视网膜的功能
    E. 充满眼球

23. 下列关于眼球外肌的描述,正确的是 （　　）
    A. 共 7 块,均起自神经管内的总腱环　　B. 作用是上提眼睑和运动眼球
    C. 上斜肌收缩使眼球转向上外方　　　　D. 下斜肌收缩使眼球转向下外方
    E. 是配布在眼球周围的平滑肌

24. 视网膜剥离发生于 （　　）
    A. 双极细胞与节细胞之间　　　　　　　B. 视网膜与脉络膜之间
    C. 脉络膜与巩膜之间　　　　　　　　　D. 视网膜内层与外层之间
    E. 视锥、视杆细胞与双极细胞之间

25. 和眼球运动无关的眼球外肌是 （　　）
    A. 上睑提肌　　　B. 上直肌　　　　C. 下直肌　　　　D. 上斜肌
    E. 内直肌

26. 关于晶状体的描述,错误的是 （　　）
    A. 位于虹膜的后方、玻璃体的前方
    B. 呈双凸透镜状,无色透明,有丰富的血管和神经
    C. 晶状体外面包以具有高度弹性的晶状体囊
    D. 晶状体实质由平行排列的晶状体纤维所组成
    E. 晶状体若因疾病或创伤而变混浊,称为白内障

27. 对感觉器的描述,正确的是 （　　）
    A. 感觉器即感受器　　　　　　　　　　B. 结构简单,由感觉神经末梢形成
    C. 视器和前庭蜗器均为感觉器　　　　　D. 仅可感受机体外环境刺激
    E. 只分布于内脏器官

28. 俯视时,收缩的眼球外肌为 （　　）
    A. 上斜肌和下直肌　　　　　　　　　　B. 下斜肌和下直肌
    C. 下斜肌和内直肌　　　　　　　　　　D. 上直肌和下斜肌
    E. 上直肌和上斜肌

29. 眼副器不包括　　　　　　　　　　　　　　　　　　　　　　　（　　）

    A. 眼球外肌　　　　B. 眼睑　　　　　C. 结膜　　　　　D. 泪器

    E. 房水

30. 以下关于泪器的描述,正确的是　　　　　　　　　　　　　　　　（　　）

    A. 泪器属于眼球的一部分　　　　　　B. 泪器由泪腺和鼻泪管2个部分组成

    C. 泪腺分泌的泪液可防止结膜干燥　　D. 泪囊为一膜性盲囊,其下端为盲端

    E. 泪点是泪小管的开口

31. 下列结构中,不属于泪器的是　　　　　　　　　　　　　　　　　（　　）

    A. 泪腺　　　　　　B. 泪湖　　　　　C. 泪小管　　　　D. 泪囊

    E. 鼻泪管

二、A2 型单项选择题

1. 患者,男,45 岁,自诉外出时不慎迷眼,出现明显异物感,伴有畏光及流泪。可能伤及

    （　　）

    A. 结膜　　　　　　B. 虹膜　　　　　C. 角膜　　　　　D. 眼睑

    E. 巩膜

2. 患儿,女,12 岁,因双眼视远物不清,伴眼部胀痛及头晕就诊,查左眼视力 0.7,右眼视

    力 0.9,应用阿托品后远视视力恢复正常。诊断为假性近视。该患者功能异常的结

    构是　　　　　　　　　　　　　　　　　　　　　　　　　　　（　　）

    A. 角膜　　　　　　B. 房水　　　　　C. 晶状体　　　　D. 玻璃体

    E. 睫状肌

3. 患者,男,15 岁,常规体格检查时发现无法区分红色和绿色。诊断为红绿色盲。该病

    发生的解剖学基础是　　　　　　　　　　　　　　　　　　　　（　　）

    A. 视锥细胞异常　　B. 视杆细胞异常　　C. 双极细胞异常　　D. 节细胞异常

    E. 色素上皮细胞异常

4. 患者,男,自诉车祸后出现右眼眼球向内斜视。可能受累的神经是　　　　（　　）

    A. 动眼神经　　　　B. 视神经　　　　C. 滑车神经　　　D. 展神经

    E. 眼神经

5. 患者,男,38 岁,头部外伤后左眼瞳孔不能转向内方。受累的眼外肌是　　（　　）

    A. 外直肌　　　　　B. 内直肌　　　　C. 下斜肌　　　　D. 上斜肌

    E. 上直肌

6. 患者,女,25 岁,因头部外伤入院,查见右眼眼球下内方斜视,双眼视力正常。可能瘫

    痪的眼球外肌是　　　　　　　　　　　　　　　　　　　　　　（　　）

    A. 内直肌　　　　　B. 上睑提肌　　　C. 下斜肌　　　　D. 下直肌

    E. 上斜肌

7. 患者,男,15 岁,近视 800 度加 150 度散光,自诉近段时间经常感觉眼中有黑影飘过。

    受累的结构是　　　　　　　　　　　　　　　　　　　　　　　（　　）

    A. 角膜　　　　　　B. 晶状体　　　　C. 房水　　　　　D. 视网膜

    E. 玻璃体

8. 患者，男，35岁，3天前于头部外伤后出现右眼上睑下垂，伴眼球不能向上、向内运动。诊断为动眼神经麻痹。下列眼球外肌中可能受累的是 （   ）

    A. 上睑提肌和外直肌   B. 上睑提肌和下斜肌

    C. 上睑提肌和上斜肌   D. 内直肌和上斜肌

    E. 外直肌和下斜肌

9. 患儿，男，8岁，自诉黄昏或较暗光线下看不清东西，并产生暗适应障碍。诊断为视网膜色素变性（夜盲症）。这是由下列何种细胞功能不良引起的 （   ）

    A. 色素上皮细胞   B. 节细胞   C. 视锥细胞   D. 视杆细胞

    E. 双极细胞

10. 患者，女，68岁，右眼突然剧烈疼痛、眼红畏光、视物不清，伴有恶心感。诊断为继发性闭角型青光眼。其病因为 （   ）

    A. 房水回流受阻   B. 房水产生过少   C. 房水产生过多   D. 泪液分泌过多

    E. 视网膜中央动脉阻塞

三、B1 型单项选择题

（1～4题共用备选答案）

    A. 巩膜   B. 角膜   C. 虹膜   D. 脉络膜

    E. 视网膜

1. 可吸收散射光线的是 （   ）

2. 有感光作用的是 （   ）

3. 有屈光作用的是 （   ）

4. 可调节进入眼内光线的是 （   ）

（5～7题共用备选答案）

    A. 瞳孔   B. 晶状体   C. 眼房   D. 结膜

    E. 巩膜静脉窦

5. 与房水回流有关的是 （   ）

6. 有屈光作用的是 （   ）

7. 富有血管的黏膜是 （   ）

（8～10题共用备选答案）

    A. 虹膜   B. 角膜   C. 晶状体   D. 睫状体

    E. 瞳孔

8. 眼球纤维膜包括 （   ）

9. 眼球内容包括 （   ）

10. 沟通眼球前房与后房的是 （   ）

（11～14题共用备选答案）

    A. 上直肌   B. 下斜肌   C. 内直肌   D. 上斜肌

    E. 外直肌

11. 起自眶下壁的是 （   ）

12. 使瞳孔转向内上方的是 （   ）

13. 使瞳孔转向下外方的是 （   ）

14. 受展神经支配的是　　　　　　　　　　　　　　　　　　　　（　　）

四、X 型多项选择题

1. 眼球内容物包括　　　　　　　　　　　　　　　　　　　　　（　　）

　　A. 房水　　　　　　　B. 晶状体　　　　　C. 睫状体　　　　　D. 玻璃体

　　E. 泪腺

2. 具有屈光作用的有　　　　　　　　　　　　　　　　　　　　（　　）

　　A. 瞳孔　　　　　　　B. 房水　　　　　　C. 睫状体　　　　　D. 玻璃体

　　E. 晶状体

3. 下列有关晶状体的描述,正确的有　　　　　　　　　　　　　（　　）

　　A. 为双面凸的透明体　　　　　　　　　B. 周缘借睫状小带连于玻璃体

　　C. 有弹性　　　　　　　　　　　　　　D. 属于眼球屈光物质

　　E. 看远物时曲度变大

【微知识】

一、角膜捐献与移植

　　角膜捐献必须是捐献者生前自愿或死后家属同意,以尊重自愿为原则。

　　角膜移植适合治疗各种原因造成的角膜混浊或水肿而严重影响视力的病变。如反复发作的病毒性角膜炎引起的角膜混浊,在治愈半年内未再发作的患者,可进行移植角膜;被酸、碱化合物烧伤的角膜混浊患者,在受伤治愈一年以后,可进行角膜移植;角膜溃疡范围较大、侵犯较深、久治不愈,药物治疗失败,有穿孔危险或向中央侵犯的蚕蚀性角膜溃疡者,当立即进行角膜移植;先天性角膜变性、圆锥角膜、角膜基质变性、角膜内皮细胞功能失代偿等患者,也应当立即进行角膜移植;角膜肿瘤、角膜瘘、角膜葡萄肿患者可考虑进行角膜移植;已失明的角膜白斑患者,为改善外观,也可以考虑进行角膜移植。

　　角膜移植根据材料来源不同,可分为活体角膜移植与尸体角膜移植。所谓活体捐赠,顾名思义供体是活人。他们因外伤、视神经疾患、颅内疾患等原因失明(无光感)而角膜完好无损,是合适的供体。杭州医学院附属人民医院眼科中心分别于 2006 年 3 月与 12 月成功完成两例活体角膜移植,其中一例为全国首例盲人活体捐赠角膜。但是,目前国内的角膜移植材料绝大多数来自新鲜尸体(供体)。一般情况下,6 个月～60 岁且角膜健康者均适合捐献,尤其是死于急性疾病或外伤,其中以 18～35 岁者最佳;6 个月以内的婴儿与 90 岁以上的老年人,因其角膜功能差,不适合捐献。一般情况下,在死后 6 小时以内(冬季在死后12 小时以内)摘取,角膜上皮完整、基质透明、厚度不变(无水肿)者为佳。如果将新鲜角膜材料经保存液或深低温特殊处理,则可保持数天。但是下面这些供体的角膜不能用于移植:① 某些传染性疾病如艾滋病、梅毒、狂犬病、破伤风、麻风、白喉、病毒性肝炎、脑炎、脊髓灰质炎等患者;② 恶性肿瘤已侵犯眼组织者以及白血病、何杰金氏病等患者;③ 某些眼部疾病如眼前段恶性肿瘤、视网膜母细胞瘤、病毒性角膜炎、角膜变性或瘢痕、青光眼、虹膜睫状体炎、化脓性眼内炎患者以及做过内眼手术者等。

　　角膜移植手术仅仅是角膜移植的一部分,术后的处理和自我保健对角膜移植成功也起到很重要作用。角膜移植手术后 1～2 周可出院,因角膜移植的免疫排斥反应是导致术后失败的主要原因,故患者出院后还需继续用药治疗。一般术后局部滴用皮质类固醇或环孢霉素 A 等眼药水 3 个月，全身应用糖皮质激素等免疫抑制药物 1 个月，部分角膜条件差的患者用药时间更长。由于这些药物的副作用较多，用药时间、方法和剂量要严格按医嘱执行，不能随意加减，更不能随意停药，以防激素反跳等不良反应。患者要按时复诊，尤其是出院早期应每周 1 次；若无特殊病情，1 个月后可每月 1 次；待角膜缝线拆除后，每 3 个月复查 1 次；如有特殊情况需随时复诊。穿透性角膜移植的缝线一般于术后 6～12 个月；板层角膜移植的缝线一般于术后 3～6 个月，但具体时间由医生确定。

二、近视、远视、老花眼和白内障

眼轴过长或屈光装置的屈光度过大，视远物时成像于视网膜前方，导致视物不清，称为近视；相反，则称为远视。

老年人晶状体的弹性减退，睫状肌的调节能力减弱，视近物不清，称为老花眼。

晶状体若因疾病或理化损害变混浊，则为白内障。

长时间近距离用眼，睫状肌持续收缩，易造成视疲劳、视力下降，故视物时要注意远近结合，使睫状肌得到充分休息，保证眼正常工作。

三、世界视力日

世界视力日又称世界视觉日，活动由世界卫生组织和国际防盲协会等共同发起，日期为每年 10 月的第 2 个星期四。

根据世界卫生组织 2023 年 10 月公布的数据，全世界约有 3700 万人目盲，1.24 亿人视力低下。其中，3/4 的盲症病例是可以治疗或预防的。为了唤起人们关注视力问题，世界卫生组织、国际防盲协会等早在 1999 年就联合发起"视觉 2020"计划，强调视力是人的一项权利，并提出在 2020 年前力争消灭可避免的盲症。

世界视力日是"视觉 2020"的主要宣传活动。世界视力日的宣传目标包括：提高公众对盲症和视力损害的重视程度；鼓励各国政府参与并资助全国性的盲症预防计划；向公众宣传盲症预防知识和"视觉 2020"计划，以寻求广泛支持。

（周焰、毕晓晨）

第十二章　前庭蜗器

实验 26　耳

【实验目的】

1. 掌握前庭蜗器的组成和各部的作用,外耳道的形态、位置、分部,中耳的组成,鼓室 6 个壁的主要结构,咽鼓管的特点,骨迷路与膜迷路的分部,位置觉和听觉感受器的名称和位置。

2. 熟悉鼓膜的形态、位置和分部,3 块听小骨的名称及连结,声波的传导途径。

3. 了解耳郭的形态结构,乳突小房和乳突窦的位置,内耳道的结构。

【实验材料】

1. 颞骨锯开标本,显示内耳和听小骨。

2. 鼓室与听小骨模型。

3. 耳与内耳模型。

【实验提示】

1. 耳郭、外耳道和鼓膜可在活体上进行观察。

2. 中耳和内耳的结构较小且位置较深,因此多结合模型进行观察。注意所持模型的解剖学方位。

3. 3 块听小骨有实物标本和放大模型,注意它们之间的相互连结以及与鼓膜和内耳的关系。

4. 鼓室可以在锯开颞骨岩部的标本上观察到,根据解剖学方位认真思考其 6 个壁的构成。

【实验内容】

1. 外　耳

包括耳郭、外耳道和鼓膜 3 个部分。

外耳道

(1) 耳郭　在活体上对照教材及插图进行观察。

(2) 外耳道　在标本和放大的模型上观察。外耳道是外耳门至鼓膜之间的弯曲管道。仔细观察外耳道的弯曲,相互体会将耳郭朝向哪个方向牵拉外耳道的弯曲才会变小或消失,以便向内观察外耳道。

(3) 鼓膜　在模型和标本上观察。鼓膜为封闭在外耳道内侧端的 1 个卵圆形的膜性结构,其位置倾斜,即鼓膜上端向前外侧倾斜并与水平面成 45°角。鼓膜的中央部分向内侧凹陷,称为鼓膜脐。由于鼓膜的上端向前外侧倾斜和鼓膜中央部分凹陷,在光线直射时,便在鼓膜前下方形成 1 个三角形反射光区,称为光锥。鼓膜可分为上、下两部:上部较小,呈三角形,薄而松弛,为松弛部;下部较大且组织致密,为紧张部。鼓膜内面有锤骨柄紧密附着。

2. 中 耳

由鼓室、咽鼓管、乳突窦和乳突小房组成。结合放大的模型观察锯开的颞骨标本,在观察过程中注意它们的解剖学位置。

(1)鼓室 是颞骨岩部内的1个形状不规则的含气腔隙。室壁覆有黏膜,此黏膜与咽鼓管及乳突窦和乳突小房内的黏膜相续。

1)鼓室的6个壁 主要示教内、外侧壁。① 外侧壁:又称鼓膜壁,主要由鼓膜构成,鼓膜的外侧便是外耳道。鼓膜穿孔时,鼓室借外耳道与外界相通。
② 内侧壁:又称迷路壁,即内耳外侧壁,此壁凹凸不平,中部有圆形隆起,称鼓岬。鼓岬的后上方有卵圆形孔,为前庭窗,被镫骨底所封闭。鼓岬的后下方有圆形小孔,称蜗窗,在活体上有一膜性结构所封闭,因此称为第2鼓膜。

鼓室外侧壁

2)鼓室内容物 主要为听小骨。听小骨有3块,分别称锤骨、砧骨和镫骨。在游离标本和放大模型上观察听小骨的形态大小和它们之间的连结。注意:锤骨借锤骨柄附着于鼓膜,镫骨借镫骨底附着于前庭窗上,而砧骨连结在锤骨与镫骨之间。此连结使鼓膜的震动通过3块听小骨放大之后传递到内耳。

(2)咽鼓管 对照模型观察。咽鼓管是位于中耳鼓室和鼻咽部之间的管道。用拇指和食指捏住2个鼻翼,以阻断鼻腔的气流,紧闭口腔,然后用力向上鼓气,此时便感觉到耳内发出清脆的响声,表明鼻咽部的气体通过咽鼓管进入鼓室。

(3)乳突窦和乳突小房 为颞骨乳突内的许多含气小腔,为乳突小房。在锯开的颞骨标本上观察,可见这些小腔互相交通,向前经乳突窦与鼓室相通。

3. 内 耳

内耳埋藏在颞骨岩部骨质内,由骨迷路和膜迷路2个部分构成。

(1)骨迷路 在放大的模型和内耳的标本上观察。骨迷路由致密的骨质组成,是岩部中致密骨质所形成的曲折管道。按形态、部位可分为耳蜗、前庭和骨半规管三部。

1)耳蜗 形如蜗牛壳,呈锥形,由一骨性蜗螺旋管环绕蜗轴(耳蜗中心的骨轴)旋转两圈半所构成。耳蜗的尖端称蜗顶,朝向前外方,基底部称蜗底,有蜗神经由此穿出。蜗轴的骨质形成骨螺旋板深入蜗螺旋管内,将蜗螺旋管分成前部分的前庭阶和后部分的鼓阶。

2)前庭 为骨迷路中部较大的椭圆形结构,其外侧为鼓室,在外侧面上有2个孔,即前庭窗和蜗窗。

3)骨半规管 为3个半环形的小管,分别称前骨半规管、后骨半规管和外骨半规管(水平外骨半规管)。3个半规管互相垂直排列在3个平面上。3个骨半规管以5个脚与前庭相连通。

内耳道底

(2)膜迷路 是套在骨迷路内的结构。其中在3个骨半规管内的为3个膜半规管,内含位置觉感受器,称壶腹嵴。在前庭内的为2个囊性结构,分别称为椭圆囊和球囊,它们分别含有椭圆囊斑和球囊斑,它们也是位置觉感受器。在蜗螺旋管内的膜性结构为蜗管,内有听觉感受器,称为螺旋器(Corti器)。

━━━━━━━━━━━━━━━━ **实验拓展** ━━━━━━━━━━━━━━━━

【练习题】

一、A1 型单项选择题

1. 关于外耳道的描述,错误的是　　　　　　　　　　　　　　　　　　（　　）
   A. 检查鼓膜时应将耳郭拉向后上方
   B. 外耳道皮下组织少,炎性疖肿时疼痛剧烈
   C. 外 2/3 部为软骨部,内 1/3 部为骨部
   D. 是自外耳门至鼓膜的弯曲管道
   E. 传导声波

2. 下列关于鼓膜的描述,正确的是　　　　　　　　　　　　　　　　　（　　）
   A. 位于内耳和外耳之间　　　　　　　B. 中心部向内凹陷为鼓膜脐
   C. 松弛部在下方　　　　　　　　　　D. 前上方有反射光锥
   E. 紧张部呈淡红色

3. 小儿咽鼓管的特点是　　　　　　　　　　　　　　　　　　　　　　（　　）
   A. 较细长　　　　　B. 较细短　　　　　C. 较粗长　　　　　D. 较粗短
   E. 粗短且水平位

4. 下列关于膜迷路的描述,正确的是　　　　　　　　　　　　　　　　（　　）
   A. 位于骨迷路内
   B. 内含外淋巴
   C. 由膜半规管、椭圆囊、球囊 3 个部分构成
   D. 内含神经纤维
   E. 椭圆囊和球囊是位置觉感受器

5. 不属于膜迷路的是　　　　　　　　　　　　　　　　　　　　　　　（　　）
   A. 椭圆囊　　　　　B. 膜半规管　　　　C. 蜗管　　　　　D. 前庭
   E. 球囊

6. 听觉感受器是　　　　　　　　　　　　　　　　　　　　　　　　　（　　）
   A. 壶腹嵴　　　　　B. 螺旋器　　　　　C. 球囊斑　　　　　D. 椭圆囊斑
   E. 毛细胞

7. 下列关于鼓室的描述,正确的是　　　　　　　　　　　　　　　　　（　　）
   A. 外侧壁是鼓室盖　　　　　　　　　B. 内侧壁是耳蜗
   C. 壁内有黏膜覆盖　　　　　　　　　D. 经前庭窗通内耳
   E. 借内耳门通颅腔

8. 下列关于听小骨的描述,正确的是　　　　　　　　　　　　　　　　（　　）
   A. 是骨传导的途径　　　　　　　　　B. 镫骨居 3 块听小骨之间
   C. 锤骨附着于鼓膜内面　　　　　　　D. 砧骨处于最内侧
   E. 连结蜗窗

9. 下列关于咽鼓管的描述,正确的是 （　　）

    A. 是内耳与咽相通的管道　　　　　　B. 呈负压状态

    C. 小儿此管近似垂直　　　　　　　　D. 作用是维持鼓室内、外气压平衡

    E. 增强声波的传导

10. 声波从外耳道传到内耳,其经过顺序是 （　　）

    A. 鼓膜→锤骨→镫骨→钻骨→耳蜗牛

    B. 鼓膜→锤骨→砧骨→耳蜗

    B. 鼓膜→镫骨→锤骨→砧骨→耳蜗

    D. 鼓膜→锤骨→砧骨→镫骨→前庭窗→耳蜗

    E. 鼓膜→锤骨→砧骨→镫骨→半规管→耳蜗

11. 关于骨迷路的描述,错误的是 （　　）

    A. 骨迷路是由骨密质构成的不规则的腔与管

    B. 由耳蜗、前庭和骨半规管构成,沿颞骨岩部的长轴排列

    C. 前庭后上部有 5 个小孔与 3 个半规管相通

    D. 前庭外侧壁有前庭窗和蜗窗

    E. 前庭窗由第 1 鼓膜封闭,蜗窗由第 2 鼓膜封闭

12. 感受头部变速旋转刺激的是 （　　）

    A. 蜗管　　　　　B. 螺旋器　　　　　C. 壶腹嵴　　　　　D. 球囊斑和椭圆囊斑

    E. 内淋巴

13. 与鼓室不相连通的结构是 （　　）

    A. 外耳道　　　　　B. 咽鼓管　　　　　C. 乳突窦　　　　　D. 乳突小房

    E. 耳蜗

14. 有关鼓膜的描述,正确的是 （　　）

    A. 构成鼓室外侧壁的大部分　　　　　B. 位于内耳道与鼓室之间

    C. 婴儿鼓膜更为倾斜,近似呈垂直位　　D. 鼓膜边缘较薄,附着于颞骨鼓部和鳞部

    E. 鼓膜中心向内凹陷,称为鼓膜脐,内侧面为镫骨附着处

15. 关于蜗管的叙述,错误的是 （　　）

    A. 位于蜗螺旋管内

    B. 蜗管盘绕蜗轴两圈半

    C. 局部膜壁增厚形成壶腹嵴

    D. 和骨螺旋板一起分隔蜗螺旋管为前庭阶和鼓阶

    E. 下壁的基底膜上有螺旋器

16. 有关内淋巴的描述,不正确的是 （　　）

    A. 位于膜迷路内　　　　　　　　　　B. 来自蜗管外侧壁

    C. 经内淋巴囊回流入血液循环　　　　D. 和外淋巴在蜗孔处相连通

    E. 可以传递声波

17. 内耳的结构不包括 （　　）

    A. 前庭　　　　　B. 耳蜗　　　　　C. 半规管　　　　　D. 内耳道

    E. 内淋巴

18. 属于骨迷路的结构是　　　　　　　　　　　　　　　　　　　　　　　　（　　）
    A. 椭圆囊　　　　　　B. 耳蜗　　　　　　C. 球囊　　　　　　D. 膜半规管
    E. 蜗管

19. 中耳鼓室位于　　　　　　　　　　　　　　　　　　　　　　　　　　　　（　　）
    A. 颞骨岩部　　　　　B. 颞骨鼓部　　　　C. 颞骨乳突　　　　D. 颞骨鳞部
    E. 枕骨体

20. 小儿中耳炎的主要感染途径是　　　　　　　　　　　　　　　　　　　　　（　　）
    A. 咽鼓管　　　　　　B. 外耳道　　　　　C. 鼓膜　　　　　　D. 鼓室
    E. 乳突窦

21. 关于中耳的描述,错误的是　　　　　　　　　　　　　　　　　　　　　　（　　）
    A. 中耳由鼓室、咽鼓管、乳突窦和乳突小房组成
    B. 大部分位于颞骨岩部内,为含气的不规则小腔隙
    C. 中耳向外借鼓膜与外耳道相隔
    D. 中耳向内借内耳道底与内耳相邻
    E. 中耳向前借咽鼓管通鼻咽部

二、A2 型单项选择题

1. 患者,女,18 岁,耳科检查时鼓膜外侧面正常朝向应该是　　　　　　　　　（　　）
    A. 向前下外倾斜　　B. 向后下外倾斜　　C. 向前上外倾斜　　D. 向后上外倾斜
    E. 向前内下倾斜

2. 患儿,女,3 岁,咳嗽、低热 1 周,今感觉耳朵疼,并有分泌物自外耳道流出,怀疑患中
   耳炎并发鼓膜穿孔。幼儿容易患中耳炎的原因是　　　　　　　　　　　　（　　）
    A. 幼儿抵抗力差　　　　　　　　　　B. 幼儿咽鼓管短而平,管径大
    C. 幼儿咽鼓管主要由软骨部构成　　　D. 幼儿咽鼓管主要由骨部构成
    E. 幼儿咽鼓管始终处于开放状态

3. 患者,女,40 岁,旋转性眩晕、波动性听力下降、耳鸣和耳闷胀感反复发作。经检查初
   步诊断为梅尼埃病,即迷路积水。迷路内的液体主要来自　　　　　　　　　（　　）
    A. 前庭膜　　　　　　B. 鼓膜　　　　　　C. 血管纹　　　　　D. 壶腹嵴
    E. 螺旋膜

4. 患者,男,50 岁,早晨起床时突然出现短暂的天旋地转的感觉,站立不稳,不能行走。
   经检查初步诊断为耳石症。该症状是脱落的耳石刺激以下哪一结构引起的　（　　）
    A. 壶腹嵴　　　　　　B. 椭圆囊斑　　　　C. 球囊斑　　　　　D. 螺旋器
    E. 前庭膜

5. 患者,男,20 岁,第 1 次乘坐飞机,在飞机升空过程中感觉耳部发闷、疼痛,听觉下降,
   经乘务员指导做咀嚼运动后好转。与鼓膜两侧气压平衡无关的结构是　　　（　　）
    A. 鼓室　　　　　　　B. 咽鼓管　　　　　C. 鼻咽　　　　　　D. 外耳道
    E. 乳突窦

6. 患儿,3 岁,急性中耳炎后出现乳突部皮肤肿胀、潮红,有明显压痛。诊断为乳突炎。
   中耳炎经由以下哪一结构蔓延至乳突　　　　　　　　　　　　　　　　　　（　　）
    A. 乳突窦　　　　　　B. 乳突小房　　　　C. 听小骨链　　　　D. 蜗窗

E. 咽鼓管

7. 患儿,女,3岁,咳嗽,嗓子疼,发热1周,今感觉耳朵疼。经检查发现鼓膜红、肿、外凸。初步诊断为中耳炎。中耳炎的主要感染途径是 （　　）

    A. 外耳道   B. 外耳门   C. 内耳道   D. 咽鼓管

    E. 面神经管

8. 患者,男,20岁,感冒1周,逐渐出现耳部不适、发闷、疼痛。初步诊断为中耳炎。上呼吸道感染可以引起中耳炎,与下列哪个结构有关 （　　）

    A. 鼓室   B. 咽鼓管   C. 外耳道   D. 乳突窦

    E. 鼻咽

三、B1 型单项选择题

（1～3 题共用备选答案）

    A. 前庭蜗器   B. 耳屏   C. 耳垂   D. 鼓膜

    E. 光锥

1. 位于外耳道与鼓室之间的是 （　　）

2. 位置觉和听觉感受器是 （　　）

3. 临床采血常选用的部位是 （　　）

（4～7 题共用备选答案）

    A. 盖壁   B. 膜壁   C. 迷路壁   D. 颈动脉壁

    E. 颈静脉壁

4. 鼓室的下壁也称 （　　）

5. 鼓室的内侧壁也称 （　　）

6. 鼓室的前壁也称 （　　）

7. 鼓室的外侧壁也称 （　　）

（8～12 题共用备选答案）

    A. 壶腹嵴   B. 椭圆囊斑和球囊斑

    C. 螺旋器   D. 血管纹

    E. 基底膜

8. 感受头部静止位置刺激的是 （　　）

9. 头部旋转时刺激的结构是 （　　）

10. 直线加速或减速运动时刺激的结构是 （　　）

11. 听觉感受器是 （　　）

12. 产生内淋巴的结构是 （　　）

四、X 型多项选择题

1. 下列有关外耳道的描述,正确的有 （　　）

    A. 为一弯曲的管道

    B. 外侧 1/3 部为软骨部,内侧 2/3 部为骨部

    C. 成人外耳道长约 5cm

    D. 观察成人鼓膜时需将耳郭向后上方牵拉

    E. 外耳道的皮肤与骨膜、软骨膜结合疏松

2. 有关鼓室各壁的描述,正确的有 （ ）
   A. 外侧壁有鼓膜 　　　　　　B. 上壁是鼓室盖
   C. 后壁通向乳突窦 　　　　　　D. 下壁邻近颈内静脉起始部
   E. 内侧壁上有前庭窗和蜗窗

3. 有关内耳的描述,正确的有 （ ）
   A. 位于鼓室内侧 　　　　　　B. 由骨迷路和膜迷路构成
   C. 骨迷路位于膜迷路内 　　　　　　D. 膜迷路内含有内淋巴
   E. 有听觉感受器和位置觉感受器

4. 骨迷路包括 （ ）
   A. 骨半规管 　　　B. 蜗管 　　　C. 耳蜗 　　　D. 椭圆囊
   E. 前庭

5. 位置觉感受器包括 （ ）
   A. 壶腹嵴 　　　B. 螺旋器 　　　C. 椭圆囊斑 　　　D. 鼓膜
   E. 球囊斑

（周焰、毕晓晨）

第十三章　中枢神经系统

实验 27　脊　髓

【实验目的】

1. 掌握脊髓的位置、外形。

2. 熟悉脊髓灰质的形态结构以及白质内的重要传导束（薄束、楔束、脊髓丘脑束、皮质脊髓束）的位置和功能。

3. 了解脊髓节段与椎骨的关系、脊髓的功能。

【实验材料】

1. 显示原位脊髓的儿童去椎板标本。

2. 脊髓各段横切厚片标本和椎管横断面标本。

3. 椎管和脊髓模型。

【实验提示】

1. 脊髓标本柔嫩脆弱，操作时动作要轻柔。

2. 观察原位脊髓标本时，注意观察脊神经根与椎间孔的对应关系和脊髓下端与椎管下端的关系。

3. 观察脊髓游离标本时，通过脊髓灰质和白质的位置关系，确认其解剖学方位。

【实验内容】

1. 脊髓的位置和外形

观察离体和去掉椎管后壁和棘突的标本。可见脊髓位于椎管内，呈长圆柱形，左右径大于前后径，上端与延髓相续，下端变细，呈圆锥形，称脊髓圆锥。自圆锥的尖端向下延伸为 1 条银白色微亮的细丝，称为终丝。脊髓有 2 个梭形膨大部分：上方的 1 个相当于臂丛发出的部位，称颈膨大（第 4 颈节至第 1 胸节）；

脊髓位置和外形

下方的 1 个在脊髓圆锥以上，相当于腰骶丛发出的部位，称为腰骶膨大（第 2 腰节至第 3 骶节）。与 2 个膨大相连结的神经分别分布到上肢和下肢。因此，脊髓颈膨大和腰骶膨大的出现与肢体有关：前肢或上肢发达者，如人类和长臂猿，颈膨大较明显；后肢或下肢发达者，如袋鼠，腰骶膨大较明显；无肢体者，如蛇，脊髓的膨大不明显。

在脊柱去椎板的标本上观察脊髓与椎管之间的关系。成人脊髓下端只达第 1 腰椎水平，小儿可达第 3 腰椎水平。由此可见，脊髓与椎管不是等长的，即脊髓比椎管短，这是因为在脊髓和脊柱的发育过程中，脊柱的增长速度比脊髓快。因此，两者之间在开始时的节段性的对应关系也随着个体的发育逐渐发生了变化,出现脊髓相对上移的现象,此现象越向下越明显。与脊髓相连结的脊神经根丝在颈部几乎是横行穿过椎间孔,在颈部以下的脊神经根丝则逐渐向下斜行,部位越低的神经根丝倾斜越大,腰骶部的根丝在椎管内先垂直下降一段,才穿出相应的椎间孔。此处的根丝围绕终丝聚集成束,形成马尾状的结构,称为马尾。脊髓根据其位置分为颈髓、胸髓、腰髓、骶髓和尾髓5个部分。与脊髓相连的脊神经有31对,故脊髓也相应分为31个节段,称为脊髓节段,但各个节段并非等长。请仔细观察脊髓标本,可见胸髓的节段最长,骶髓和尾髓的节段最短。

借助脊髓游离标本和模型观察脊髓表面结构。脊髓前面和后面的正中各有1条纵行的裂隙,分别称为前正中裂和后正中沟,把脊髓分为左右对称的两半。在脊髓前正中裂和后正中沟的两侧,分别有成对的前外侧沟和后外侧沟。在前、后外侧沟均有成对的根丝出入脊髓,按照其解剖学方位分为前根和后根,每1对脊神经的前、后根在椎间孔处合成脊神经,再分成脊神经前支和后支。在会合之前,后根上有1个膨大的部分是脊神经节,内含假单极(感觉)神经元胞体。一般来说,后根是传入脊髓的感觉纤维,而前根则是由脊髓传出的运动纤维组成。

2. 脊髓的内部结构

借助脊髓的横切面厚片和脊髓放大的模型结合图谱进行观察。根据左右径、前后径及前正中裂和后正中沟等标志,首先确定脊髓的解剖学方位,再观察内部结构,切面上中间颜色较浅部分是灰质,周围颜色较深的部分是白质。在新鲜标本上灰质颜色灰暗,白质鲜亮发白。

(1)灰质 主要由神经元胞体聚集而成,居脊髓中央部,略呈"H"字形。"H"字形的中央部分称灰质连合,其中心有一小孔,为脊髓中央管的横切面。灰质连合向外侧与灰质的2个外侧部分相连。灰质的外侧部分向前端凸出的部分为前角,向后凸出的部分称后角,前角和后角之间的移行部分称为中间带,中间带向内侧与灰质连合相延续。在胸部和上3个腰髓节段,中间带向外侧凸出形成侧角。从脊髓整体看,前角、后角和侧角,它们各自上下延续呈柱状,故又称前柱、后柱和侧柱。

脊髓灰质主要是神经元的胞体聚集的区域,一些机能类似神经元在脊髓灰质内聚集在一起形成神经核,主要包括后角边缘核、胶状质、后角固有核、背核、中间内侧核、中间外侧核、前角内侧核和前角外侧核。可以简单归纳为脊髓后角主要接受脊神经后根纤维的传入,被认为是脊髓灰质的感觉部分。脊髓灰质的前角发出纤维形成脊神经的前根分布到骨骼肌,被认为是脊髓灰质的运动部分。而脊髓灰质的侧角则发出纤维通过脊神经前根出脊髓,然后分布到心肌、平滑肌和腺体,被认为是脊髓灰质的内脏运动部分。因此,脊髓灰质不同部位的损伤会出现完全不同性质的临床表现。如脊髓前角损伤出现运动障碍,即瘫痪;而脊髓后角损伤主要表现为感觉障碍,即麻痹。

(2)白质 主要由神经元凸起聚集而成,位于灰质外周,被脊髓的沟裂分成3个部分。在前正中裂与前外侧沟之间的部分称前索,位于前、后外侧沟之间的部分称外侧索,位于后正中沟与后外侧沟之间的部分称后索。在灰质连合的前方,前正中裂之间的白质称白质前连合。

在脊髓的白质内,机能一致的神经元凸起聚集形成神经纤维束(又称传导束),包括许多上、下走行的纤维束。在脊髓后索,内侧的部分称薄束,外侧的部分是楔束。在脊髓外侧索，后方部分有皮质脊髓侧束，前方的部分有脊髓丘脑侧束。在脊髓前索，内侧部分为皮质脊髓前束，前方的部分有脊髓丘脑前束。

实验拓展

【练习题】

一、A1 型单项选择题

1. 成人脊髓下端平齐 （　　）
   A. 第 1 骶椎水平　　　　　　　　　　B. 第 1 腰椎下缘水平
   C. 第 2 腰椎下缘水平　　　　　　　　D. 第 1 骶椎下缘水平
   E. 尾椎

2. 关于脊髓，错误的是 （　　）
   A. 成人脊髓下端平对第 1 腰椎下缘　　B. 前角存在于脊髓全长
   C. 侧角存在于脊髓全长　　　　　　　D. 皮质脊髓侧束贯穿脊髓全长
   E. 薄束存在于脊髓全长

3. 关于脊髓内部结构的描述，错误的是 （　　）
   A. 灰质呈"H"字形，贯穿脊髓全长　　B. 灰质位于脊髓中央，白质位于灰质周围
   C. 中央管向上通第 4 脑室　　　　　　D. 脊髓是中枢神经系的低级中枢
   E. 各段灰质均有前角、侧角和后角

4. 病变同侧水平以下痉挛性瘫痪、本体感觉及精细触觉消失，而且对侧痛温觉消失，应考虑 （　　）
   A. 脊髓白质前连合损伤　　　　　　　B. 脊髓后索损伤
   C. 脊髓侧索损伤　　　　　　　　　　D. 脊髓半侧损伤
   E. 脑干损伤

5. 关于皮质脊髓侧束的描述，正确的是 （　　）
   A. 为同侧大脑皮质运动区来的纤维　　B. 位于脑桥被盖部
   C. 位于脊髓的侧索内　　　　　　　　D. 仅见于脊髓的颈、胸段
   E. 位于大脑脚

6. 椎管内肿瘤压迫第 7 胸髓，手术时应切开哪个椎骨的椎弓板 （　　）
   A. 第 3 胸椎　　　B. 第 4 胸椎　　　C. 第 5 胸椎　　　D. 第 7 胸椎
   E. 第 9 胸椎

7. 脊髓半横断后，在断面以下出现 （　　）
   A. 同侧粗触觉丧失　　　　　　　　　B. 对侧肢体随意运动丧失
   C. 同侧深部感觉丧失　　　　　　　　D. 同侧痛温觉丧失
   E. 同侧肢体随意运动丧失和同侧痛温觉丧失

8. 脊髓的颈膨大位于 （　　）
   A. 第 4 颈节至第 1 胸节　　　　　　B. 第 5 颈节至第 2 胸节
   C. 第 4 颈节至第 2 胸节　　　　　　D. 第 4 颈节至第 8 颈节

E. 第 2 颈节至第 8 颈节

9. 第 5 颈髓平对　　　　　　　　　　　　　　　　　　　　　　　　　（　　）

    A. 第 6 颈椎　　　　B. 第 5 颈椎　　　　C. 第 4 颈椎　　　　D. 第 3 颈椎

    E. 第 7 颈椎

10. 脊髓内含有副交感神经元的是　　　　　　　　　　　　　　　　　　（　　）

    A. 胸核　　　　　　　　　　　　　　B. 后角固有核

    C. 中间内侧核　　　　　　　　　　　D. 第 2～4 骶髓中间带外侧部内侧核

    E. 侧角

11. 有关脊髓骶节的描述，正确的是　　　　　　　　　　　　　　　　　（　　）

    A. 有薄束和楔束　　　　　　　　　　B. 有交感神经节前神经元

    C. 有楔束无薄束　　　　　　　　　　D. 有副交感神经节前神经元

    E. 有皮质脊髓前束

12. 支配四肢肌的运动神经元位于　　　　　　　　　　　　　　　　　　（　　）

    A. 脊髓后角　　　　B. 脊髓侧角　　　　C. 脊髓前角　　　　D. 脊神经节

    E. 交感神经节

二、A2 型单项选择题

1. 一小儿发烧后，左侧下肢不能随意运动，肌张力减弱，腱反射消失。考虑损害部位在

    　　　　　　　　　　　　　　　　　　　　　　　　　　　　　　（　　）

    A. 左侧皮质脊髓侧束　　　　　　　　B. 右侧皮质脊髓侧束

    C. 左侧腰、骶髓后角　　　　　　　　D. 右侧腰、骶髓前角

    E. 左侧腰、骶髓前角

2. 患者，女，35 岁，出现上睑下垂、瞳孔缩小的表现。诊断为脊髓空洞症脊髓损伤的节
   段是　　　　　　　　　　　　　　　　　　　　　　　　　　　　　（　　）

    A. 第 5 颈节至第 6 颈节　　　　　　B. 第 7 颈节至第 8 颈节

    C. 第 1 胸节至第 2 胸节　　　　　　D. 第 3 胸节至第 4 胸节

    E. 第 4 颈节至第 5 颈节

3. 患者，女，50 岁，脊柱骨折，第 10 胸节受损。患者哪节椎骨可能骨折　　（　　）

    A. 第 10 胸椎　　　B. 第 11 胸椎　　　C. 第 9 胸椎　　　D. 第 8 胸椎

    E. 第 7 胸椎

4. 患儿，女，5 岁，因腰痛、两腿痛 2 天入院。入院后，发热至 39.5℃。次日早晨不能下
   床，左侧下肢不能活动。检查发现头颈部、两上肢和右侧下肢无运动障碍，左侧下肢
   完全瘫痪，肌张力减退，腱反射（膝和跟腱）消失。入院 3 周后，左大腿能够屈收，并能
   伸膝，但其他运动未见恢复。入院 1 个月后，足肌、小腿肌及大腿后面肌松弛，明显萎
   缩。无其他感觉障碍。脊髓损伤的主要节段是　　　　　　　　　　　　（　　）

    A. 第 4 腰节至第 2 骶节　　　　　　B. 第 1 腰节至第 4 腰节

    C. 第 2 腰节至第 2 骶节　　　　　　D. 第 1 腰节至第 3 腰节

    E. 第 1 骶节至第 3 骶节

5. 患者，男，45 岁，背部被刺伤。半年后检查发现，右侧下肢痉挛性瘫痪，右侧躯干剑突
   平面以下和右侧下肢意识性本体感觉丧失，左侧躯干肋弓以下和右侧下肢痛温觉丧

失。脊髓损伤的部位是 （　　）

A. 第 8 胸节左侧半　　　　　　　B. 第 6 胸节右侧半

C. 第 10 胸节右侧半　　　　　　　D. 第 8 胸节右侧半

E. 第 6 胸节左侧半

6. 患者，男，24 岁，背部被刺伤，导致脊髓侧索被切断，可造成切断部位的功能障碍包括

（　　）

A. 同侧随意运动及深、浅部感觉丧失

B. 同侧随意运动丧失及对侧痛温觉障碍

C. 同侧腱反射消失，触觉和压觉丧失

D. 同侧痛温觉全部丧失

E. 对侧随意运动丧失

7. 患者，男，43 岁，检查发现其双侧对称分布的痛温觉消失，本体感觉和精细触觉无障碍。可能损伤的部位是 （　　）

A. 脊髓横断　　　　　　　　　　B. 脊髓半横断

C. 脊髓白质前连合受损　　　　　　D. 脊髓前角损伤

E. 脊髓后角损伤

8. 患者，女，50 岁，车祸导致第 10～12 胸椎受损伤，可累及的脊髓节段是 （　　）

A. 下胸段　　　B. 全部腰段　　　C. 全部骶段　　　D. 全部腰骶段

E. 全部骶尾段

三、B1 型单项选择题

（1～4 题共用备选答案）

A. 前角　　　　B. 后角　　　　C. 侧角　　　　D. 后索

E. 外侧索

1. 躯体运动神经元胞体位于 （　　）

2. 交感神经元节前神经元胞体位于 （　　）

3. 薄束经过的部位为 （　　）

4. 脊髓丘脑束的神经纤维发自 （　　）

四、X 型多项选择题

1. 有关脊髓的描述，正确的有 （　　）

A. 成人从枕骨大孔延伸到第 2 腰椎下缘

B. 在胸段大部分有侧角

C. 有 30 个节段

D. 背侧有 1 条深的后正中裂

E. 颈部有 8 个脊髓节段

2. 反射弧包括 （　　）

A. 传入神经　　　B. 中枢　　　C. 传出神经　　　D. 感受器

E. 效应器

3. 关于脊髓内部结构的描述，正确的有 （　　）

A. 灰质呈"H"字形，贯穿脊髓全长

B. 中央管向上通第 4 脑室

C. 灰质位于脊髓中央,白质位于灰质周围

D. 侧角仅见于第 1 胸节至第 3 腰节

E. 皮质脊髓前束位于前索,纵贯脊髓全长

【微知识】

霍金

斯蒂芬·威廉·霍金(Stephen William Hawking)1942 年 1 月 8 日出生于英国牛津,著名物理学家。

1963 年,年仅 21 岁的霍金患上肌肉萎缩性侧索硬化症,即渐冻症。随着病情的不断加重,霍金上、下肢瘫痪,不能言语,只有三根手指可以活动。但霍金依然克服重重困难,在宇宙理论领域孜孜以求、不断探索。1979—2009 年在任卢卡斯数学教授期间,霍金证明了广义相对论的奇性定理和黑洞面积定理,提出了黑洞蒸发理论和无边界的霍金宇宙模型,在统一 20 世纪物理学的两大基础理论——爱因斯坦创立的相对论和普朗克创立的量子力学方面迈出了重要一步。凭借这些突出贡献,霍金先后获得 CH(英国荣誉勋章)、CBE(大英帝国司令勋章)、FRS(英国皇家学会会员)、FRSA(英国皇家艺术协会会员)等荣誉。

霍金曾表示技术进步有望逆转工业化对地球造成的一些危害,有助于消除疾病和贫困,但对人工智能需要加以控制。他还预言 2600 年能源消耗增加,地球或将变成"火球"。

2018 年 3 月 14 日,霍金逝世,享年 76 岁。

实验 28　脑

【实验目的】

1. 掌握脑干的位置、分部及主要外部形态结构。

2. 熟悉主要脑神经核的名称、位置和性质,薄束核、楔束核的位置和性质,脑干内的主要纤维束(锥体束、内侧丘系、三叉丘脑束、脊髓丘脑束)的位置和功能。

3. 了解红核、黑质的位置,脑干网状结构概念和脑干的功能。

4. 掌握小脑的位置和外形;了解小脑的构造。

5. 掌握间脑的主要位置和分部;熟悉背侧丘脑的位置和主要结构,下丘脑位置、形态结构及其主要核团,后丘脑的位置和功能;了解下丘脑的功能。

6. 掌握大脑半球的外部形态结构、分叶、主要沟、回、裂、基底核概念和构成,内囊的位置、分部及各部通过的主要纤维束。

7. 掌握大脑重要的皮质中枢(躯体运动中枢、躯体感觉中枢、视觉中枢、听觉中枢、语言中枢)的位置。

8. 了解大脑皮质的结构和分区、大脑髓质的概念、边缘系统的概念。

9. 熟悉脑室的位置和形态分部。

【实验材料】

1. 完整脑标本、脑正中矢状切面标本、大脑水平切面标本、大脑分离标本和脑模型。

2. 小脑和小脑横切面标本。

3. 脑干标本和脑干放大模型。

4. 脑干横切标本。

5. 丘脑模型。

6. 脑室模型,示侧脑室的标本。

【实验提示】

1. 观察脑时要小心和爱护标本,切勿用镊子夹持,要轻拿轻放。

2. 大脑半球表面的皮质功能定位区域之间分界不明显,只是功能相对核心的部分,不必刻意寻找之间的界限。

3. 间脑与端脑之间及间脑各部分之间的分界和范围不易看清,观察时请尽可能多地结合模型。

4. 小脑的表面形态和内部结构在实物标本和模型上均可以清楚地观察到。观察时联系其机能进行归纳总结,以加深记忆。

5. 因脑干区域狭小和结构复杂,在实习时要尽可能多地结合模型进行学习。

【实验内容】

脑位于颅腔内,分为端脑、间脑、小脑、中脑、脑桥和延髓 6 个部分。采用整体脑标本并结合模型观察,上方有 2 个半球形膨大的结构,即大脑半球,所谓的端脑就是由 2 个大脑半球组成。首先是在整体脑标本和模型上观察脑各部分的位置关系。在 2 个大脑半球后下方的为小脑,在小脑的前下方和端脑下方的扁柱形结构的部分为脑干,脑干与端脑之间部分为间脑,其大部分被左、右大脑半球所包裹。

脑的外形

脑干外形

1. 脑 干

(1) 脑干的外形　在脑干标本或放大的模型上观察。脑干由下往上依次由延髓、脑桥和中脑 3 个部分组成。

1) 脑干的腹侧面观察　脑干可以看成脊髓向上延续后形成的膨大。因此,其表面与脊髓有许多相似之处,但也因其表面形态和内部结构的变化与脊髓之间存在很大的差异。

① 延髓腹侧面:延髓的上部略膨大,形似倒置的圆锥体,借一横沟(称为脑桥延髓沟)与脑桥分界,在脑桥延髓沟内,由内向外依次有展神经、面神经和前庭蜗神经的根丝附着。延髓的下部较细,通过枕骨大孔与脊髓相延续。因此,其表面与脊髓表面结构有些相似,脊髓的前正中裂向上延续在延髓前面的正中仍然可见 1 条纵行的沟,称为前正中裂。其外侧有 2 条明显的纵行隆起,称锥体,其内有皮质脊髓束经过。在锥体下端,左、右两侧的纤维大部分在前正中裂深部相互交叉,称为锥体交叉。在锥体外侧,有个明显的隆起称为橄榄,其深方有下橄榄核。锥体与橄榄体之间为前外侧沟,其内有舌下神经根丝附着。在橄榄后方为橄榄后沟(后外侧沟),其内由上而下有舌咽神经、迷走神经和副神经的根丝附着。

② 脑桥腹侧面:有明显膨大的部分为基底部,基底向后延伸并逐渐变细,然后与小脑相连结,称为小脑中脚(又称脑桥臂),其内含有大量横行的连结脑桥与小脑的纤维。基底部与小脑中脚交界处可见 1 条较为粗大的神经根丝附着,称为三叉神经根,其是脑桥基底部与小脑中脚分界的表面标志。基底部在正中线上有 1 条纵行浅沟,称基底沟,有基底动脉经过。

③ 中脑腹侧面:上界为视束,下界为脑桥上缘。中脑腹侧面可见 2 条纵行的柱状结

构，称为大脑脚，内有锥体束等纤维经过，两大脑脚间的深窝称脚间窝。在脚间窝内可见 1 对动眼神经。在脚间窝的上前部分还可见到 2 个明显呈半球状的隆起，称为乳头体，以及位于其前方的呈漏斗状的灰结节，其下方借漏斗柄与脑垂体相接。乳头体、灰结节、漏斗柄和脑垂体属于下丘脑的结构。

2）脑干的背侧面观察　在整体脑标本和模型上已经观察到脑干的后方为小脑，而且两者之间有大量的纤维联系，要想充分暴露脑干的背面，必须切断它们之间联系的纤维才能移开小脑，在此过程中属于第 4 脑室顶壁的结构也一并被切除。因此，在脑干的标本和模型上从背面观察可以直接见到第 4 脑室底。另外，由于脊髓的中央管在脑干内膨大形成第 4 脑室，在此过程中，中央管后方及两侧的结构被推向外侧和前方。

① 延髓背侧面：其上部因中央管敞开而形成第 4 脑室底的下部，在延髓下部，有膨大的隆起分别称为内下方的薄束结节和外上方的楔束结节，其深面分别为薄束核和楔束核。楔束结节外上方的隆起为小脑下脚（又称绳状体）。

② 脑桥背侧面：是第 4 脑室底的上部。第 4 脑室底呈菱形，故称菱形窝。菱形窝的外上界称小脑上脚（又称结合臂）。

③ 中脑背侧面：有 2 对圆形隆起，称四叠体（即中脑顶盖）。上方 1 对隆起为上丘，下方的 1 对为下丘，它们的深方分别含有上丘核和下丘核，分别与视觉和听觉有关。在下丘的下方，有很细的滑车神经根相连，其绕大脑脚由背侧行向腹侧。

④ 菱形窝：仔细观察脑干标本和放大的脑干模型的背面，可见 1 个明显的呈菱形凹陷，称为菱形窝。菱形窝是第 4 脑室腔隙的下部分，其为脊髓中央管在脑干内形成的膨大部分。第 4 脑室的顶壁在切开小脑的同时被一并切除。菱形窝的下外侧缘自内下向外上分别为薄束结节、楔束结节和小脑下脚，上外侧缘为小脑上脚。菱形窝的外侧角为小脑中脚。在菱形窝的上角和下角之间的纵行的沟为正中沟，在其外侧与之平行的浅沟为界沟，此沟上端的区域为蓝斑，其深方为蓝斑核。两外侧角之间的条状隆起称为髓纹，其为脑桥和延髓在脑干背面的界线。在髓纹的下方，正中沟与界沟之间区域的上内侧为舌下神经三角，下外侧为迷走神经三角，其内面分别含有舌下神经核和迷走神经背核。在髓纹的上方，正中沟与界沟之间区域称为内侧隆起，其下部分为面丘，在深方为展神经核。在界沟外侧的三角形区域，包括菱形窝的外侧角，为前庭区和听结节，其深方分别含有前庭神经核和蜗神经核。

（2）脑干的内部结构　以理论课讲授为主，实习课主要观察脑干的脑神经核模型。另外，尽可能使用脑干水平切面的实物标本观察，特别是有些核团在实物标本上通过肉眼可以直接观察到。例如，橄榄体内的下橄榄核、面丘深方的展神经核、上丘和下丘深方的上丘核和下丘核、中脑内的红核和黑质。结合一些特制的模型观察通过脑干内的传导束，包括 4 个丘系的形成、在脑干内的位置和交叉平面，以及锥体束的位置和交叉。脑干的内部结构的实习，要求理解以下内容。

① 脑干内有许多机能一致的神经元的胞体聚集在一起，称为神经核。若它们的凸起聚集在一起，形成脑神经并分布至头颈部、胸部和腹部脏器的核团，称为脑神经核。

② 有些核团的纤维与脑神经没有直接联系，则称为非脑神经核（或者中继核）。

③ 脑干可以看成是脑与脊髓之间神经连结通路的必经结构。因此，脑干内有许多上、下行的纤维通过，称为传导束，信息由周围感受器向大脑传递的称为上行传导束，而由大脑

向外周效应器传递的称为下行传导束。

④ 脑干内存在大量的网状结构，它们具有极其重要的生理机能。

2. 小 脑

小脑外形

首先是在脑的整体标本和脑模型上观察小脑的位置，可见小脑位于脑的后下方，在颅腔内的小脑位于颅后窝。将小脑与脑干和脑的其他部分相联系的纤维切断，然后观察小脑的形态，可见小脑由两侧隆起的小脑半球和中间缩窄的小脑蚓组成。小脑的上面较平，有许多平行裂隙，其中有 1 条最明显的称为小脑原裂，为旧小脑和新小脑在上面的界线，即前部分为旧小脑，后部分为新小脑。小脑半球下面靠近小脑蚓的椭圆形隆起部分，称小脑扁桃体，其位置恰在枕骨大孔上方和延髓的后外侧。小脑的前面可见 1 对特殊的结构，呈球状，位于小脑中脚的下方，称为绒球，其向内侧借绒球脚与小结相接，绒球、绒球脚和小结一起称为绒球小结叶（原小脑）。因此，小脑外形主要为原小脑、旧小脑和新小脑 3 个部分，如此命名主要依据其在进化上的先后，即原小脑最先出现，而新小脑在进化上出现最晚。

在小脑横切面标本上观察。可见其表面为灰质，称小脑皮质，内部颜色浅淡，称为小脑髓质。在小脑髓质内可见一些灰色的团块状结构，称小脑核，其中最大的称齿状核，其形态犹如口袋状，其口开向内侧，在开口处可见小的团块状结构，分别称为栓状核和球状核。横切面标本上，在中线的两侧还可见到顶核，恰好位于第 4 脑室的顶壁内。上述这些核团在进化上有先后之分，一般来说，顶核与原小脑同时出现，而栓状核和球状核与旧小脑在同一时期出现，齿状核与新小脑同时出现。在进化上和机能上它们与中枢神经系统的其他结构密切相关，因此可以归纳为：

① 原小脑（前庭小脑）—顶核—前庭神经核和前庭神经，维持身体平衡，协调眼球运动。

② 旧小脑（脊髓小脑）—栓状核和球状核—脊髓，调节肌肉的张力。

③ 新小脑（大脑小脑）—齿状核—大脑，调控骨骼肌的随意、精细活动。

3. 间 脑

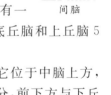

间脑

利用脑正中矢状切面、冠状切面标本，脑干整体标本以及脑模型进行观察。可见间脑位于端脑和中脑之间，其绝大部分被大脑半球所包裹。间脑中间有一矢状裂隙，称为第 3 脑室。间脑可分为背侧丘脑（丘脑）、下丘脑、后丘脑、底丘脑和上丘脑 5 个部分，前 3 个部分为重点观察的结构。

（1）背侧丘脑 是间脑的最大部分。从脑干标本和模型上观察，可见它位于中脑上方，为卵圆形的灰质团块，其外侧紧邻内囊，内侧面形成第 3 脑室侧壁的大部分，前下方与下丘脑相延续，两者之间有一从前上斜向后下的浅沟，称下丘脑沟，为其背侧丘脑与下丘脑的界线。在水平切面和冠状切面的标本以及特制模型上观察。背侧丘脑被 1 个"Y"字形的板状结构（内髓板）分成了 3 个部分，即丘脑前核群、内侧核群和外侧核群。它们分别与不同的脑区发生联系，具有不同的生理机能，此内容在理论课重点讲授。

（2）下丘脑 为脑正中矢状切面上所见到的下丘脑沟以下的部分结构，其在背侧丘脑的前下方。从脑底面观察，可见前部视交叉及行向后外方的视束。视交叉后方有 1 个隆起，称为灰结节，其下方变细的部分称为漏斗，漏斗的前下方连有卵圆形的垂体。在灰结节的后方为 1 对球状的乳头体。因此，通常借助上述标志将下丘脑分为视上部、结节部和乳头体部。下丘脑被看成是垂体的上级结构，通过产生激素调控垂体的内分泌机能。

（3）后丘脑　位于背侧丘脑后下方,包括内侧膝状体和外侧膝状体。外侧膝状体位于背侧丘脑后外下方,沿视束向后观察可见其终末膨大部分便是。外侧膝状体接受视束纤维的传入,被认为是视觉的皮质下中枢。内侧膝状体位于上丘外侧,形似1个界线清楚的卵圆形小体,其接受听觉纤维。因此,内侧膝状体被认为是听觉的皮质下中枢。

4. 端　脑

即左、右大脑半球。

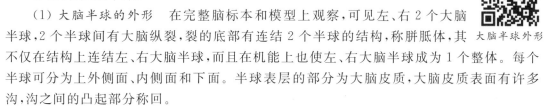

大脑半球外形

（1）大脑半球的外形　在完整脑标本和模型上观察,可见左、右2个大脑半球,2个半球间有大脑纵裂,裂的底部有连结2个半球的结构,称胼胝体,其不仅在结构上连结左、右大脑半球,而且在机能上也使左、右大脑半球成为1个整体。每个半球可分为上外侧面、内侧面和下面。半球表层的部分为大脑皮质,大脑皮质表面有许多沟,沟之间的凸起部分称回。

1）上外侧面　有一由前下方走向后上方的深沟,称为外侧沟。在背侧面中央稍后方有1条由后上方走向前下方的沟,称为中央沟。半球内侧面后部有1条由前下方走向后上方的深沟,称为顶枕沟,借助上述标志可将每一大脑半球分为5个叶,即额叶、顶叶、颞叶、岛叶和枕叶。① 额叶:是外侧沟以上、中央沟以前的部分,重要的脑回有中央沟之前的中央前回,其前方自上而下有额上回、额中回和额下回。② 顶叶:外侧沟以上、中央沟以后与顶枕沟以前的部分为顶叶,重要脑回有中央沟之后的中央后回、顶上小叶和顶下小叶。③ 颞叶:为脑外侧沟以下的部分,主要脑回有隐藏在外侧沟内有2～3个横行的短回,称颞横回,另有自上而下的颞上回、颞中回和颞下回。④ 岛叶:为外侧沟深方的部分,扒开外侧沟可见。⑤ 枕叶:顶枕沟以后的部分为枕叶,主要脑回有楔叶和舌回。

2）内侧面　由前向后的矢状切面称为胼胝体切面。它上方有一沟,称扣带沟。扣带沟与胼胝体之间称扣带回。胼胝体后下方有弓形走向枕极的沟,为距状沟。位于颞叶最内的回称海马旁回。海马旁回向前弯成的钩状结构称钩。胼胝体和背侧丘脑的前端之间有一孔,称为室间孔,是侧脑室与第3脑室相通的孔道。扣带回、海马旁回和钩三者呈半环形,位于大脑与间脑的边缘处,故称边缘叶。海马旁回沟上方可见一窄条形的齿状回,其外侧即侧脑室下角底壁上有弓形的海马。

3）下面　由前部的额叶、中部的颞叶、后部的枕叶构成。在额叶下面半球间裂两旁有1对细小的索状结构,称为嗅束,其前端膨大为嗅球。

（2）大脑半球的内部结构

1）大脑皮质和髓质　在大脑半球上部的水平切面上观察。可见其表层的部分颜色较深,为大脑皮质,中央部分颜色较浅,为大脑髓质,此处髓质主要由胼胝体纤维所构成。在大脑半球下部分水平切面上观察,可见大量横行的胼胝体纤维,在前、后端则呈钳状走向两侧额极及枕极。胼胝体为连结左、右大脑半球的主要纤维束。

2）基底核与内囊　在大脑半球中部的水平切面上观察。可见髓质内包埋有一些灰质团块,它们在大脑内接近大脑底部,故称基底核。借助大脑分离标本和脑干模型观察,可见位于背侧丘脑前上外后方的尾状核和在背侧丘脑外侧的豆状核。尾状核与豆状核合称纹状体。在尾状核、背侧丘脑与豆状核之间有">"或"<"形的白质区,称为内囊。

内囊由前向后分为内囊前肢、内囊膝和内囊后肢。内囊内有大量上下走行的纤维,它们自前向后依次为额桥束、皮质脑干(核)束、皮质脊髓束、视辐射和听辐射等传导束。

3）侧脑室　借助脑室模型或侧脑室标本，观察侧脑室全貌。它分为中央部、前角、后角和下角 4 个部分。在人脑半球中部水平切面上观察，可见前部有一呈倒"八"字形的间隙，后部有一呈"人"字形的间隙，此为侧脑室。前者为伸入额叶前角的部分，后者为伸入枕叶后角的部分。

实验拓展

【练习题】

一、A1 型单项选择题

1. 锥体交叉位于　　　　　　　　　　　　　　　　　　　　　　　　　　　（　　）
    A. 内囊　　　　　　　B. 大脑脚　　　　　　C. 脑桥基底部　　　　D. 延髓腹侧下部
    E. 脊髓前连合

2. 在脑干背面出脑的脑神经为　　　　　　　　　　　　　　　　　　　　　（　　）
    A. 副神经　　　　　　B. 滑车神经　　　　　C. 三叉神经　　　　　D. 舌下神经
    E. 动眼神经

3. 属于脑神经核的为　　　　　　　　　　　　　　　　　　　　　　　　　（　　）
    A. 红核　　　　　　　B. 豆状核　　　　　　C. 黑质　　　　　　　D. 下橄榄核
    E. 疑核

4. 进出延髓脑桥沟的神经有　　　　　　　　　　　　　　　　　　　　　　（　　）
    A. 三叉神经、展神经和面神经　　　　　　B. 展神经、面神经、前庭蜗神经
    C. 舌咽神经、迷走神经、副神经　　　　　D. 动眼神经、滑车神经
    E. 面神经、前庭蜗神经

5. 从橄榄后沟出入脑的神经从上向下依次为　　　　　　　　　　　　　　　（　　）
    A. 舌下神经、迷走神经　　　　　　　　　B. 迷走神经、副神经
    C. 迷走神经、副神经、舌下神经　　　　　D. 展神经、面神经、前庭蜗神经
    E. 舌咽神经、迷走神经、副神经

6. 距状沟两侧的皮质接受　　　　　　　　　　　　　　　　　　　　　　　（　　）
    A. 内侧膝状体的纤维　　　　　　　　　　B. 外侧膝状体的纤维
    C. 背侧丘脑前核群的纤维　　　　　　　　D. 丘脑腹后内侧核的纤维
    E. 丘脑腹后外侧核的纤维

7. 下列结构中，不属于间脑的是　　　　　　　　　　　　　　　　　　　　（　　）
    A. 丘脑　　　　　　　B. 松果体　　　　　　C. 下丘脑　　　　　　D. 上丘
    E. 垂体

8. 属背侧丘脑的结构为　　　　　　　　　　　　　　　　　　　　　　　　（　　）
    A. 丘脑髓纹　　　　　B. 松果体　　　　　　C. 乳头体　　　　　　D. 丘脑枕
    E. 外侧膝状体

9. 背侧丘脑腹后外侧核接受　　　　　　　　　　　　　　　　　　　　　　（　　）
    A. 三叉丘系纤维　　　　　　　　　　　　B. 内侧丘系、脊髓丘系

C. 嗅觉纤维　　　　　　　　　　　D. 味觉纤维

E. 视觉纤维

10. 背侧丘脑是躯体感觉冲动的汇总点,通过它中转再传到中央后回。右侧背侧丘脑损伤会出现　　　　　　　　　　　　　　　　　　　　　　　　（　　）

A. 左侧半身的本体感觉冲动不能上传

B. 左侧半身的痛温触压感觉冲动不能上传

C. 右侧半身的本体感觉冲动不能上传

D. 左侧半身的本体感觉和痛温触压感觉冲动不能上传

E. 右侧视觉冲动不能上传

11. 不属于下丘脑的结构是　　　　　　　　　　　　　　　　　　　（　　）

A. 乳头体　　　　　B. 灰结节　　　　　C. 外侧膝状体　　　　D. 视交叉

E. 漏斗

12. 接受躯体、四肢感觉的核为　　　　　　　　　　　　　　　　　（　　）

A. 腹后外侧核　　　B. 腹后内侧核　　　C. 腹前核　　　　　　D. 腹外侧核

E. 外侧膝状体

13. 穿经内囊膝的纤维束是　　　　　　　　　　　　　　　　　　　（　　）

A. 皮质脊髓束　　　B. 皮质核束　　　　C. 内侧丘系　　　　　D. 丘脑中央辐射

E. 视辐射

14. 内囊位于　　　　　　　　　　　　　　　　　　　　　　　　　（　　）

A. 背侧丘脑、豆状核与尾状核之间　　　B. 豆状核、屏状核与尾状核之间

C. 豆状核、尾状核与背侧丘脑之间　　　D. 背侧丘脑、尾状核与豆状核之间

E. 屏状核、尾状核与背侧丘脑之间

15. 视觉性语言中枢位于　　　　　　　　　　　　　　　　　　　　（　　）

A. 缘上回　　　　　B. 颞上回后部　　　C. 颞横回　　　　　　D. 角回

E. 距状沟

16. 听觉中枢位于　　　　　　　　　　　　　　　　　　　　　　　（　　）

A. 颞上回　　　　　B. 缘上回　　　　　C. 角回　　　　　　　D. 扣带回

E. 颞横回

17. 右侧中央后回接受的躯体感觉冲动来自　　　　　　　　　　　　（　　）

A. 左侧半身　　　　　　　　　　　　　B. 右侧半身

C. 全身　　　　　　　　　　　　　　　D. 左侧半身,除头面部外

E. 左侧半身,除听觉、视觉外

18. 右侧中央前回中部损伤可引起　　　　　　　　　　　　　　　　（　　）

A. 左侧半身肌瘫痪　　　　　　　　　　B. 左侧上肢肌瘫痪

C. 右侧上肢肌瘫痪　　　　　　　　　　D. 左睑以下面肌瘫痪

E. 左侧上、下肢肌瘫痪

19. 属于新纹状体的是　　　　　　　　　　　　　　　　　　　　　（　　）

A. 豆状核与屏状核　　　　　　　　　　B. 尾状核与苍白球

C. 杏仁核与壳　　　　　　　　　　　　D. 豆状核与尾状核

E. 尾状核与壳

20. 躯体、四肢深感觉传导通路的纤维交叉部位位于 （ ）

　　A. 延髓　　　　　　B. 脊髓　　　　　　C. 脑桥　　　　　　D. 中脑

　　E. 胼胝体

21. 瞳孔对光反射的中枢位于 （ ）

　　A. 间脑　　　　　　B. 中脑　　　　　　C. 脑桥　　　　　　D. 延髓

　　E. 距状沟上、下皮质

22. 丘系交叉部位在延髓的 （ ）

　　A. 锥体交叉的下部　　　　　　　　　　B. 锥体交叉的中部

　　C. 锥体交叉的上方　　　　　　　　　　D. 橄榄中部

　　E. 上丘

23. 有关中枢神经传导通路和间脑特异性中继核团,正确的是 （ ）

　　A. 腹后内侧核只接受三叉丘系发出的纤维

　　B. 内侧膝状体接受视觉纤维

　　C. 外侧膝状体接受听觉纤维

　　D. 腹后外侧核接受脊丘系和内侧丘系发出的纤维

　　E. 腹前核接受孤束核发出的味觉纤维

24. 脑和脊髓的被膜由外向内依次为 （ ）

　　A. 硬膜、软膜、蛛网膜　　　　　　　　B. 硬膜、蛛网膜、软膜

　　C. 软膜、蛛网膜、硬膜　　　　　　　　D. 蛛网膜、硬膜、软膜

　　E. 蛛网膜、软膜、硬膜

25. 硬膜外隙和蛛网膜下隙内都有 （ ）

　　A. 脑脊液　　　　　B. 脑神经根　　　　C. 脊神经根　　　　D. 结缔组织

　　E. 椎静脉丛

26. 椎动脉的行程中要经过 （ ）

　　A. 枕骨大孔　　　　B. 椎间孔　　　　　C. 椎孔　　　　　　D. 棘孔

　　E. 卵圆孔

27. 不属于颈内动脉分支的动脉是 （ ）

　　A. 大脑前动脉　　　B. 大脑中动脉　　　C. 大脑后动脉　　　D. 后交通动脉

　　E. 眼动脉

28. 当颅内压增高时,以下哪个结构突入枕骨大孔而挤压延髓会造成呼吸、循环衰竭

（ ）

　　A. 小脑扁桃体　　　B. 小脑绒球　　　　C. 小脑蚓部　　　　D. 小脑齿状核

　　E. 垂体

29. 关于大脑动脉环的描述,错误的是 （ ）

　　A. 大脑动脉环环绕视交叉、灰结节和乳头体

　　B. 颈内动脉可发出大脑前、中动脉

　　C. 前交通动脉连结两侧大脑前动脉

　　D. 大脑动脉环上发出中央动脉

E. 大脑中动脉发出后交通动脉与大脑后动脉吻合

30. 尾状核、豆状核和内囊等结构的血液主要来自　　　　　　　　　　　（　　）

　　A. 颈内动脉的直接分支　　　　　　　B. 大脑前动脉的直接分支

　　C. 大脑中动脉的直接分支　　　　　　D. 大脑后动脉的直接分支

　　E. 基底动脉的直接分支

31. 关于第 3 脑室的描述,不正确的是　　　　　　　　　　　　　　　（　　）

　　A. 位于间脑中间　　B. 呈正中矢状位　　C. 前界为终板　　D. 顶有脉络丛

　　E. 前下部有中脑水管

32. 关于脑脊液的描述,错误的是　　　　　　　　　　　　　　　　　（　　）

　　A. 除大脑外,其余中枢神经均浸泡入脑脊液中

　　B. 经室间孔流入第 3 脑室

　　C. 经第 4 脑室正中孔和外侧孔流入蛛网膜下腔

　　D. 经蛛网膜(颗)粒渗透至上矢状窦

　　E. 脑室和脑池内均充满脑脊液

二、A2 型单项选择题

1. 患者因丘脑肿瘤引起的丘脑综合征入院,经头颅 CT 显示肿瘤位于背侧丘脑腹后外
　　侧核。患者可能出现的症状是　　　　　　　　　　　　　　　　　（　　）

　　A. 变温症　　　　　　　　　　　　　B. 同侧半躯干四肢浅感觉传导障碍

　　C. 对侧半躯干四肢浅感觉传导障碍　　D. 同侧半躯干四肢深感觉传导障碍

　　E. 对侧半躯干四肢深感觉传导障碍

2. 患者因突发昏迷入院治疗,经检查右侧大脑中动脉中央支闭塞。患者会出现下列哪
　　种症状　　　　　　　　　　　　　　　　　　　　　　　　　　　（　　）

　　A. 右耳听力丧失　　　　　　　　　　B. 左耳听力丧失

　　C. 左眼鼻侧视野和右眼颞侧视野偏盲　　D. 右眼鼻侧视野和左眼颞侧视野偏盲

　　E. 双眼左侧视野同向性偏盲

3. 患者,56 岁,出现椎动脉延髓支阻塞,出现对侧上、下肢瘫痪。患者可能损伤　（　　）

　　A. 锥体束　　　　B. 皮质核束　　　　C. 丘脑腹后外侧核　D. 红核

　　E. 舌下神经核

4. 王某,55 岁,嗜酒多年,近年来记忆力不断下降,行动及对事物的反应迟缓,有时会走
　　路不稳,甚至出现幻听幻视。可能是下列哪个结构受损　　　　　　　（　　）

　　A. 大脑　　　　　　B. 小脑　　　　　C. 延髓　　　　　　D. 丘脑

　　E. 脊髓

5. 患者,女,29 岁,从摩托车上摔下,致颅脑损伤,入院治疗期间出现呼吸急速、咳嗽、心
　　慌、循环衰竭而死亡。分析死亡原因,正确的是　　　　　　　　　　（　　）

　　A. 颅内压降低　　　　　　　　　　　B. 中脑呼吸、心跳中枢受损

　　C. 小脑扁桃体疝　　　　　　　　　　D. 海绵窦血栓

　　E. 小脑幕切迹疝

三、B1 型单项选择题

（1~3 题共用备选答案）

    A. 端脑   B. 小脑   C. 中脑   D. 脑桥

    E. 延髓

1. 生命中枢位于 （　）
2. 视觉反射中枢位于 （　）
3. 侧脑室位于 （　）

（4~6 题共用备选答案）

    A. 外侧孔   B. 第 3 脑室   C. 第 4 脑室   D. 室间孔

    E. 侧脑室

4. 位于端脑内的腔是 （　）
5. 位于间脑内的脑是 （　）
6. 位于脑干和小脑之间的腔是 （　）

四、X 型多项选择题

1. 下列核团中，属于躯体运动核的有 （　）

    A. 疑核   B. 展神经核   C. 舌下神经核   D. 面神经核

    E. 滑车神经核

2. 下丘脑的结构包括 （　）

    A. 垂体   B. 视交叉   C. 漏斗   D. 松果体

    E. 下丘

3. 与端脑分叶有关的脑沟包括 （　）

    A. 中央沟   B. 距状沟   C. 顶枕沟   D. 扣带沟

    E. 外侧沟

4. 经过海绵窦的结构有 （　）

    A. 眼神经   B. 动眼神经   C. 滑车神经   D. 展神经

    E. 颈内动脉

5. 参与大脑动脉环构成的有 （　）

    A. 大脑前动脉起始段   B. 前交通动脉

    C. 大脑中动脉起始段   D. 后交通动脉

    E. 大脑后动脉起始段

6. 关于大脑动脉环的描述，正确的有 （　）

    A. 大脑动脉环环绕视交叉、灰结节和乳头体

    B. 颈内动脉可发出大脑前、中动脉

    C. 前交通动脉连结两侧大脑前动脉

    D. 基底动脉可发出左、右大脑后动脉

    E. 颈内动脉发出后交通动脉与大脑后动脉吻合

【微知识】

阿尔茨海默病

电影《归来》中,主人公冯婉瑜表现出的阿尔茨海默病(俗称老年痴呆)的种种细节,引发了人们对患有这一疾病的老年人晚年生活的思考。资料显示,2023 年全球阿尔茨海默病患者有 4400 万人,预计到 2050 年,患者数量将增长 3 倍。2018 年,我国约有 800 万阿尔茨海默病患者,且以每年 30 万人以上的新发病例在递增。

您是否留意过父母的这些变化——丢三落四,爱迷路,喜怒无常,胡乱猜忌,往事历历在目而近况一片模糊……老人们常自嘲为"老糊涂",感慨"人老了,不中用"。可是您有没有想过,这也许正是阿尔茨海默病的前期表现。

阿尔茨海默病不是正常的老年化,而是一种致命的脑部神经退行性疾病,严重影响患者的日常生活和社交。其主要临床表现为:早期记忆减退,常遗忘近事;渐渐会出现语言障碍,开始有用词困难,逐渐听不懂别人的意思,答非所问,自己经常说错话,内容逐渐空洞,交谈能力下降;最后大小便失禁,生活不能自理。值得注意的是,在阿尔茨海默病早期,不少患者尽管出现明显的记忆力下降、语言空洞、概括和计算能力受损情况,但能继续工作,这是由于他们在做很熟悉的工作。只有当向他们提出新的工作要求时,其问题才被发现。

到目前为止,还未找到阿尔茨海默病具体的病因,它仍然是一个世界难题,有的与遗传有关,有的是继发性的。一般而言,性格内向的人和有心脑血管疾病的人此病发病率高,所以我们只能尽量让老年人保持愉快的情绪,平时在家要勤动脑,多活动。

在确诊阿尔茨海默病的那天,就该戴上"黄手环"!

"黄手环行动"是 2012 年中国人口福利基金会与央视新闻中心共同发起的一项防止阿尔茨海默病患者走失的爱心行动。为患病老人戴上黄手环,并在其上写上老人的姓名、住址、亲人联系方式等,以便他人发现后报警或者将其送回,这在发达国家已是行之有效的救助方式。黄手环还可作为患者的特别标识,容易引起路人关注,帮助老人早日回家。

(王征、季华、王俊波)

第十四章　周围神经系统

实验 29　脊神经

【实验目的】

1. 掌握脊神经的数目、组成及纤维成分,臂丛、腰丛、骶丛的组成和位置,膈神经、尺神经、正中神经、桡神经、腋神经、肌皮神经、股神经、坐骨神经、腓总神经、腓浅神经、腓深神经和胫神经的走行和主要分布。

2. 熟悉颈丛的组成和位置,胸背神经、肋间神经、阴部神经和隐神经等的走行和主要分布。

3. 了解颈丛皮支,脊神经后支,闭孔神经,髂腹下神经,髂腹股沟神经,臀上、下神经等的分布。

【实验材料】

1. 分别示颈丛、臂丛、腰丛和骶丛的标本。

2. 头颈部、胸部、上肢和下肢的游离标本。

3. 示意脊神经的脊髓标本和模型。

【实验提示】

1. 首先在示意脊神经的脊髓标本和模型上观察脊神经的前根和后根以及脊髓节段与脊神经的关系。

2. 观察时注意神经主干的行程与周围血管等结构的位置关系。

3. 在观察脊神经的分布时,应结合相应支配的骨骼肌进行学习。

【实验内容】

脊神经是指与脊髓相连的周围神经,共有 31 对,分颈神经 8 对、胸神经 12 对、腰神经 5 对、骶神经 5 对和尾神经 1 对。脊神经出椎间孔后分为前、后 2 支。通常后支较小,分布于躯体后部分中轴及其附近,包括枕、项、背、腰、骶和臀部的深层肌(骶部和臀部的肌除外)和皮肤。前支粗大,除大部分胸神经前支外,其余各支分别交织形成神经丛,即颈丛、臂丛、腰丛和骶丛。此部分内容要求利用头颈、上肢、下肢或完整尸体标本进行观察。重点掌握神经丛的位置和构成、神经丛的主要分支和分布以及一些较大神经损伤之后的临床表现。

1. 颈　丛

翻开胸锁乳突肌,可见颈神经第 1～4 前支组成的颈丛以及它的主要分支,根据其分布分为皮支和肌支。

颈丛皮支

(1) 皮支　有枕小神经、耳大神经、颈横神经和锁骨上神经。它们均经胸锁乳突肌后缘中点浅出,因此将此区域称为神经点,颈部表浅手术通常在此点注射麻醉剂。

上述皮神经由此点进入浅筋膜内,然后向前、下、上、后方向呈放射状分布于颈前、颈下、肩部、枕部和耳部的皮肤。

（2）肌支 其中重要的有膈神经。膈神经是颈丛中最长的一支,由第3～5颈神经前支组成,其位于胸锁乳突肌的深面,沿前斜角肌表面下行,经胸廓上口进入胸腔(由锁骨下动、静脉之间通过),沿心包两侧肺根前方下行至膈,支配膈的运动和管理沿途胸膜等的感觉。右侧膈神经的感觉纤维还分布到肝和胆囊等。

2. 臂 丛

臂丛由第5～8颈神经前支及第1胸神经前支大部分组成,行于锁骨下动脉的后上方,穿过斜角肌间隙,经锁骨中段的后方进入腋窝。此处神经束最为集中,常为临床上臂丛麻醉时的神经阻滞点。臂丛在腋窝内围绕腋动脉形成内

臂丛及其分支

侧束、外侧束和后束。由各束发出数条长的神经,主要分布于肩、臂、前臂和手的肌及皮肤。

（1）尺神经 由内侧束发出,伴肱动脉下行,向下经肘关节后方紧贴尺神经沟下行,至前臂前内侧,伴尺动脉走行,达腕部经掌腱膜的深面入手掌。尺神经在前臂发肌支支配前臂前群小部分肌,入手掌后发肌支支配小鱼际肌,第3、4蚓状肌,骨间肌和拇收肌等。皮支分布于手掌尺侧1/3区及尺侧1个半手指掌面的皮肤,手背面尺侧1/2及尺侧2个半指背面的皮肤(第3、4指的毗邻侧只分布于近节)。

根据上述尺神经的走行和分布,尺神经容易损伤的部位是肱骨内上髁的后方。损伤之后的主要表现为屈腕力量减弱,小指和环指的远节关节不能屈曲,拇指不能内收和各指不能靠拢从而形成特殊的"爪形手"。手掌尺侧1/3区和尺侧1个半手指掌面的皮肤以及手背面尺侧1/2和尺侧2个半指背面的皮肤感觉障碍。

（2）正中神经 由外侧束和内侧束各发出1个根会合而成,可在腋动脉前方寻找,可见该神经伴肱动脉下行至肘窝,并穿过旋前圆肌向下经指浅、深屈肌之间,经腕部达手掌。该神经在臂部无分支,在前臂部发出分支,支配前臂大部分屈肌和旋前圆肌等。正中神经在掌部的肌支支配大部分鱼际肌(拇收肌除外)和第1、2蚓状肌。皮支分布于手掌桡侧2/3区及桡侧3个半指掌面的皮肤。

根据上述正中神经的走行和分布,正中神经容易损伤的部位是前臂和腕部。损伤之后的主要表现为屈腕力量减弱,第1～3指不能屈曲,拇指运动障碍,鱼际肌萎缩从而形成特殊的"猿掌",手掌桡侧2/3区和桡侧3个半手指掌面皮肤的皮肤感觉障碍。

（3）肌皮神经 由外侧束发出,其分支支配臂部前群肌及前臂外侧皮肤。肱骨骨折和肩关节脱位时常伴有肌皮神经损伤,主要表现为屈肘无力和前臂外侧皮肤的皮肤感觉障碍。

（4）桡神经 此神经较粗大,由后束发出,在肱骨后面,贴肱骨后面的桡神经沟走向外下达肱骨外上髁前方,分深、浅2支。深支穿旋后肌至前臂的背面,支配前臂后肌群,浅支伴桡动脉下行,达前臂远端背面,分布于手背桡侧1/2区和桡侧2个半指背面近侧节的皮肤。桡神经在臂部发出分支支配肱三头肌。

根据上述桡神经的走行和分布,肱骨中段骨折最容易损伤桡神经。损伤之后的主要上肢的伸肌群瘫痪,表现为不能伸肘、伸腕和伸指,而呈现为"垂腕"状,上肢背面的皮肤、手背桡侧1/2区和桡侧2个半手指掌面皮肤的皮肤感觉障碍。

（5）腋神经 起自后束,在腋窝后壁处,可见腋神经向后穿四边孔,绕肱骨外科颈达三

角肌的深方，主要分支支配三角肌和肩区皮肤。肱骨外科颈骨折和使用拐杖不当是导致腋神经损伤的主要原因，腋神经损伤主要导致三角肌瘫痪，表现为上肢不能外展，三角肌萎缩呈现"方肩"状，以及肩区皮肤的感觉障碍。

（6）胸背神经　起自后束，沿肩胛下肌腋窝缘下降，至背阔肌。

（7）胸长神经　起自第5～7颈神经的前支，在臂丛的后方下行至腋窝内侧壁前锯肌表面并发肌支支配前锯肌以及皮支分布到乳房外侧部分的皮肤，损伤时主要导致前锯肌瘫痪，形成特有的"翼状肩"症状。

（8）肩胛背神经和肩胛上神经　分别起自第4～5颈神经和第5～6颈神经的前支，分布到菱形肌、肩胛提肌、冈上肌、冈下肌和肩关节。损伤后除了表现为相应的肌肉无力之外，还伴随肩关节疼痛等症状。

3．胸神经前支

可在胸后壁或离体肋间神经标本上寻找观察。胸神经前支共12对。第1～11对各自位于相应的肋间隙内，称为肋间神经；第12对胸神经前支位于第12肋下方，故称肋下神经。上6对肋间神经分布于相应的肋间肌、胸壁皮肤及壁胸膜；下5对肋间神经和肋下神经除分布相应的肋间肌、胸壁皮肤、壁胸膜外，向前下斜行进入腹壁，行在腹内斜肌与腹横肌之间，支配腹前外侧壁的肌和皮肤以及壁腹膜。

胸神经

胸神经前支在胸壁和腹壁皮肤的分布仍然显示明显的节段性。例如，锁骨平面的皮肤为第2胸神经前支分布，乳头平面为第2胸神经前支，剑突平面为第6胸神经前支，肋弓平面为第8胸神经前支，肚脐平面为第10胸神经前支，脐与耻骨联合之间的平面为第12胸神经前支。另外，相邻的节段有一半的重叠区。因此，仅1条胸神经前支受损，很难发现相应皮肤节段的感觉障碍。

4．腰　丛

在暴露腹后壁的标本上观察。翻开腰大肌，于腰椎横突前方可见腰丛。它由第12胸神经前支的一部分及第1～4腰神经前支组成。主要分支有：

腰丛

股神经是腰丛的最大分支。此神经沿腰大肌的外侧缘下降，经腹股沟韧带的深面和股动脉的外侧入股前部，分支支配大腿前面的肌和皮肤。股神经皮支中最长的一支称为隐神经，其与大隐静脉伴行，向下分布于小腿内侧面及足内侧缘皮肤。

腰丛的其他分支还有髂腹下神经和髂腹股沟神经。此二神经自腰大肌外侧缘走出，髂腹下神经于腹股沟管浅环的上方浅出，髂腹股沟神经则自浅环穿出，两者均分布于腹股沟区的肌和皮肤。另有闭孔神经，由腰丛分出后通过闭孔分布于大腿内侧肌群和大腿内侧的皮肤。因此，闭孔神经损伤之后主要表现为髋关节内收无力或不能内收髋关节。

5．骶　丛

可在盆部矢状切面并带有骶丛的标本上观察。骶丛由第4～5腰神经前支和全部骶神经前支以及尾神经的前支组成，位于小骨盆腔内紧贴梨状肌的前面。由骶丛发出的主要神经有：

腰、骶丛

（1）坐骨神经　从梨状肌下孔出骨盆，至臀大肌深面，经坐骨结节和大转子之间下行至大腿后部，然后下行至腘窝，坐骨神经一般在腘窝上角分为胫神经和腓总神经。坐骨神经在大腿后部沿途发出分支至大腿后肌群。

1）胫神经　沿腘窝中线向下，在小腿后面的浅、深层肌群之间伴随胫后动脉下行，通过内踝后方至足底分成足底内侧神经和足底外侧神经。胫神经沿途发出分支分布于小腿后群肌、足底肌和小腿后面及足底的皮肤。

2）腓总神经 沿腘窝外侧向外下行,绕腓骨颈的外侧,达小腿前面,分为腓深神经和腓浅神经。腓深神经伴随胫前动脉下降,发出分支分布于小腿前群肌及足背肌等。腓浅神经行于小腿外侧肌群内,并支配该肌群。其主干向下,于小腿下部穿出深筋膜,分布于小腿外侧、足背及趾背的皮肤。

坐骨神经在臀部主要位于内下 1/4 象限,在臀部肌内注射时,注意不要伤及坐骨神经,以免造成大腿后肌群和小腿肌群的瘫痪。其次是腓总神经与腓骨颈的解剖关系,因此,腓骨颈骨折通常累及腓总神经,导致小腿外侧肌群和前肌群的瘫痪,表现为足底外翻无力或足不能外翻。

（2）阴部神经 也是经梨状肌下孔出骨盆,之后再经坐骨小孔至坐骨肛门窝,沿窝的外侧壁向前走行,发出分支分布于阴茎(阴蒂)、阴囊及会阴部,在坐骨肛门窝内发出肛门神经分布于肛门外括约肌和肛门附近皮肤。

实验拓展

【练习题】

一、A1 型单项选择题

1. 有关脊神经丛的描述,正确的是 （　　）
   A. 由脊神经前支交织而成　　　　B. 由脊神经交织而成
   C. 由脊神经前支和后支交织而成　D. 有颈丛、胸丛、腰丛、骶丛
   E. 有臂丛、腰丛、骶丛、尾丛

2. 属于运动性神经的是 （　　）
   A. 脊神经前根　　B. 脊神经后根　　C. 脊神经前支　　D. 脊神经后支
   E. 脊神经

3. 颈神经共有 （　　）
   A. 4 对　　　　　B. 7 对　　　　　C. 8 对　　　　　D. 12 对
   E. 5 对

4. 颈丛发出的神经是 （　　）
   A. 副神经　　　　B. 膈神经　　　　C. 桡神经　　　　D. 腋神经
   E. 正中神经

5. 腕骨骨折后出现"猿掌"症,最可能是损伤了 （　　）
   A. 桡神经　　　　B. 尺神经　　　　C. 腋神经　　　　D. 正中神经
   E. 肌皮神经

6. 肱骨中段骨折易伤及 （　　）
   A. 桡神经　　　　B. 尺神经　　　　C. 腋神经　　　　D. 正中神经
   E. 肌皮神经

7. 最粗长的脊神经是　　　　　　　　　　　　　　　　　　　　　（　　）
   A. 坐骨神经　　　　B. 股神经　　　　C. 桡神经　　　　D. 正中神经
   E. 迷走神经

8. 对膈神经的描述,错误的是　　　　　　　　　　　　　　　　　　（　　）
   A. 起自颈丛
   B. 下行于前斜角肌前方
   C. 经锁骨下动、静脉之间下行入胸腔
   D. 越过肺根的前方,沿心包的外侧下降入膈
   E. 为运动性神经,支配膈肌的运动

9. 一侧动眼神经受损伤时,损伤侧出现　　　　　　　　　　　　　　（　　）
   A. 角膜反射消失　　B. 瞳孔开大　　　C. 不能闭眼　　　D. 眼球向内转
   E. 眼球固定

10. 腓骨颈骨折时,易损伤的神经是　　　　　　　　　　　　　　　（　　）
   A. 坐骨神经　　　　B. 腓总神经　　　C. 胫神经　　　　D. 腓浅神经
   E. 腓深神经

11. 分布于胆囊的感觉神经来自　　　　　　　　　　　　　　　　　（　　）
   A. 迷走神经　　　　B. 肋间神经　　　C. 交感神经　　　D. 右膈神经
   E. 副交感神经

12. 胸长神经分布于　　　　　　　　　　　　　　　　　　　　　　（　　）
   A. 斜方肌　　　　　B. 菱形肌　　　　C. 胸大肌　　　　D. 前锯肌
   E. 胸小肌

13. 关于尺神经的描述,正确的是　　　　　　　　　　　　　　　　（　　）
   A. 由臂丛内侧束与外侧束合并而成
   B. 绕肱骨外侧髁内的尺神经沟下行
   C. 在前臂发支到尺侧腕屈肌和指浅屈肌尺侧半
   D. 发支支配拇收肌
   E. 支配所有骨间肌和蚓状肌

14. 关于坐骨神经的描述,正确的是　　　　　　　　　　　　　　　（　　）
   A. 发自腰丛　　　　　　　　　B. 大腿内侧群肌由它支配
   C. 大腿后群肌由它支配　　　　D. 一般由梨状肌上缘穿出盆腔
   E. 在大腿部不发出肌支

15. 股神经支配的肌群为　　　　　　　　　　　　　　　　　　　　（　　）
   A. 大腿内收肌群　　B. 大腿后肌群　　C. 大腿前肌群　　D. 髋肌前群
   E. 髋肌后群

16. 关于腋神经的描述,错误的是　　　　　　　　　　　　　　　　（　　）
   A. 发自臂丛后束　　　　　　　B. 与旋肩胛动脉伴行穿四边孔
   C. 绕肱骨外科颈走行　　　　　D. 肌支支配三角肌和小圆肌
   E. 损伤后出现"方形肩"

17. 关于正中神经的描述,不正确的说法是 （　）
    A. 以内、外侧根分别发自臂丛内、外侧束
    B. 沿肱二头肌内侧沟和前臂浅、深屈肌间下行
    C. 经腕管入手掌
    D. 分支支配大部分前臂前群肌
    E. 分布于手掌面的全部肌肉和皮肤

18. 患者足下垂,不能背屈。损伤的神经可能为 （　）
    A. 坐骨神经　　　B. 胫神经　　　C. 腓总神经　　　D. 腓深神经
    E. 腓浅神经

19. 脊神经前、后根合成脊神经的部位是在 （　）
    A. 横突孔处　　　B. 椎孔内　　　C. 椎间孔处　　　D. 椎管内
    E. 蛛网膜下隙内

20. 关于正中神经的描述,正确的是 （　）
    A. 起自臂丛后束
    B. 在臂部与肱动脉伴行,并支配肱二头肌
    C. 在前臂行于指浅、指深屈肌之间
    D. 越过腕横韧带(屈肌支持带)表面进入手掌部
    E. 在手掌行于指浅、指深屈肌腱之间

21. 支配肱二头肌的神经为 （　）
    A. 正中神经　　　B. 桡神经　　　C. 尺神经　　　D. 肌皮神经
    E. 腋神经

22. 坐骨神经出骨盆处的体表投影为 （　）
    A. 髂后上棘与坐骨结节连线的中点
    B. 髂后上棘与坐骨结节连线的上、中 1/3 交接处
    C. 股骨大转子与坐骨结节连线的中点
    D. 股骨大转子与坐骨结节连线的上、中 1/3 交接处
    E. 尾骨尖与坐骨结节连线的中点

二、A2 型单项选择题

1. 患者,女,28 岁,腰骶部疼痛,后出现下肢力弱、会阴部感觉障碍、尿潴留,怀疑患马尾综合征。有关马尾的描述,正确的是 （　）
   A. 腰、骶、尾神经根围绕终丝而形成　　B. 骶、尾神经根围绕终丝而形成
   C. 腰、骶神经根围绕终丝而形成　　　　D. 骶神经根围绕终丝而形成
   E. 位于椎间孔内

三、B1 型单项选择题

(1~3 题共用备选答案)
    A. 肌皮神经　　　B. 正中神经　　　C. 尺神经　　　D. 桡神经
    E. 腋神经

1. 手不能握拳,大鱼际萎缩,手畸形而似"猿手"。可能损伤的神经是 （　）
2. 虎口区感觉障碍,手腕不能抬,呈"垂腕症"。可能损伤的神经是 （　）

3. 肱骨中段骨折易伤及 （　　）

（4～6题共用备选答案）

　　A. 坐骨神经　　　　B. 腓总神经　　　　C. 腓深神经　　　　D. 腓浅神经

　　E. 胫神经

4. 马蹄内翻足可能是损伤了 （　　）

5. 支配小腿三头肌运动的神经是 （　　）

6. 腓骨颈骨折时易损伤的神经是 （　　）

四、X型多项选择题

1. 由脊神经的前支构成的神经丛有 （　　）

　　A. 颈丛　　　　　　B. 臂丛　　　　　　C. 心丛　　　　　　D. 腰丛

　　E. 骶丛

2. 关于臂丛的描述,正确的有 （　　）

　　A. 由第8颈神经前支和第1胸神经前支组成

　　B. 与锁骨下动脉一起穿过斜角肌间隙

　　C. 在锁骨中点的后方比较集中,易于触摸

　　D. 在腋窝,围绕腋动脉排列

　　E. 主要分支分布于上肢肌和皮肤

3. 与手的皮肤感觉管理有关的神经有 （　　）

　　A. 尺神经　　　　　B. 腋神经　　　　　C. 桡神经　　　　　D. 正中神经

　　E. 肌皮神经

4. 由坐骨神经及其分支支配的有 （　　）

　　A. 大腿前群肌　　B. 大腿后群肌　　C. 小腿前群肌　　D. 小腿后群肌

　　E. 小腿外侧群肌

实验30　脑神经

【实验目的】

1. 掌握脑神经的数目、名称、纤维成分,三叉神经、面神经、迷走神经、舌下神经的主要分布。

2. 熟悉脑神经出入颅的部位,视神经、动眼神经和副神经的主要分布。

3. 了解嗅神经、滑车神经、展神经、前庭蜗神经、舌咽神经的主要分布,角膜反射和咽反射的途径。

【实验材料】

1. 脑干标本,示脑神经出入脑和颅的位置。

2. 眶内结构标本,示眼球外肌和相应脑神经支配。

3. 示意三叉神经、面神经、迷走神经、舌咽神经、副神经及舌下神经的标本。

脑神经概况

4. 头面部神经模型、脑干模型和耳模型,示前庭蜗神经。

【实验提示】

1. 脑神经比较复杂,提前预习与脑神经有关的颅骨部分的解剖结构。

2. 脑神经纤维成分复杂,不同神经到同1个器官执行不同的功能。

3. 脑神经与相应脑神经核相连,因此学习时要联系其相应的核团以及分布的范围。

4. 脑神经周围结构复杂,每1对脑神经内容有时不能在同一标本上看到,须结合模型在不同标本上观察。

【实验内容】

1. 嗅神经

取保留鼻中隔的头部矢状切面标本观察,可见鼻中隔的上部和上鼻甲凸起部的黏膜内有15～20条嗅丝,向上穿过筛孔,终于嗅球。

2. 视神经

观察去眶上壁的标本,可见眼球后极偏内侧有粗大的视神经出眼球,经视神经管入颅腔。

3. 动眼神经

利用同上的标本并配合附有脑神经根的标本观察,可见大脑脚间窝发出的动眼神经,经过海绵窦穿眶上裂入眼眶分布于眼的上直肌、下直肌、内直肌、下斜肌和上睑提肌,还可见一小支与睫状神经节相连,其发自动眼神经副核的纤维,为副交感神经成分,分布到瞳孔括约肌和睫状肌。

4. 滑车神经

用同上的标本观察,可见由中脑背侧下丘下方发出的滑车神经,绕大脑脚至腹侧,向前穿海绵窦经眶上裂入眼眶内,支配眼的上斜肌。

5. 三叉神经

取特制的三叉神经标本和模型观察,可见三叉神经连于脑桥,往前行于颞骨岩部,在硬脑膜下方有膨大的三叉神经节,从节上发出3支。

(1)眼神经 经眶上裂入眶内,分支分布于眼球、结膜、角膜、泪腺、鼻腔黏膜以及鼻背皮肤。眼神经的1个终支为眶上神经,它沿眼眶上壁的下面前行经眶上切迹,分布于上睑和额顶部皮肤。

(2)上颌神经 穿圆孔出颅后经眶下裂入眼眶内改名眶下神经,分布于眼裂与口裂之间的皮肤。沿途发出分支分布于上颌窦和鼻腔的黏膜以及上颌牙齿和牙龈等处。

(3)下颌神经 经卵圆孔出颅后立即分为许多分支,其运动纤维支配咀嚼肌,感觉纤维则分布于下颌牙齿、牙龈、颊和舌前2/3部的黏膜以及耳前和口裂以下的皮肤。下颌神经的主要分支有下牙槽神经和舌神经。

6. 展神经

可在去眼眶上壁的标本上观察,可见其在脑桥和延髓间的沟中出脑,经眶上裂入眼眶内,支配外直肌。

7. 面神经

配合头面部相应的标本和模型进行观察。面神经主要纤维发自脑桥的面神经核,从脑桥延髓沟出脑,然后进入内耳门,经颞骨面神经管,最后出茎乳孔,

三叉神经
及其分支

面神经
及其分支

穿过腮腺之后呈放射状分布于面部表情肌等。此外,面神经还有分布于舌前 2/3 的内脏感觉(味觉)纤维以及分布于泪腺、舌下腺和下颌下腺的内脏运动(副交感)纤维。

8. 前庭蜗神经

包括传导听觉的蜗神经和传导平衡觉的前庭神经。在耳模型上观察,可见此神经与面神经同行入内耳门,分布到内耳(前庭和耳蜗)。

9. 舌咽神经

标本上不易观察到此神经。舌咽神经由延髓发出后,经颈静脉孔出颅腔,发出分支分布于咽、舌后 1/3 部、颈动脉窦和颈动脉球。另外,舌咽神经还发出内脏运动(副交感)纤维分布于腮腺。

舌咽、迷走
和副神经

10. 迷走神经

在头颈部、胸部的标本上观察。此神经的多种纤维在延髓侧面组成一干,经颈静脉孔出颅,在颈部走在颈总动脉与颈内静脉之间的后方,经胸廓上口入胸腔,通过肺根的后面沿食管下降,经膈的食管裂孔入腹腔达胃的前、后面,胃小弯和肝等。迷走神经沿途发出许多分支,主要分布于胸腔和腹腔脏器。重点观察喉上神经和喉返神经:在颈部的标本和模型上观察,可见喉上神经在舌骨大角处分成喉内支和喉外支。喉内支在舌骨与甲状软骨之间进入喉壁内,分布于声门裂以上的喉黏膜;喉外支则继续下行至环甲肌。在颈部的标本和模型上观察,可见喉返神经自下而上走行,左侧喉返神经勾绕主动脉弓,右侧喉返神经勾绕锁骨下动脉,回返向上,行于食管和气管间沟内至咽下缩肌下缘,改称喉下神经,分布于喉肌(除环甲肌)以及声门裂以下的喉黏膜。

迷走神经

11. 副神经

翻开胸锁乳突肌向上,其深面相连的神经即副神经。此神经在延髓侧面出脑,经颈静脉孔出颅,支配胸锁乳突肌和斜方肌。

12. 舌下神经

在颈部深层标本上观察。舌下神经由延髓锥体外侧出脑,经舌下神经管出颅,分布于舌肌。在观察时首先找到颈外动脉下部,便可见舌下神经从该动脉前面跨过,然后发出分支分布于舌外肌和舌内肌。

副神经

舌下神经

实验拓展

【练习题】

一、A1 型单项选择题

1. 含有副交感纤维的脑神经为 （ ）

A. 动眼神经、三叉神经、迷走神经、面神经

B. 三叉神经、面神经、迷走神经、舌咽神经

C. 动眼神经、滑车神经、展神经和三叉神经的眼神经

D. 舌咽神经、舌下神经、副神经、迷走神经

E. 动眼神经、舌咽神经、迷走神经、面神经

2. 有关迷走神经的描述,正确的是　　　　　　　　　　　　　　　　　（　　　）

    A. 经颈动脉管出颅　　　　　　　　　　B. 参与心丛的组成

    C. 其颈部分支只支配全部喉肌和喉黏膜　D. 右迷走神经组成前干

    E. 迷走神经前干只分布于胃前壁

3. 关于面神经的描述,正确的是　　　　　　　　　　　　　　　　　　（　　　）

    A. 内脏运动纤维支配腮腺、舌下腺、下颌下腺的分泌

    B. 内脏感觉纤维接受舌前 2/3 部味觉和一般感觉

    C. 面神经管内一般无分支发出

    D. 若面神经损伤,笑时口角歪向伤侧,伤侧额纹消失

    E. 面神经和前庭蜗神经一起经过内耳道

4. 左侧三叉神经损伤会引起　　　　　　　　　　　　　　　　　　　　（　　　）

    A. 左侧咀嚼肌瘫痪,下颌偏向右侧　　　B. 左侧面部触觉和痛觉丧失

    C. 左侧角膜反射丧失　　　　　　　　　D. 左侧舌前 2/3 部一般感觉丧失

    E. 以上均是

5. 关于脑神经进出脑的部位描述,正确的是　　　　　　　　　　　　　（　　　）

    A. 中脑脚间窝内有视神经　　　　　　　B. 小脑中脚有展神经

    C. 延髓锥体前方有舌下神经　　　　　　D. 脑桥延髓沟内有面神经

    E. 下丘下方有动眼神经

6. 与面神经功能丧失无关的临床症状是　　　　　　　　　　　　　　　（　　　）

    A. 面部表情肌瘫痪　　　　　　　　　　B. 听觉过敏

    C. 舌前 2/3 部味觉丧失　　　　　　　　D. 眨眼反射消失

    E. 左眼少泪

7. 下列哪种脑神经麻痹会引起内斜视　　　　　　　　　　　　　　　　（　　　）

    A. 视神经　　　　　B. 动眼神经　　　　C. 滑车神经　　　　D. 展神经

    E. 眼神经

8. 一面瘫患者右侧鼻唇沟加深,但两侧额纹无明显差别。病变部位可能在　（　　　）

    A. 左面神经核上瘫　　　　　　　　　　B. 右面神经核上瘫

    C. 左面神经核下瘫　　　　　　　　　　D. 右面神经核下瘫

    E. 以上均不是

9. 某患者左侧舌前 2/3 部味觉障碍,左舌下腺、左下颌下腺分泌障碍,左眼不能闭合,左

    侧额纹消失,左侧鼻唇沟消失,口角偏向右侧。病变可能在　　　　　（　　　）

    A. 左面神经的内耳道内　　　　　　　　B. 左舌神经

    C. 左面神经核　　　　　　　　　　　　D. 右侧皮质核束

    E. 左面神经管内处

10. 管理舌前 2/3 部味觉的神经纤维来自　　　　　　　　　　　　　　（　　　）

    A. 迷走神经　　　　B. 舌咽神经　　　　C. 三叉神经　　　　D. 面神经

    E. 舌下神经

11. 内耳门内经过的结构有　　　　　　　　　　　　　　　　　　　　　（　　　）

    A. 舌咽神经、面神经　　　　　　　　　B. 面神经、副神经

C. 舌咽神经、前庭蜗神经　　　　　　D. 面神经、前庭蜗神经

E. 面神经、三叉神经

12. 左侧面神经损伤时出现　　　　　　　　　　　　　　　　　（　　）

A. 右侧额纹消失　　　　　　　　　　B. 右眼睑不能闭合

C. 右侧鼻唇沟消失　　　　　　　　　D. 口角歪向右侧

E. 右侧口角流涎

13. 支配泪腺分泌的神经为　　　　　　　　　　　　　　　　　（　　）

A. 泪腺神经　　　　B. 动眼神经　　　　C. 眼神经　　　　D. 舌咽神经

E. 面神经

14. 有关面神经的描述，错误的是　　　　　　　　　　　　　　（　　）

A. 穿腮腺实质　　　　　　　　　　　B. 行经面神经管

C. 经茎乳孔出颅　　　　　　　　　　D. 有分支司腮腺分泌

E. 出腮腺后呈扇形，分为 5 支

15. 有关右喉返神经，正确的是　　　　　　　　　　　　　　　（　　）

A. 勾绕主动脉弓后上行　　　　　　　B. 沿气管、食管间的沟垂直上行

C. 与甲状腺下动脉在侧叶下极相交叉　D. 支配喉外肌

E. 甲状软骨下角为寻找标志

16. 张口时，口角偏向左侧。损伤神经可能为　　　　　　　　　（　　）

A. 左侧面神经　　　B. 右侧面神经　　　C. 右上颌神经　　　D. 右下颌神经

E. 左下颌神经

17. 支配角膜感觉的神经来自　　　　　　　　　　　　　　　　（　　）

A. 视神经　　　　　B. 上颌神经　　　　C. 动眼神经　　　　D. 眼神经

E. 面神经

18. 支配眼球下斜肌的神经为　　　　　　　　　　　　　　　　（　　）

A. 眼神经　　　　　B. 上颌神经　　　　C. 滑车神经　　　　D. 动眼神经

E. 展神经

19. 属于混合性的脑神经为　　　　　　　　　　　　　　　　　（　　）

A. 第Ⅲ、Ⅶ、Ⅸ、Ⅹ对脑神经　　　　B. 第Ⅴ、Ⅶ、Ⅸ、Ⅹ对脑神经

C. 第Ⅲ、Ⅳ、Ⅴ、Ⅵ对脑神经　　　　D. 第Ⅸ、Ⅹ、Ⅺ对脑神经

E. 第Ⅴ、Ⅸ、Ⅹ、Ⅺ对脑神经

20. 若一侧动眼神经损伤，该损伤侧瞳孔　　　　　　　　　　　（　　）

A. 直接、间接对光反射均消失

B. 直接、间接对光反射均存在

C. 直接对光反射存在，间接对光反射消失

D. 直接对光反射消失，间接对光反射存在

E. 失明

21. 伸舌时舌尖偏向右侧，舌肌无萎缩，提示病变位于　　　　　（　　）

A. 左颏舌肌　　　　B. 右侧皮质核束　　　C. 左侧皮质核束　　　D. 右舌下神经

E. 左舌下神经

22. 与视觉无关的结构是　　　　　　　　　　　　　　　　　　　　（　　）

　　A. 视交叉　　　　　　B. 内侧膝状体　　　C. 外侧膝状体　　　D. 视束

　　E. 视辐射

23. 瞳孔对光反射的传入神经是　　　　　　　　　　　　　　　　　　（　　）

　　A. 视神经　　　　　　B. 眼神经　　　　　　C. 动眼神经　　　　D. 面神经

　　E. 三叉神经

24. 只接受对侧皮质核束的脑神经核为　　　　　　　　　　　　　　　（　　）

　　A. 动眼神经核、滑车神经核　　　　　　B. 面神经核、舌下神经核

　　C. 面神经核上部、舌下神经核　　　　　D. 面神经核下部、舌下神经核

　　E. 面神经核、副神经核

25. 上运动神经元的胞体和树突位于　　　　　　　　　　　　　　　　（　　）

　　A. 中央前回　　　　　　　　　　　　　B. 中央后回

　　C. 脊髓前角　　　　　　　　　　　　　D. 脑干躯体运动核

　　E. 额中回

二、A2 型单项选择题

1. 光照右眼,左眼无对光反射;光照左眼,右眼有对光反射,但左眼无对光反射,考虑是

　　　　　　　　　　　　　　　　　　　　　　　　　　　　　　　　（　　）

　　A. 左视神经损伤　　　　　　　　　　　B. 左动眼神经损伤

　　C. 右视神经损伤　　　　　　　　　　　D. 右动眼神经损伤

　　E. 中脑损伤

2. 光照左眼,两眼均无对光反射,光照右眼,两眼均有对光反射,考虑损伤部位为（　　）

　　A. 左动眼神经　　　　　　　　　　　　B. 左视神经

　　C. 视交叉中央部　　　　　　　　　　　D. 右动眼神经

　　E. 中脑损伤

3. 一位患者患左眼内斜视、左侧面部表情肌瘫痪、左耳听觉过敏、左侧舌前 2/3 部味觉
　　丧失。此外,左眼眨眼反射消失和左眼少泪,并伴有右侧上运动神经元瘫痪。

　　（1）下列与面神经功能丧失无关的临床症状是　　　　　　　　　　（　　）

　　A. 面部表情肌瘫痪　　　　　　　　　　B. 听觉过敏

　　C. 舌前 2/3 部味觉丧失　　　　　　　　D. 眨眼反射消失

　　E. 左眼少泪

　　（2）下列什么脑神经麻痹会引起内斜视　　　　　　　　　　　　　（　　）

　　A. 视神经　　　　　　B. 动眼神经　　　　　C. 滑车神经　　　　D. 展神经

　　E. 眼神经

　　（3）该患者伴有面神经损害的交叉性瘫痪的病变部位必定位于　　　（　　）

　　A. 延髓的内侧部　　　　　　　　　　　B. 中脑下丘

　　C. 脑桥下部的内侧部　　　　　　　　　D. 脑桥中部的后外侧部

　　E. 中脑脚间窝

4. 一位患者表现为交叉性舌下神经瘫痪。右侧舌萎缩,伸舌时偏向右侧。此外,患者出
　　现左侧半身上运动神经元瘫痪。

（1）舌偏向右侧说明病变涉及 （ ）

    A. 右侧疑核   B. 左侧疑核   C. 右舌下神经   D. 右面神经

    E. 锥体交叉以下的左侧锥体束

（2）引起舌下神经交叉性瘫痪和左侧半身上运动神经元瘫痪的病变肯定位于（ ）

    A. 延髓上部的内侧部   B. 延髓下部的后外侧部

    C. 脑桥下部的内侧部   D. 脑桥中部的后外侧部

    E. 中脑脚间窝

三、B1 型单项选择题

（1～5 题共用备选答案）

    A. 眶上裂   B. 枕内大孔   C. 卵圆孔   D. 棘孔

    E. 破裂孔

1. 颈内动脉入颅时会经过 （ ）

2. 动眼神经和滑车神经出颅的孔是 （ ）

3. 脑膜中动脉入颅的孔是 （ ）

4. 椎动脉入颅的孔是 （ ）

5. 三叉神经的下颌神经出入颅骨处是 （ ）

四、X 型多项选择题

1. 有脑神经相连的有 （ ）

    A. 延髓   B. 脑桥   C. 中脑   D. 小脑

    E. 间脑

2. 脑神经中含有副交感神经纤维的有 （ ）

    A. 动眼神经   B. 副神经   C. 面神经   D. 舌咽神经

    E. 迷走神经

3. 与视器（运动和感觉）有关的脑神经有 （ ）

    A. 动眼神经   B. 滑车神经

    C. 展神经   D. 眼神经（三叉神经分支）

    E. 眼交感神经

实验 31　内脏神经系统

【实验目的】

1. 掌握内脏神经系统的区分及分布，交感和副交感神经低级中枢的位置。

2. 熟悉内脏运动神经与躯体运动神经的差别，灰、白交通支以及交感干的位置和组成。

3. 了解腹腔神经节及肠系膜上、下神经节的位置，交感神经节前纤维和节后纤维的去向，内脏感觉的特点等。

【实验材料】

1. 胸部示交感干的标本。

2. 与内脏神经相关联的脊神经标本和模型

3. 第Ⅲ、Ⅶ、Ⅸ、Ⅹ对脑神经标本和模型。

【实验提示】

1. 提前预习与内脏神经有关的脑干、脊髓的结构以及含有内脏神经成分的脑神经,如脊髓的侧角、脑干内的副交感神经核以及第Ⅲ、Ⅶ、Ⅸ、Ⅹ对脑神经。

2. 交感神经的灰、白交通支用肉眼可以观察到,但难以区别。

3. 在实习时,应根据交感干的位置在脊柱的前外侧寻找交感干及其主要分支。

4. 内脏神经多成丛排列,难以分清主干,观察标本时要结合模型和图谱以帮助理解。

【实验内容】

1. 躯体运动神经和内脏运动神经的区别

周围神经分为躯体神经和内脏神经,它们均含有感觉神经和运动神经两种成分。但躯体运动神经和内脏运动神经显著不同,现归纳如下。

（1）支配器官不同　躯体运动神经分布于骨骼肌,其活动一般受意识控制;而内脏运动神经则分布于心肌、平滑肌和腺体,其活动相对不受意识控制,故又称自主神经。

（2）低级中枢部位不同　躯体运动神经的低级中枢位于脑干内的躯体运动核团和脊髓前角;而内脏运动神经的低级中枢位于脊髓的侧角（第1胸节至第3腰节）和骶髓的骶副交感神经核（第2骶节至第4骶节）,以及脑干内的内脏运动核团,即动眼神经副核、上泌涎核、下泌涎核和迷走神经背核。

（3）神经元数目不同　躯体运动神经由低级中枢发出后直接分布到效应器;而内脏运动神经则由低级中枢发出后中途需要交换一次神经元,然后才分布到效应器。

（4）神经纤维分布形式不同　躯体运动神经通常以神经干的形式分布到骨骼肌;而内脏运动神经则首先形成神经丛,再由神经丛发出分支分布到效应器。

2. 交感神经和副交感神经的区别

内脏运动神经分为交感神经和副交感神经。交感神经和副交感神经分为中枢部和周围部,两者之间的区别归纳如下。

（1）低级中枢部位不同　交感神经的低级中枢位于脊髓的侧角（第1胸节至第3腰节）;而副交感神经的低级中枢则位于脑干内（动眼神经副核、上泌涎核、下泌涎核和迷走神经背核）和骶髓的骶副交感神经核（第2骶节至第4骶节）。

（2）神经节部位不同　交感神经和副交感神经到达脏器之前均要在相应的神经节内换元之后方才分布到脏器。通常交感神经节的位置多靠近脊柱,依据其位置分别称为椎旁节和椎前节;而副交感神经节则多靠近脏器,依据其位置分别称为器官旁节和壁内节。

（3）节前和节后纤维长短比例不同　由于交感神经节和副交感神经节位置关系,交感神经节前纤维短和节后纤维长,而副交感神经则相反。

（4）对同一器官作用不同　通常体内绝大部分脏器均同时接受交感神经和副交感神经的双重支配,但两者对器官的作用则相反。

3. 交感神经

观察内脏神经标本和模型。

在切除胸腔和腹腔脏器的标本和模型上观察交感干,可见交感干为成对的呈串珠状的条状结构,位于脊柱两侧,上起颅底,下至尾骨的前面两干合并,终于1个奇神经节。每条交感干上膨大的部分为交感神经节,上、下交感神经节

交感干和交感神经节-1

之间较细的部分为节间支。每条交感干上各有 22～24 个节。在实物标本和模型上观察,可见交感神经与脊神经之间存在纤维联系,称为交通支。交感神经节前纤维离开脊神经到达交感神经节换元,此联系纤维称为白交通支。换元之后的节后纤维再返回到脊神经并随脊神经走行,此联系纤维称为灰交通支。交感干按其所在的位置可分为颈部、胸部、腰部和盆部。

交感干和交
感神经节－2

（1）颈部　有 3 对神经节,分别称为颈上神经节、颈中神经节和颈下神经节。颈中神经节小,且常常缺如;颈下神经节常与第 1 胸节合并形成颈胸神经节(星状神经节)。寻认各神经节与脊神经相连的交通支及发出的心支。

（2）胸部　有 10～12 对胸神经节。寻认以下分支。

1）交通支　胸部各节均有交通支与脊神经相连。

2）内脏大神经　由第 6～9 胸交感神经节穿出的节前纤维向下合并而成。此神经向下穿过膈,终于腹腔神经节。

3）内脏小神经　由第 10～11(或 12)胸交感神经节穿出的节前纤维斜向下合并而成。此神经向下穿过膈,终于主动脉肾神经节。

（3）腰部　有 4～5 对腰神经节。

（4）盆部　有 2～3 对骶神经节和 1 个奇神经节。

4. 副交感神经

分为颅部和骶部副交感神经。颅部副交感神经的节前纤维分别随第 Ⅲ、Ⅶ、Ⅸ、Ⅹ 对脑神经走行(可对照上述 4 对脑神经标本进行观察)。骶部副交感神经的节前纤维随骶神经前支出骶前孔组成盆内脏神经,参加盆丛。

■ ■ ■ ━━━━━━━━━ **实验拓展** ━━━━━━━━━ ■ ■ ■

【练习题】

一、A1 型单项选择题

1. 有关内脏神经的描述,错误的是　　　　　　　　　　　　　　　（　　）

A. 内脏大神经为交感神经节后纤维

B. 含有副交感纤维的脑神经为动眼神经、面神经、舌咽神经和迷走神经

C. 器官内不存在交感神经节

D. 同一器官大多同时受交感神经和副交感神经双重支配

E. 汗腺、立毛肌只接受交感神经节后纤维支配

2. 关于交感神经,正确的是　　　　　　　　　　　　　　　　　　（　　）

A. 低级中枢位于第 1 胸节至第 3 腰节的中间外侧核

B. 节前纤维经灰交通支终止于椎旁神经节

C. 节后纤维仅分布于躯干、四肢的血管、汗腺和竖毛肌

D. 不支配肾上腺

E. 低级中枢位于第 1 胸节至第 3 腰节的中间内侧核

3. 属于椎旁神经节的是 （　　）
   A. 腹腔神经节
   B. 主动脉肾神经节
   C. 肠系膜上神经节
   D. 肠系膜下神经节
   E. 骶神经节

4. 椎前神经节不包括 （　　）
   A. 腹腔神经节
   B. 主动脉肾神经节
   C. 肠系膜上神经节
   D. 肠系膜下神经节
   E. 星状神经节

5. 关于交感神经交通支的叙述,错误的是 （　　）
   A. 分为灰、白交通支
   B. 白交通支含有节前纤维
   C. 灰交通支含有节后纤维
   D. 胸、腰神经均有白交通支
   E. 每对脊神经均有灰交通支

6. 含交感神经节前纤维的有 （　　）
   A. 灰交通支
   B. 脊神经后支
   C. 迷走神经
   D. 盆内脏神经
   E. 内脏大神经

7. 含交感神经节后纤维的神经有 （　　）
   A. 内脏大神经
   B. 内脏小神经
   C. 腰内脏神经
   D. 心上、中、下神经
   E. 盆内脏神经

8. 分布于腹腔脏器的交感神经节后纤维发自 （　　）
   A. 第 5～12 胸交感神经节
   B. 腰交感神经节
   C. 腰、骶交感神经节
   D. 椎前神经节
   E. 第 1～5 胸交感神经节

9. 关于腹腔神经节的描述,正确的是 （　　）
   A. 为交感神经节,节前纤维来自内脏大神经
   B. 为副交感神经节,节前纤维来自迷走神经
   C. 为椎旁神经节
   D. 为器官旁神经节
   E. 节后纤维支配胃肠及肾、肾上腺髓质等

10. 副交感神经的低级中枢位于 （　　）
    A. 间脑和第 2 骶节至第 4 骶节
    B. 脑干和第 1 胸节至第 2 腰节
    C. 脑干和第 2 骶节至第 4 骶节
    D. 第 1 胸节至第 3 腰节
    E. 脑干

11. 不属于副交感神经节的是 （　　）
    A. 下颌下神经节
    B. 耳神经节
    C. 翼腭神经节
    D. 膝状神经节
    E. 睫状神经节

12. 属于副交感神经节前纤维的神经是 （　　）
    A. 内脏大神经
    B. 腰内脏神经
    C. 内脏小神经
    D. 盆内脏神经
    E. 心上、中、下神经

13. 骶副交感核发出的节前纤维换元后支配到 （　　）

    A. 肝 　　　　　B. 肾 　　　　　C. 阑尾 　　　　　D. 膀胱

    E. 空肠

14. 支配瞳孔括约肌的神经是 （　　）

    A. 动眼神经的交感神经纤维 　　　　　　B. 动眼神经的副交感神经纤维

    C. 眼神经的交感神经纤维 　　　　　　　D. 三叉神经的副交感神经纤维

    E. 面神经的交感神经纤维

15. 支配瞳孔括约肌的神经的节后纤维发自 （　　）

    A. 动眼神经副核 　　B. 翼腭神经节 　　C. 下神经节 　　D. 睫状神经节

    E. 颈交感神经节

16. 支配腮腺的副交感纤维来自 （　　）

    A. 耳神经节 　　　B. 迷走神经 　　　C. 面神经 　　　D. 上泌涎核

    E. 鼓索

17. 支配心的副交感神经来自 （　　）

    A. 舌咽神经 　　　B. 迷走神经 　　　C. 副神经 　　　D. 膈神经

    E. 三叉神经

18. 关于交感神经和副交感神经的区别,错误的是 （　　）

    A. 低级中枢的部位不同 　　　　　　B. 都是管理内脏运动

    C. 周围部神经节的位置不同 　　　　D. 节前神经元与节后神经元的比例不同

    E. 副交感分布范围更广

19. 由交感神经和副交感神经共同支配的是 （　　）

    A. 肛门外括约肌 　　B. 肛门内括约肌 　　C. 尿道括约肌 　　D. 舌肌

    E. 腹直肌

20. 由交感神经和副交感神经共同支配的是 （　　）

    A. 心 　　　　　B. 汗腺 　　　　　C. 肾上腺髓质 　　　　　D. 竖毛肌

    E. 瞳孔括约肌

21. 属于脑神经的感觉神经节是 （　　）

    A. 膝神经节 　　　B. 翼腭神经节 　　C. 下颌下神经节 　　D. 耳神经节

    E. 睫状神经节

二、A2 型单项选择题

1. 患者,男,58 岁,因甲状腺肿瘤行甲状腺次全切除术,术后感觉头面部汗腺分泌障碍, 上睑下垂。下列哪一结构可能受损伤 （　　）

    A. 颈交感干 　　　B. 内脏大神经 　　C. 内脏小神经 　　D. 动眼神经

    E. 眼神经

2. 患者,女,45 岁,临床诊断为宫颈癌,行宫颈癌切除术,术后出现排尿功能障碍。可能 损伤了 （　　）

    A. 闭孔神经 　　　B. 阴部神经 　　　C. 内脏大神经 　　　D. 内脏小神经

    E. 盆内脏神经

3. 患者,男,54岁,因便血就诊,经临床检查诊断为直肠癌,行直肠癌切除术,术后阴茎
勃起障碍。下列哪一神经可能受损伤 （　　）
A. 腰内脏神经　　B. 盆内脏神经　　C. 内脏大神经　　D. 迷走神经
E. 内脏小神经

4. 患者,男,78岁,左足从麻木、发凉发展至间歇性跛行加重,直至溃疡和坏死。诊断为
下肢持续性血管痉挛。可能考虑切除的结构是 （　　）
A. 马尾　　　　B. 奇神经节　　C. 腰交感干　　D. 盆内脏神经
E. 骶交感干

5. 患者,男,78岁,近期无明显诱因感觉双下肢皮肤干燥、汗腺分泌障碍。下列哪一结
构受损可能导致此类症状 （　　）
A. 颈神经节　　　B. 胸神经节　　C. 腰神经节　　D. 奇神经节
E. 星状神经节

6. 患者,男,27岁,车祸后昏迷不醒,检查瞳孔对光反射有助于判断病情。参与此反射
的结构是 （　　）
A. 睫状神经节　　B. 翼腭神经节　　C. 耳神经节　　D. 三叉神经节
E. 下颌下神经节

三、B1型单项选择题

（1～2题共用备选答案）
A. 腹腔神经节　　B. 肠系膜上神经节　C. 腰神经节　　D. 主动脉肾神经节
E. 胸神经节

1. 内脏大神经主要终止于 （　　）
2. 内脏小神经主要终止于 （　　）

四、X型多项选择题

1. 有关内脏神经的描述,正确的有 （　　）
A. 内脏大神经为交感神经节前纤维
B. 含有副交感纤维的脑神经为动眼神经、面神经、迷走神经和副神经
C. 器官内不存在交感神经节
D. 同一器官大多同时受交感神经和副交感神经双重支配
E. 肾上腺髓质只接受交感神经节前纤维支配

2. 属于副交感神经节的包括 （　　）
A. 下颌下神经节　B. 睫状神经节　　C. 翼腭神经节　　D. 耳神经节
E. 壁内神经节

3. 不具有交感神经和副交感神经双重分布的器官有 （　　）
A. 汗腺　　　　B. 肾上腺髓质　　C. 心肌　　　　D. 支气管平滑肌
E. 立毛肌

（王征、季华、王俊波）

第十五章　传导通路

实验 32　感觉和运动传导通路

【实验目的】

1. 掌握躯干和四肢意识性的本体感觉和精细触觉传导通路。
2. 掌握全身浅感觉的传导通路。
3. 掌握视觉传导通路、瞳孔对光反射通路以及听觉传导通路。
4. 掌握上、下神经元的概念。
5. 掌握锥体系的组成及传导通路。
6. 熟悉平衡觉传导通路。
7. 了解非意识性本体感觉、内脏感觉的传导通路,锥体外系的组成及功能,神经系统的化学通路。

【实验材料】

运动和感觉的传导通路模型。

【实验提示】

1. 各传导通路分别传导不同的信息。将感受器的信息传入大脑皮质的称为上行(感觉)传导通路,而将大脑皮质的信息下传到效应器的称为下行(运动)传导通路。

2. 上行(感觉)传导通路通常由三级神经元来完成。利用模型并结合教材和图谱仔细观察各级神经元胞体的位置,以及它们的凸起所形成的传导束在中枢内的大致位置和交叉平面。结合理论课的学习,掌握各上行(感觉)传导通路的机能以及损伤后的临床表现。

3. 下行(运动)传导通路通常由两级神经元来完成。第1级神经元称为上运动神经元,其胞体位于大脑皮质;第2级神经元称为下运动神经元,其胞体主要位于脑干内的躯体运动核团和脊髓前角。利用模型并结合教材和图谱观察各级神经元胞体的位置,以及它们的凸起所形成的传导束在中枢内的大致位置和交叉平面。结合理论课的学习,思考下行(运动)传导通路的机能以及损伤后的临床表现。

【实验内容】

利用神经传导通路模型观察其行程,然后进行病例分析。在观察传导通路之前,根据传导通路模型,复习有关的重要灰、白质结构位置,明确模型中各种颜色的塑料丝(或线)和塑料珠分别代表什么传导束和神经核团。此部分内容着重强调各感觉传导通路外周相连的感受器的机能,三级神经元胞体的位置,传导束通过脊髓、脑干和大脑的部位、交叉平面以及在大脑皮质的终止区域。注意各运动传导通路上运动神经元胞体在大脑皮质的区域、下运动神经元胞体在脑干和脊髓的位置、传导束的交叉平面以及相应的效应器。讨论和分析各传导通路损伤后的临床表现。

1. 感觉传导通路

（1）躯干、四肢意识性的本体（深）感觉传导通路　该通路由三级神经元组成。第 1 级神经元的胞体位于脊神经节内（假单极神经元），其周围突随脊神经分布至四肢和躯干的肌、腱和关节的本体感受器，中枢突经后根进入脊髓同侧后索内上行。其中来自脊髓第 4 胸节以下的纤维形成薄束，来自第 4 胸节以上的纤维形成楔束。两束上行至延髓，分别止于薄束核和楔束核（第 2 级神经元），在此换元后发出纤维向前绕过中央管的腹侧，在中线交叉至对侧，称为丘系交叉。交叉后的纤维在中央管两侧上行，称为内侧丘系，经脑桥和中脑，止于背侧丘脑（第 3 级神经元），在此换元后发出纤维参与丘脑皮质束，经内囊后肢投射到中央后回的上 2/3 和中央旁小叶的后部。此通路传递躯干和四肢的本体感觉和精细触觉。

（2）躯干和四肢浅感觉传导通路　该通路亦由 3 级神经元组成。第 1 级神经元是脊神经节细胞，其周围突随脊神经分布至躯干和四肢皮肤的感受器，中枢突经后根进入脊髓上升 1～2 个节段进入灰质后角中换第 2 级神经元。它们发出纤维经中央管前方的白质前连合交叉到对侧。其中一部分纤维进入外侧索上行，组成脊髓丘脑侧束（传导痛温觉），另一部分纤维进入前索上行，组成脊髓丘脑前束（传导粗触觉）。两束向上经延髓、脑桥和中脑止于背侧丘脑（第 3 级神经元），它们发出纤维参与丘脑皮质束，经内囊后肢投射到中央后回上 2/3 和中央旁小叶的后部。此通路传递躯干和四肢的痛温觉、粗触觉和压觉。

（3）头面部浅感觉传导通路　亦由三级神经元组成。第 1 级神经元的胞体位于三叉神经节内，其周围突经三叉神经分布于头面部皮肤和黏膜的感受器，中枢突经三叉神经根入脑桥，分成短的升支和长的降支（三叉神经脊束）。升支传导触觉，止于三叉神经脑桥核；降支传导痛温觉，止于三叉神经脊束核。三叉神经脑桥核和脊束核为第 2 级神经元，它们发出纤维交叉至对侧组成三叉丘脑束上升于背侧丘脑（第 3 级神经元），然后发出纤维参与丘脑皮质束，经内囊后肢，投射到中央后回下部。

（4）视觉传导通路　结合视觉传导通路图观察。视觉传导通路的感受器为视网膜内的视锥和视杆细胞，第 1 级神经元和第 2 级神经元分别是视网膜内的双极细胞和节细胞。节细胞的轴突在视神经盘处集合向后行，出眼球组成视神经，其中来自视网膜鼻侧半的纤维在视交叉内交叉到对侧，而来自视网膜颞侧半的纤维在视交叉处不交叉而走在同侧，与对侧视交叉过来的纤维共同组成视束。视束纤维绕过大脑脚，多数纤维终止于外侧膝状体（第 3 级神经元），它们发出的纤维组成视辐射，经内囊后肢，投射到枕叶距状沟上、下的皮质，即视觉中枢。

瞳孔对光反射通路：瞳孔对光反射指的是光线照射瞳孔引起瞳孔缩小的过程。其中光线照射侧瞳孔缩小称为瞳孔直接对光反射，而未照射侧瞳孔缩小称为瞳孔间接对光反射。其反射通路为：光线→视网膜视锥和视杆细胞→双极细胞→节细胞（视神经和视束）→顶盖前区→动眼神经副核→动眼神经→睫状神经节→瞳孔括约肌。

（5）听觉传导通路　主要借助模型和传导通路图进行观察。听觉的感受器为分布于内耳的螺旋器，第 1 级神经元的胞体位于蜗神经节内，其周围突与螺旋器的感觉细胞相接，中枢突进入脑桥内，在蜗神经核内换元（第 2 级神经元）。蜗神经核内神经元的轴突大部分交叉至对侧，此交叉称为斜方体，交叉的纤维与同侧未交叉的纤维汇集在一起，形成外侧丘系，因此，一侧外侧丘系损伤，不会产生明显的症状。但若蜗神经、内耳或中耳损伤，便会导致同侧听觉障碍。外侧丘系的纤维上行大部分到下丘换元（第3级神经元），其纤维经下丘臂至内侧膝状体（第4级神经元），然后发出纤维形成听辐射，经过内囊后肢终止于颞横回（听觉中枢）。

2. 运动传导通路

（1）锥体系　由皮质脊髓束和皮质核束组成。通过模型观察传导通路的走行。

1）皮质脊髓束　在大脑冠状面上，可见中央前回上、中部和中央旁小叶前部皮质的锥体细胞的轴突集合组成皮质脊髓束。在大脑水平切面上，皮质脊髓束经内囊后肢的前部，下行经中脑脚底中3/5的外侧部、脑桥基底部至延髓锥体。在锥体下端，大部分纤维左右交叉后下降至脊髓外侧索内，形成皮质脊髓侧束。皮质脊髓侧束在下降中陆续终止于同侧脊髓各节的前角运动细胞。在锥体下端没有交叉的纤维下行入脊髓前索，形成皮质脊髓前束，逐节经白质前连合交叉至对侧前角运动细胞，皮质脊髓前束中有一部分纤维不交叉止于同侧的前角运动细胞。前角运动细胞的轴突参与组成前根和脊神经的运动纤维，支配躯干和四肢骨骼肌。因此躯干肌受双侧大脑皮质的控制，而四肢肌只接受对侧大脑皮质的控制。

2）皮质核束　在大脑冠状切面上，可见中央前回下部的锥体细胞的轴突集合组成皮质核束，在大脑水平切面上经内囊膝部，下行至中脑，经大脑脚中3/5的内侧部下行，有一部分纤维交叉至对侧，有一部分不交叉，这些纤维均终止于两侧的动眼神经核、滑车神经核、展神经核、三叉神经运动核、面神经核上部、疑核和副神经核。而面神经核下部和舌下神经核仅接受对侧皮质核束纤维。面神经核上部发出的纤维支配同侧面上部表情肌（眼裂以上面肌），面神经核下部发出的纤维支配同侧面下部表情肌（眼裂以下面肌）。舌下神经核发出的纤维组成舌下神经，支配同侧舌内肌和舌外肌。因此，一侧皮质核束损伤，主要影响对侧面神经核下部和舌下神经核，导致对侧面下部表情肌以及舌肌的瘫痪。

（2）锥体外系　结合图谱和模型，认识锥体外系的组成和功能。

3. 病例分析

（1）病例一

1）病史　吴某，女，65岁，有高血压病史，3天前因情绪激动，突然昏倒不省人事，经医院抢救，逐渐苏醒。检查发现：

① 左侧上、下肢呈痉挛性瘫痪，肌张力增高，腱反射亢进并出现病理反射。

② 左侧眼裂以下面肌瘫痪，左鼻唇沟消失，嘴歪向右侧，左侧舌肌瘫痪，伸舌时舌尖偏向左侧。

③ 左侧半身（包括面部）深、浅感觉全部消失。

④ 双眼左侧视野偏盲（患者看不见左边的物象）。

2）分析

① 左侧上、下肢痉挛性瘫痪，肌张力增强，腱反射亢进以及病理反射阳性，是上运动神经元（皮质脊髓束）损伤的表现。由于大脑皮质对脊髓失去控制作用，而出现肌张力增强、痉挛性瘫痪和腱反射亢进。

② 面部和舌的体征是皮质核束损伤产生的上运动神经元病变的表现，因为面神经核下部和舌下神经核只接受对侧皮质核束的神经纤维支配，故一侧的上运动神经元（皮质核束）损伤后，可出现对侧眼裂以下面肌和舌肌半侧瘫痪。下运动神经元对肌有营养作用，现下

运动神经元未损伤,所以肌暂时没出现萎缩。

③ 左侧浅、深感觉消失,是由于管理感觉的纤维左右交叉形成脊髓丘脑束、三叉丘系和内侧丘系,然后都在内囊处集中形成丘脑皮质束,最后投射到中央后回,所以当一侧内囊中的丘脑顶叶束受损时,可使对侧的深、浅感觉消失。

④ 双眼左侧视野偏盲是由于右侧视辐射(或右侧视束)受损而产生左侧视野偏盲,患者看不见左边的物象。

⑤ 患者年纪大,有高血压和突然昏迷等病史,结合上述临床症状分析,诊断为脑出血,病变部位在右侧内囊。因为右侧内囊是管理对侧运动、感觉和视觉的纤维束最集中的部位,此处血管由于高血压而突然破裂出血,血肿可损害上述这些纤维束的传导功能,出现"三偏"症状,即偏瘫、偏盲和偏身感觉障碍。

3) 结论

① 病变影响皮质脊髓束和皮质核束的功能。

② 病变影响痛温觉、本体感觉和视觉。

③ 运动、感觉和视觉传导纤维在内囊处集中,大脑功能为对侧管理,故病变在右侧内囊。

④ 由病史和体征分析,可诊断为脑出血(右侧内囊)。

(2) 病例二

1) 病史　姚某,男,5岁,高热数天后出现右侧下肢运动困难。3个月后检查发现,右侧股四头肌瘫痪,肌张力减退并有肌萎缩和右膝反射消失,但右跟腱反射存在,双下肢浅、深感觉正常。

2) 分析

① 右侧股四头肌瘫痪,肌张力减退并有肌萎缩和右膝反射消失等体征是软瘫的表现,是由于支配股四头肌的下运动神经元受损所致。右侧股四头肌受同侧股神经支配,其神经元是同侧的第2~4腰节的前角细胞,故病变部位在右侧第2~4腰节的前角。

② 右跟腱反射存在,表示小腿后群肌正常。

③ 股四头肌萎缩的原因是下运动神经元受损后,该肌失去神经元的营养。

④ 双下肢浅、深感觉无变化,说明脊髓前索、侧索的脊髓丘脑束和脊髓后索的传导功能正常,即脊髓白质和脊髓后角未受病变影响。

⑤ 患儿的病史有高热数日后出现下肢运动障碍而感觉正常,其病因符合一种常见病,即脊髓前角灰质炎(通称小儿麻痹症)。

3) 结论

① 病变部位在第2~4腰节的右侧前角。

② 脊髓白质未受损伤,所以浅、深感觉正常。

③ 股四头肌失去神经的营养而萎缩。

④ 病史和体征符合一种常见的病毒传染疾病——脊髓前角灰质炎所引起的后遗症(小儿麻痹症)。

实验拓展

【练习题】

一、A1 型单项选择题

1. 有关薄束的描述，错误的是 （　　）
   A. 成自第 5 胸节以下的脊神经节细胞的中枢突
   B. 第 5 胸节以下占据脊髓后索全部
   C. 主要传导同侧下肢的深感觉和精细触觉
   D. 上行至同侧薄束核内交换神经元
   E. 上行至对侧薄束核内交换神经元

2. 躯干和四肢的意识性本体感觉传导通路中的第 2 级神经元胞体位于 （　　）
   A. 三叉神经节内　　　　　　　　　B. 脊髓后角固有核
   C. 脊髓侧角　　　　　　　　　　　D. 延髓薄束核和楔束核
   E. 延髓的下橄榄核

3. 下肢深部感觉传导通路的交叉部位在 （　　）
   A. 脊髓前连合　　　　　　　　　　B. 脑桥臂
   C. 延髓内侧丘系交叉　　　　　　　D. 中脑结合臂
   E. 间脑视交叉

4. 躯干四肢深感觉传导通路的第 3 级神经元胞体位于 （　　）
   A. 脊神经节　　　　　　　　　　　B. 脊髓灰质后角
   C. 薄束核、楔束核　　　　　　　　D. 背侧丘脑腹后外侧核
   E. 背侧丘脑腹后内侧核

5. 关于躯干四肢痛温觉和粗触觉传导通路的叙述，错误的是 （　　）
   A. 第 1 级神经元为脊神经节细胞　　B. 脊髓丘脑侧束传导痛温觉
   C. 脊髓丘脑前束传导粗触觉　　　　D. 丘脑中央辐射传导痛温觉和粗触觉
   E. 在脊髓内，来自颈、胸、腰和骶部的纤维自外向内依次在脊髓丘脑束排列

6. 躯干四肢浅感觉传导通路的第 2 级神经元胞体位于 （　　）
   A. 脊神经节　　　　　　　　　　　B. 脊髓灰质后角固有核
   C. 薄束核、楔束核　　　　　　　　D. 背侧丘脑腹后外侧核
   E. 背侧丘脑腹后内侧核

7. 躯体、四肢浅感觉传导通路的纤维交叉部位位于 （　　）
   A. 脊髓　　　　B. 延髓　　　　C. 脑桥　　　　D. 中脑
   E. 胼胝体

8. 与传导浅感觉无关的是 （　　）
   A. 脊髓后角　　B. 脊髓丘脑束　　C. 内侧丘系　　D. 丘脑外侧核群
   E. 脊神经后根

9. 在头面部的痛温觉传导通路中，第 1 级神经元胞体位于 （　　）
   A. 脊神经节　　B. 睫状神经节　　C. 三叉神经脊束核　D. 三叉神经脑桥核

E. 三叉神经节

10. 头面部浅感觉通路的第 3 级神经元胞体在　　　　　　　　　　　　（　　）

    A. 腹前核　　　　　　　　　　　　　　B. 底丘脑核

    C. 背侧丘脑腹后内侧核　　　　　　　D. 背侧丘脑腹后外侧核

    E. 背侧丘脑腹外侧核

11. 头面部的触觉传导至　　　　　　　　　　　　　　　　　　　　　　（　　）

    A. 三叉神经脊束核　　　　　　　　　B. 三叉神经中脑核

    C. 三叉神经脑桥核　　　　　　　　　D. 脊神经节

    E. 三叉神经运动核

12. 背侧丘脑腹后内侧核接受　　　　　　　　　　　　　　　　　　　　（　　）

    A. 内侧丘系　　　　B. 外侧丘系　　　　C. 三叉丘系　　　　D. 脊髓丘脑束

    E. 脊髓小脑束

13. 以下描述正确的是　　　　　　　　　　　　　　　　　　　　　　　（　　）

    A. 腹后内侧核只接受三叉丘系发出的纤维

    B. 内侧膝状体接受视觉纤维

    C. 外侧膝状体接受听觉纤维

    D. 腹后外侧核接受脊丘系和内侧丘系发出的纤维

    E. 腹前核接受孤束核发出的味觉纤维

14. 损伤下列哪一结构,症状发生于病灶同侧　　　　　　　　　　　　　（　　）

    A. 内侧丘系　　　　B. 薄束　　　　　　C. 三叉丘系　　　　D. 内囊后肢

    E. 丘脑中央辐射

15. 一侧耳聋可能是由什么结构受损引起的　　　　　　　　　　　　　　（　　）

    A. 同侧前庭神经受损　　　　　　　　B. 对侧前庭神经受损

    C. 同侧蜗神经受损　　　　　　　　　D. 对侧蜗神经受损

    E. 面神经受损

16. 关于内侧膝状体,正确的是　　　　　　　　　　　　　　　　　　　（　　）

    A. 是下丘脑的结构　　　　　　　　　B. 是听觉传导通路的中继核

    C. 是视觉传导通路的中继核　　　　　D. 是内分泌器官

    E. 是背侧丘脑的结构

17. 与视觉无关的结构是　　　　　　　　　　　　　　　　　　　　　　（　　）

    A. 视交叉　　　　　　B. 内侧膝状体　　　　C. 外侧膝状体　　　　D. 视束

    E. 视辐射

18. 视觉传导通路中的第 2 级神经元是　　　　　　　　　　　　　　　（　　）

    A. 视锥细胞　　　　B. 视杆细胞　　　　C. 双极细胞　　　　D. 节细胞

    E. 外侧膝状体

19. 视交叉中央部损伤可引起　　　　　　　　　　　　　　　　　　　　（　　）

    A. 左眼颞侧、右眼鼻侧视野消失　　　B. 两眼颞侧视野消失

    C. 两眼鼻侧视野消失　　　　　　　　D. 左眼鼻侧、右眼颞侧视野消失

    E. 双眼失明

20. 右侧视束损伤可引起 （　　）

　　A. 两眼颞侧视野偏盲

　　B. 两眼鼻侧视野偏盲

　　C. 左眼颞侧视野偏盲和右眼鼻侧视野偏盲

　　D. 左眼鼻侧视野偏盲和右眼颞侧视野偏盲

　　E. 右眼全盲

21. 瞳孔对光反射的传入神经是 （　　）

　　A. 视神经　　　　　　B. 眼神经　　　　　　C. 动眼神经　　　　　　D. 面神经

　　E. 三叉神经

22. 顶盖前区参与 （　　）

　　A. 内脏反射　　　　　B. 瞳孔对光反射　　　C. 角膜反射　　　　　D. 浅反射

　　E. 听觉反射

23. 若一侧视神经受损，光照健侧瞳孔时，会出现 （　　）

　　A. 患侧瞳孔直接对光反射消失，间接对光反射存在

　　B. 两眼瞳孔对光反射均消失

　　C. 患侧瞳孔直接和间接对光反射均消失

　　D. 健侧瞳孔直接对光反射存在，间接对光反射消失

　　E. 健侧瞳孔间接对光反射存在，直接对光反射消失

24. 若一侧动眼神经损伤，该损伤侧瞳孔 （　　）

　　A. 直接、间接对光反射均消失

　　B. 直接、间接对光反射均存在

　　C. 直接对光反射存在，间接对光反射消失

　　D. 直接对光反射消失，间接对光反射存在

　　E. 失明

25. 有关锥体系的描述，正确的是 （　　）

　　A. 皮质核束支配双侧脑神经　　　　　　B. 分为皮质脊髓束和皮质核束

　　C. 下行纤维都在延髓下端交叉　　　　　D. 受损后，反射消失，但骨骼肌不萎缩

　　E. 起始于中央后回及中央旁小叶后部

26. 皮质脊髓束主要 （　　）

　　A. 支配同侧上、下肢骨骼肌的随意运动　　B. 支配对侧上、下肢骨骼肌的随意运动

　　C. 支配同侧四肢骨骼肌的随意运动　　　　D. 支配对侧四肢骨骼肌的随意运动

　　E. 支配双侧四肢骨骼肌的随意运动

27. 皮质脊髓束大部分纤维交叉位于 （　　）

　　A. 锥体交叉平面　　　　　　　　B. 橄榄体中段平面

　　C. 内侧丘系交叉平面　　　　　　D. 中脑上丘平面

　　E. 脊髓平面

28. 支配四肢肌的运动神经元位于 （　　）

　　A. 脊髓后角　　　　　B. 脊髓侧角　　　　　C. 脊髓前角　　　　　D. 脊神经节

　　E. 交感神经节

29. 关于一侧皮质核束,正确的是 ( )
    A. 只支配对侧动眼神经核   B. 只支配对侧动眼神经副核
    C. 支配双侧面神经核   D. 只支配对侧舌下神经核
    E. 只支配对侧疑核

30. 左侧皮质核束支配 ( )
    A. 双侧疑核   B. 双侧动眼神经核
    C. 双侧面神经核上半   D. 双侧三叉神经运动核
    E. 以上均正确

31. 只接受对侧皮质核束的脑神经核为 ( )
    A. 动眼神经核、滑车神经核   B. 面神经核、舌下神经核
    C. 面神经核上部、舌下神经核   D. 面神经核下部、舌下神经核
    E. 面神经核、副神经核

32. 下列何结构受损伤,可致对侧偏身运动障碍 ( )
    A. 红核脊髓束   B. 皮质核束   C. 皮质脊髓束   D. 内囊后肢
    E. 内囊后肢和内囊膝

33. 伸舌时舌尖偏向右侧,舌肌无萎缩,提示病变位于 ( )
    A. 左颏舌肌   B. 右侧皮质核束   C. 左侧皮质核束   D. 右舌下神经
    E. 左舌下神经

34. 左侧中央前回下 1/3 损伤会出现 ( )
    A. 右侧头面部所有肌肉瘫痪   B. 右侧头面部所有感觉障碍
    C. 右侧上、下肢所有肌肉瘫痪   D. 右侧颏舌肌和下部面肌瘫痪
    E. 左侧颏舌肌和下部面肌瘫痪

35. 右侧中央前回下 1/3 损伤时出现 ( )
    A. 右侧额纹消失   B. 右眼睑不能闭合
    C. 右侧鼻唇沟消失   D. 口角歪向右
    E. 右侧上、下肢瘫痪

36. 上运动神经元的胞体和树突位于 ( )
    A. 中央前回   B. 中央后回
    C. 脊髓前角   D. 脑干躯体运动核
    E. 额中回

37. 脊髓前角运动神经元的胞体或轴突损伤,会造成其所支配的 ( )
    A. 对侧骨骼肌的肌张力减弱,腱反射消失
    B. 同侧骨骼肌的肌张力减弱,腱反射消失
    C. 同侧骨骼肌的肌张力减弱,腱反射亢进
    D. 同侧骨骼肌的肌张力加强,腱反射亢进
    E. 对侧骨骼肌的肌张力加强,腱反射亢进

38. 损伤一侧大脑皮质躯体运动区可导致 ( )
    A. 对侧肢体瘫痪和肌张力减退
    B. 对侧肢体瘫痪并伴有感觉障碍

    C. 对侧肢体震颤并伴有肌张力增强

    D. 同侧共济运动障碍和感觉障碍

    E. 对侧肢体瘫痪和肌张力增强

39. 脊髓中没有的传导束是 （   ）

    A. 脊髓丘脑束   B. 薄束   C. 皮质核束   D. 楔束

    E. 皮质脊髓束

40. 脊髓第5颈节至第1胸节左侧半损伤将导致 （   ）

    A. 左侧上肢软瘫，左侧下肢硬瘫   B. 右侧上、下肢软瘫，腱反射亢进

    C. 左侧上、下肢软瘫，腱反射消失   D. 右侧躯体损伤平面以下本体感觉消失

    E. 右侧上肢软瘫，右侧下肢硬瘫

41. 脊髓半侧由肿瘤或外伤引起损伤，可产生 （   ）

    A. 同侧损伤节段以下肢体弛缓性瘫痪，运动觉和位置觉障碍，对侧损伤节段下（1～2个节段平面以下）痛温觉减退

    B. 同侧损伤节段以下肢体痉挛性瘫痪，触觉、运动觉和位置觉障碍，对侧损伤节段下（1～2个节段平面以下）痛温觉丧失

    C. 同侧损伤节段以下肢体痉挛性瘫痪，精细触觉、运动觉和位置觉障碍，对侧损伤节段下（1～2个节段平面以下）痛温觉丧失或减退

    D. 运动、感觉均无明显影响

    E. 同侧损伤节段以下运动觉和位置觉障碍，对侧损伤节段以下肢体痉挛性瘫痪、痛温觉丧失或减退

42. 锥体外系传导通路不包括 （   ）

    A. 皮质—新纹状体—背侧丘脑—皮质环路

    B. 新纹状体—黑质环路

    C. 苍白球—底丘脑环路

    D. 皮质—脑桥—小脑—皮质环路

    E. 皮质—脊髓环路

二、A2 型单项选择题

1. 患者，女，50岁。体格检查时叩击髌韧带，观察膝跳反射。与该反射感觉传导相关的结构是 （   ）

    A. 孤束   B. 内侧纵束   C. 薄束   D. 楔束

    E. 脊髓丘脑束

2. 患者，男，50岁。在闭眼时不能确定损伤左侧关节的位置、运动方向以及两点间距离，损伤的结构有可能是 （   ）

    A. 右侧薄束   B. 右侧楔束   C. 右侧内侧丘系   D. 右侧脊髓胸核

    E. 小脑右半部分

3. 患者，男，50岁。缝衣服时不慎针扎小指，与传导该痛觉相关的第3级神经元所在的区域是 （   ）

    A. 腹外侧核   B. 腹后外侧核   C. 腹后内侧核   D. 腹前核

    E. 背内侧核

4. 患者,男,50岁,因右侧下颌第 1 磨牙牙龈肿痛就医。与传导该痛觉相关的结构是
（　　）

    A. 孤束　　　　　　B. 内侧丘系　　　　C. 外侧丘系　　　　D. 脊髓丘系

    E. 三叉丘系

5. 患者因颅内血肿入院,经影像学检查判断血肿位于颅前窝。患者有可能出现（　　）

    A. 视觉受损　　　　　　　　　　　B. 眼球外展受限

    C. 对光反射消失　　　　　　　　　D. 嗅觉障碍

    E. 面部浅感觉障碍

6. 患儿,男,10岁,因垂体瘤出现双眼颞侧视野缺损。该肿瘤压迫的结构可能是（　　）

    A. 视交叉　　　　　　B. 上丘　　　　　　C. 视束　　　　　　D. 视辐射

    E. 视神经

7. 患者,男,28岁,经诊断为双眼颞侧视野半偏盲。损伤部位可能是　　　　（　　）

    A. 一侧视神经　　　　　　　　　　B. 一侧视束

    C. 一侧视交叉外侧部　　　　　　　D. 视交叉中部

    E. 一侧外侧膝状体

8. 患者因头痛、恶心呕吐入院,经诊断为脑水肿引起的颅内高压。该患者除了上述症状
之外还有可能出现　　　　　　　　　　　　　　　　　　　　　　　（　　）

    A. 嗅觉障碍　　　　　B. 听觉障碍　　　　C. 味觉障碍　　　　D. 面瘫

    E. 瞳孔对光反射减弱

9. 患者,男,66岁,双眼对光反射消失。其受损部位最可能在　　　　　（　　）

    A. 两侧视区　　　　　B. 两侧视辐射　　　C. 顶盖前区　　　　D. 两侧外侧膝状体

    E. 双侧动眼神经核

10. 患者,男,28岁,瞳孔对光反射检查时,无论光照哪一侧瞳孔,患侧的瞳孔直接及间
接对光反射都消失,但健侧的瞳孔对光反射都存在。损伤部位可能为　　　（　　）

    A. 健侧的动眼神经　　　　　　　　B. 健侧的视神经

    C. 视交叉　　　　　　　　　　　　D. 患侧的动眼神经

    E. 患侧的视神经

11. 患者因脑外伤入院。光照右眼,左眼无对光反射;光照左眼,左眼无对光反射,右眼
有对光反射。损伤部位可能为　　　　　　　　　　　　　　　　　　（　　）

    A. 左视神经损伤　　　　　　　　　B. 左动眼神经损伤

    C. 右视神经损伤　　　　　　　　　D. 右动眼神经损伤

    E. 视交叉中央部损伤

12. 患者,右视神经损伤,光照左眼,可见两眼的瞳孔变化为　　　　　　（　　）

    A. 左眼大,右眼小　　　　　　　　B. 右眼大,左眼小

    C. 两侧瞳孔均散大　　　　　　　　D. 两眼瞳孔均缩小

    E. 两眼均无变化

13. 患者,女,56岁,无明显诱因出现左侧瞳孔变大,且左眼视力下降,尤其是看近物模
糊。检查左侧瞳孔对光反射障碍。首先考虑下列哪种结构受损　　　　　（　　）

    A. 三叉神经的分支眼神经　　　　　B. 动眼神经核

C. 滑车神经 D. 动眼神经的交感纤维

E. 动眼神经的副交感纤维

14. 患者，女，25 岁，外伤患者，6 个月后说话没有恢复，但能听懂、看懂文字，右手及右臂痉挛性瘫痪，肌张力增高，伸舌偏向右边，无舌肌萎缩，右面下部肌肉瘫痪，整个身体感觉正常。损伤部位可能在　　　　　　　　　　　　　　　　　　（　　）

A. 左侧内囊膝部 B. 左侧中央前回下半部

C. 平面神经核平面右侧前份 D. 左侧大脑脚腹侧

E. 左侧中央前回中下部及额下回后部

15. 患儿，5 岁，发烧后，左侧下肢不能做随意运动，肌张力减弱，腱反射消失。病变部位可能在　　　　　　　　　　　　　　　　　　　　　　　　　　　（　　）

A. 左侧皮质脊髓侧束 B. 右侧皮质脊髓侧束

C. 左侧腰、骶髓后角 D. 右侧腰、骶髓前角

E. 左侧腰、骶髓前角

16. 患者，男，65 岁，表现为静止性震颤，临床诊断为帕金森病。与此病病理变化相关的是　　　　　　　　　　　　　　　　　　　　　　　　　　　　　　（　　）

A. 皮质—新纹状体—背侧丘脑—皮质环路

B. 新纹状体—黑质环路

C. 苍白球—底丘脑环路

D. 皮质—脑桥—小脑—皮质环路

E. 胆碱能通路

17. 一位患者患左眼内斜视、左侧面部表情肌瘫痪、左耳听觉过敏、左侧舌前 2/3 味觉丧失。此外，左眼眨眼反射消失和左眼少泪，并伴有右侧半身上运动神经元瘫痪。

（1）下列与面神经功能丧失无关的临床症状是　　　　　　　　　　　（　　）

A. 面部表情肌瘫痪 B. 听觉过敏

C. 舌前 2/3 部味觉丧失 D. 眨眼反射消失

E. 左眼少泪

（2）下列哪种脑神经麻痹会引起内斜视　　　　　　　　　　　　　　（　　）

A. 视神经 B. 动眼神经 C. 滑车神经 D. 展神经

E. 眼神经

（3）该患者伴有面神经损害的交叉性瘫痪的病变部位可能位于　　　　（　　）

A. 延髓的内侧部 B. 中脑下丘

C. 脑桥下部的内侧部 D. 脑桥中部的后外侧部

E. 中脑脚间窝

18. 一位患者表现交叉性舌下神经瘫痪，右侧舌萎缩，伸舌时偏向右侧。此外，患者出现左侧半身上运动神经元瘫痪。

（1）舌偏向右侧说明病变涉及　　　　　　　　　　　　　　　　　　（　　）

A. 右侧疑核 B. 左侧疑核 C. 右舌下神经 D. 右面神经

E. 锥体交叉以下的左侧锥体束

（2）左侧半身瘫痪是由于病变累及　　　　　　　　　　　　　　　　（　　）

A．锥体交叉以上的左侧锥体束　　　　B．锥体交叉以上的右侧锥体束

C．右侧内侧丘系　　　　　　　　　　D．右侧外侧丘

E．右侧内囊

（3）引起舌下神经交叉性瘫痪和左侧半身上运动神经元瘫痪的病变可能位于（　　　）

A．延髓上部的内侧部　　　　　　　　B．延髓下部的后外侧部

C．脑桥下部的内侧部　　　　　　　　D．脑桥中部的后外侧部

E．中脑脚间窝

三、B1 型单项选择题

（1～5 题共用备选答案）

A．薄束　　　　　　　B．楔束　　　　　　C．脊髓丘脑前束　　　D．脊髓丘脑侧束

E．脊髓小脑束

1．传导非意识性本体感觉和触觉、压觉信息的是　　　　　　　　　　　　（　　　）

2．主要传导痛、温觉信息的是　　　　　　　　　　　　　　　　　　　　（　　　）

3．位于脊髓后索外侧部的是　　　　　　　　　　　　　　　　　　　　　（　　　）

4．主要传导粗触觉、压觉信息的是　　　　　　　　　　　　　　　　　　（　　　）

5．起自同侧第 5 胸节以下的脊神经节细胞的是　　　　　　　　　　　　　（　　　）

（6～9 题共用备选答案）

A．外侧膝状体　　　B．内侧膝状体　　　C．下丘　　　　　D．蜗神经

E．听辐射

6．视觉传导通路的第 3 级神经元胞体位于　　　　　　　　　　　　　　　（　　　）

7．听觉传导通路的第 3 级神经元胞体位于　　　　　　　　　　　　　　　（　　　）

8．患者一侧听觉出现明显障碍,可能的受损部位是　　　　　　　　　　　（　　　）

9．行经内囊后肢的结构是　　　　　　　　　　　　　　　　　　　　　　（　　　）

（10～12 题共用备选答案）

A．锥体　　　　　　B．斜方体　　　　　C．小脑下脚　　　D．小脑中脚

E．内囊膝

10．皮质脊髓束通过　　　　　　　　　　　　　　　　　　　　　　　　　（　　　）

11．外侧丘系通过　　　　　　　　　　　　　　　　　　　　　　　　　　（　　　）

12．皮质核束通过　　　　　　　　　　　　　　　　　　　　　　　　　　（　　　）

（13～17 题共用备选答案）

A．皮质脊髓束　　　B．皮质核束　　　　C．皮质脑桥束　　　D．顶盖脊髓束

E．下运动神经元

13．支配动眼神经核的纤维束是　　　　　　　　　　　　　　　　　　　　（　　　）

14．由中央前回中上部和中央旁小叶前半部的锥体细胞发出的轴突是　　　（　　　）

15．肢体肌瘫痪,肌张力降低,并出现肌萎缩,可能损伤　　　　　　　　　（　　　）

16．对侧睑裂以下的面肌和对侧舌肌均瘫痪,可能损伤　　　　　　　　　　（　　　）

17．上、下肢肌痉挛性瘫痪,而躯干肌不受影响,可能损伤　　　　　　　　（　　　）

四、X 型多项选择题

1. 在下列结构中,与传导躯体本体感觉有关的有 （ ）
   A. 丘脑中央辐射　　　　　　　B. 背侧丘脑腹后外侧核
   C. 薄束　　　　　　　　　　　D. 楔束
   E. 外侧丘系

2. 关于视觉传导通路的叙述,错误的有 （ ）
   A. 视神经起于视网膜双极细胞　　B. 视神经在视交叉处全部交叉
   C. 视束终止于外侧膝状体　　　　D. 视辐射经内囊膝上行
   E. 视觉中枢位于颞横回

3. 在下列结构中,参与瞳孔对光反射的有 （ ）
   A. 眼神经　　　　B. 视神经　　　　C. 动眼神经　　　　D. 视交叉
   E. 面神经

4. 位于脊髓内的传导束有 （ ）
   A. 皮质脊髓侧束　　B. 薄束、楔束　　C. 皮质核束　　　D. 内侧丘系
   E. 脊髓丘脑束

5. 关于皮质核束的说法,正确的有 （ ）
   A. 其细胞体位于中央前回上部和中央旁小叶前部
   B. 经过内囊膝部
   C. 在脑干内下行
   D. 大部分终止于两侧脑神经运动核
   E. 舌下神经核和面神经下核部仅接受对侧的纤维

【微知识】

中国神经科学奠基人——张香桐

张香桐(1907—2007),河北正定人,神经生理学家,中国科学院院士,全国人大代表,曾任原中国科学院上海生理研究所研究员,原中国科学院上海脑研究所研究员、所长、名誉所长,中国科学院上海生命科学研究院神经科学研究所研究员、名誉所长。张香桐是中国神经科学的奠基人、中国针刺麻醉机制研究的主要学术带头人之一、国际上公认的树突生理功能研究的先驱者之一。

张香桐 1933 年毕业于北京大学心理系;1934 年在中央研究院心理研究所工作;1943 年前往美国留学;1946 年获得美国耶鲁大学生理系的哲学博士学位;1948—1956 年在美国耶鲁大学医学院工作;1957—1980 年担任中国科学院上海生理研究所研究员、所长;1984—1999 年任中国科学院上海脑研究所名誉所长;1999 年 11 月起担任中国科学院神经科学研究所名誉所长;2007 年 11 月 4 日因病逝世,享年 101 岁。2020 年经国际小行星命名委员会批准,316450 号小行星被正式命名为"张香桐星"。

张香桐先生在神经生理和神经解剖学领域做出了许多重要贡献,为国际著名的神经生理学家。张香桐先生是树突生理功能研究的先驱者之一,被认为是"历史上第一个阐述了树突上突触连接重要性的人"。他发现按纤维的直径大小划分,肌肉神经的传入纤维确实可以分为Ⅰ、Ⅱ和Ⅲ类纤维。这种肌肉神经传入纤维的经典分类法,至今还一直被采用。

他发现刺激外侧膝状体引起的皮层诱发电位,可因较弱的背景光的持续照射而增大。背景光不但能提高视觉中枢的兴奋性,而且可以提高整个中枢神经系统的兴奋性。这种效应即"张氏效应"。他还提出了针刺镇痛机制的"两种感觉相互作用"的假设,受到国内外的广泛关注和高度评价。张香桐还在皮层丘脑循回线路的重复放电、视觉系统等研究方面做出了重要贡献。

（王征、季华、王俊波）

第十六章　脑和脊髓的被膜、血管及脑脊液循环

实验 33　脑和脊髓的被膜、血管、脑室和脑脊液循环

【实验目的】

1. 掌握脑和脊髓被膜的层次名称,硬膜外隙的位置、交通情况与内容物,海绵窦的位置、内容物及交通情况,颈内动脉、椎-基底动脉的行径及主要分支分布,大脑动脉环的组成、位置及其机能意义,脑脊液的产生和循环途径。

2. 熟悉硬脑膜的组成特点以及形成的结构。

3. 了解大脑镰、小脑幕的位置,海绵窦、上矢状窦、横窦、乙状窦和窦汇的位置及汇入,脑的静脉,脊髓的血液供应来源,脑的屏障。

【实验材料】

1. 示意脑被膜标本、脊髓被膜标本和游离硬脑膜标本。

2. 脑室标本和模型。

3. 脑血管标本和模型。

【实验提示】

1. 脑和脊髓的蛛网膜下隙相互交通,而脊髓硬膜外隙不与颅腔内相通。

2. 脊髓的中央管与脑室的腔相通。

3. 硬脑膜实为脑的静脉,但其管壁结构与身体其他部位的静脉不同,缺少弹性。

4. 观察脑血管时,注意椎动脉系和颈内动脉系的分布范围,以及它们之间吻合形成的大脑动脉环。

【实验内容】

1. 脑和脊髓的被膜

取示意脑被膜标本和脊髓被膜标本进行观察。

脑和脊髓
的被膜

（1）**硬膜**　分为硬脑膜和硬脊膜。

1）硬脑膜和硬脑膜窦　可见贴附在颅骨内面为 1 层较厚的坚韧致密的膜,即为硬脑膜。此膜外面粗糙,内面光滑。对着光线观察硬脑膜,可见位于硬脑膜 2 层之间的脑膜中动脉及其分支。硬脑膜在相当于矢状缝处有一形如镰刀状向下垂的皱襞,称为大脑镰,伸入大脑纵裂内,其下缘与胼胝体的上面一致。在相当于横窦沟处的硬脑膜伸入到大、小脑之间,形成小脑幕。其前内侧缘在中脑大脑脚周围,称为小脑幕切迹。硬脑膜在某些部位 2 层分开,形成硬脑膜窦。主要有:① 上矢状窦:位于大脑镰的上缘;下矢状窦:位于大脑镰的下缘。② 直窦:在大脑镰与小脑幕连结处。③ 横窦:位于小脑幕的外侧缘和在颅骨横窦沟内。在后方,上矢状窦、直窦和两侧横窦的交汇处为窦汇。④ 乙状

窦：位于乙状窦沟内，为横窦的延续，乙状窦向下在颈静脉孔处延续为颈内静脉。⑤ 海绵窦：位于颅底内面蝶鞍的两侧，为硬脑膜 2 层之间不规则的海绵状间隙。海绵窦向前借眼静脉与面静脉相交通，向后借岩上窦和岩下窦分别与横窦和颈内静脉相交通，向下借一些小静脉与翼静脉丛相交通。海绵窦内有颈内动脉和展神经经过，窦的外侧壁内自上而下有动眼神经、滑车神经、眼神经以及上颌神经。

2）硬脊膜　是脊髓最外的 1 层膜。上端附于枕骨大孔的边缘，在此与硬脑膜相延续。其下端于第 2 骶椎水平以下变细，包裹终丝，附于尾骨。硬脊膜与椎管之间的腔隙称为硬膜外隙，内有脊神经根经过。硬膜外麻醉即将麻醉药注入此隙，以阻断脊神经的传导。

（2）蛛网膜　位于硬膜的深面，是 1 层透明的薄膜，跨越脑和脊髓的沟和裂。在上矢状窦两旁，蛛网膜的小部分结构突入上矢状窦内，形成蛛网膜粒，蛛网膜下隙内的脑脊液经此结构渗入上矢状窦，回流入静脉。蛛网膜与软膜之间的空隙称为蛛网膜下隙。此腔隙扩大的部分称为蛛网膜下池，主要包括：① 位于小脑与延髓之间的小脑延髓池；② 位于脊髓末端与第 2 骶椎水平之间扩大的一段，称为终池。

（3）软膜　紧贴于脑和脊髓表面，并伸入沟和裂之间，分别称为软脑膜和软脊膜。软脑膜还参与构成脉络丛，在侧脑室、第 3 脑室和第 4 脑室等处均可见到脉络丛，它们为产生脑脊液的结构。

2. 脑室和脑脊液

脑室（铸型）

（1）脑室　为脑内的腔隙，包括侧脑室、第 3 脑室和第 4 脑室。

1）侧脑室　是位于大脑半球内的腔隙，左右各一，根据其部位分为 4 个部分：① 中央部：在顶叶内；② 前角：位于额叶内；③ 后角：位于枕叶内；④ 下角：伸入颞叶内。

2）第 3 脑室　为两侧背侧丘脑和下丘脑之间的呈矢状位的裂隙。

3）第 4 脑室　位于脑桥、延髓与小脑之间。

（2）脑脊液　由各脑室内脉络丛产生，其中以侧脑室脉络丛产生脑脊液量最多（约95%）。脑脊液产生之后的循环途径如下。

左、右侧脑室 $\xrightarrow{\text{经室间孔}}$ 第 3 脑室 $\xrightarrow{\text{经中脑水管}}$ 第 4 脑室 $\xrightarrow{\text{经正中孔和外侧孔}}$ 蛛网膜下隙 $\xrightarrow{\text{经蛛网膜粒}}$ 上矢状窦 $\longrightarrow$ 窦汇 $\longrightarrow$ 横窦 $\longrightarrow$ 乙状窦 $\longrightarrow$ 颈内静脉

3. 脑和脊髓的血管

脑的动脉

（1）脑的动脉　来自颈内动脉和椎动脉。在脑的标本或脑模型上观察：

1）颈内动脉　由颈总动脉分出之后，上行至颅底的下面，经颈动脉管进入颅腔，在视交叉两侧分为大脑前动脉和大脑中动脉。观察脑底标本和模型，可见大脑前动脉向前行于大脑纵裂内，胼胝体上方，发出分支分布于大脑半球内侧面。另外，还可见到连于两侧大脑前动脉之间的小动脉，称为前交通动脉。大脑中动脉行于大脑外侧沟内，观察切除部分颞叶显示大脑中动脉的标本，可脑动脉（颅底观）见外侧沟深面的大脑中动脉主干，同时可见大脑中动脉沿途发出分支分布于大脑半球外侧面。在颈内动脉与大脑后动脉之间有后交通动脉。因此，在脑底的中央部分可见由大脑后动脉、后交通动脉、颈内动脉、大脑前动脉、前交通动脉共同围成的环状结构，称为大脑动脉环（Willis 环），此环使颈内动脉系与椎动脉系相交通。正常情况下此环两侧的

血液不相混合，当此环的某处发生阻塞时，可在一定程度上使血液重新分配，维持脑的血液供应，起到一定的代偿作用。

2）椎动脉　椎动脉锁骨下动脉发出之后上行穿过第 6 颈椎至第 1 颈椎的横突孔，经枕骨大孔入颅腔，在脑桥基底沟内，左、右椎动脉合成 1 条基底动脉，在脑桥上缘发出左、右大脑后动脉，沿途发出分支分布于脑干、小脑、枕叶和颞叶，向前与颈内动脉之间连有后交通动脉。

大脑动脉环

（2）脑的静脉　可分浅、深两组。浅静脉位于脑的表面，收集皮质及皮质下白质的静脉血，根据其位置分为大脑上静脉、大脑中静脉和大脑下静脉，它们分别汇入上矢状窦、海绵窦和乙状窦。脑的深静脉收集大脑深部的静脉血，最后汇集成大脑内静脉和大脑大静脉汇入直窦。

脑的静脉
（浅组）

（3）脊髓的血管　在脊髓的标本和模型上，并结合图谱观察，可见其前面和后面分别有纵行的动脉，分别称为脊髓前动脉和脊髓后动脉，它们均由左、右椎动脉发出。左、右脊髓前动脉发出之后立即会合成 1 条动脉，位于脊髓前正中裂内，沿途有颈升动脉、肋间动脉和腰动脉的分支加入，并沿途发出分支分布到脊髓。左、右脊髓后动脉发出之后在脊髓后面下行，也沿途收纳颈升动脉、肋间动脉和腰动脉的分支的加入，并沿途发出分支分布到脊髓。脊髓前动脉和脊髓后动脉在脊髓表面借动脉冠相互交通，由动脉冠再发分支至脊髓内部。

脊髓动脉
（模型）

实验拓展

【练习题】

一、A1 型单项选择题

1. 脑和脊髓的被膜由外向内依次为　　　　　　　　　　　　　　　　　　（　　）
   A. 硬膜、软膜、蛛网膜　　　　　　　　B. 硬膜、蛛网膜、软膜
   C. 软膜、蛛网膜、硬膜　　　　　　　　D. 蛛网膜、硬膜、软膜
   E. 蛛网膜、软膜、硬膜

2. 关于硬脑膜窦，正确的是　　　　　　　　　　　　　　　　　　　　　（　　）
   A. 内含动脉血　　　　　　　　　　　　B. 窦壁内有丰富的平滑肌
   C. 损伤后平滑肌收缩能自行止血　　　　D. 与颅外静脉无交通
   E. 由硬脑膜在某些部位两层分开、内衬内皮细胞构成

3. 关于乙状窦的说法，正确的是　　　　　　　　　　　　　　　　　　　（　　）
   A. 直接注入颈内静脉　　　　　　　　　B. 不成对
   C. 位于枕骨横沟内　　　　　　　　　　D. 是窦汇的延续
   E. 是直窦的延续

4. 关于上矢状窦的说法，错误的是　　　　　　　　　　　　　　　　　　（　　）
   A. 位于大脑镰的上缘　　　　　　　　　B. 前方止于盲孔
   C. 后方注入窦汇　　　　　　　　　　　D. 蛛网膜粒突入此窦
   E. 不属于硬脑膜窦

5. 海绵窦直接注入　　　　　　　　　　　　　　　　　　　　　　（　　）

　　A. 上矢状窦　　　　B. 下矢状窦　　　　C. 直窦　　　　D. 岩上窦

　　E. 乙状窦

6. 海绵窦外侧壁自上而下排列正确的是　　　　　　　　　　　　　（　　）

　　A. 展神经、动眼神经和上颌神经

　　B. 动眼神经、滑车神经、眼神经和上颌神经

　　C. 展神经和颈内动脉

　　D. 眼神经、上颌神经、动眼神经和滑车神经

　　E. 滑车神经、眼神经、动眼神经和展神经

7. 不穿行于海绵窦的结构是　　　　　　　　　　　　　　　　　　（　　）

　　A. 动眼神经　　　　B. 滑车神经　　　　C. 眼神经　　　　D. 上颌神经

　　E. 下颌神经

8. 通过海绵窦与颈内动脉伴行的神经是　　　　　　　　　　　　　（　　）

　　A. 动眼神经　　　　B. 滑车神经　　　　C. 眼神经　　　　D. 上颌神经

　　E. 展神经

9. 关于脊髓蛛网膜的描述，正确的是　　　　　　　　　　　　　　（　　）

　　A. 位于软脊膜的内面　　　　　　　B. 位于硬脑膜的外面

　　C. 其外面有脑脊液流动　　　　　　D. 与硬脊膜之间有终池

　　E. 与软脊膜之间的间隙称蛛网膜下隙

10. 有关脑蛛网膜的描述，正确的是　　　　　　　　　　　　　　（　　）

　　A. 富有血管神经　　　　　　　　　B. 与硬脊膜之间有硬膜外隙

　　C. 与软脑膜之间有软脑膜下隙　　　D. 与软脑膜之间的腔隙内充满脑脊液

　　E. 与硬脊膜之间为蛛网膜下隙

11. 硬膜外隙和蛛网膜下隙内都有　　　　　　　　　　　　　　　（　　）

　　A. 脑脊液　　　　B. 脑神经根　　　　C. 脊神经根　　　　D. 结缔组织

　　E. 椎静脉丛

12. 蛛网膜粒突入　　　　　　　　　　　　　　　　　　　　　　（　　）

　　A. 上矢状窦　　　　B. 下矢状窦　　　　C. 直窦　　　　D. 窦汇

　　E. 乙状窦

13. 关于齿状韧带的描述，正确的是　　　　　　　　　　　　　　（　　）

　　A. 由蛛网膜形成

　　B. 由硬脊膜形成

　　C. 其作用是将脊髓的血管固定在椎管上

　　D. 由软脊膜在脊髓两侧脊神经前、后根之间形成

　　E. 其尖端附于脊髓上

14. 脑脊液产生于　　　　　　　　　　　　　　　　　　　　　　（　　）

　　A. 脑组织　　　　B. 硬脑膜　　　　C. 蛛网膜　　　　D. 软脑膜

　　E. 脑室脉络丛

15. 侧脑室位于 （　　）
    A. 端脑内　　　　　B. 间脑内　　　　　C. 中脑内　　　　　D. 脑桥内
    E. 延髓与小脑之间

16. 关于第3脑室的描述，不正确的是 （　　）
    A. 位于间脑中间　　B. 呈正中矢状位　　C. 前界为终板　　　D. 顶有脉络丛
    E. 前下部有中脑水管

17. 关于脑脊液的描述，错误的是 （　　）
    A. 除大脑外，其余中枢神经系统结构均浸泡在脑脊液中
    B. 经室间孔流入第3脑室
    C. 经第4脑室正中孔和外侧孔流入蛛网膜下腔
    D. 经蛛网膜（颗）粒渗透至上矢状窦
    E. 脑室和脑池内均充满脑脊液

18. 不属于颈内动脉行程分部的是 （　　）
    A. 颈部　　　　　　B. 岩部　　　　　　C. 海绵窦部　　　　D. 前床突上部
    E. 前床突下部

19. 属于颈内动脉的直接分支的是 （　　）
    A. 后交通动脉　　　B. 前交通动脉　　　C. 大脑后动脉　　　D. 小脑上动脉
    E. 迷路动脉

20. 不属于颈内动脉分支的动脉是 （　　）
    A. 大脑前动脉　　　B. 大脑中动脉　　　C. 大脑后动脉　　　D. 后交通动脉
    E. 眼动脉

21. 大脑中央前回的动脉血供主要来自 （　　）
    A. 大脑前动脉　　　B. 前交通动脉　　　C. 基底动脉　　　　D. 大脑后动脉
    E. 大脑中动脉

22. 分布于半球内侧面顶枕沟以前大脑皮质的动脉是 （　　）
    A. 大脑中动脉　　　B. 大脑前动脉　　　C. 大脑后动脉　　　D. 前交通动脉
    E. 基底动脉

23. 尾状核、豆状核和内囊等结构的血液主要来自 （　　）
    A. 颈内动脉的直接分支　　　　　　B. 大脑前动脉的直接分支
    C. 大脑中动脉的直接分支　　　　　D. 大脑后动脉的直接分支
    E. 基底动脉的直接分支

24. 椎动脉的行程中要经过 （　　）
    A. 枕骨大孔　　　　B. 椎间孔　　　　　C. 椎孔　　　　　　D. 棘孔
    E. 卵圆孔

25. 关于基底动脉，正确的是 （　　）
    A. 由左、右椎动脉合成　　　　　　B. 与小脑腹侧相邻
    C. 走行于延髓背侧　　　　　　　　D. 穿经枕骨大孔
    E. 直接参与构成大脑动脉环

二、A2 型单项选择题

1. 患者,女,35 岁,需实施腰部局麻手术。麻醉药物应注入 　　　　　　　(　)

    A. 硬膜下隙　　　　B. 硬膜外隙　　　　C. 蛛网膜外隙　　　　D. 蛛网膜下隙

    E. 终池

2. 患者,男,40 岁,4 天前右上唇处有一疖肿,刮脸时不慎将其刮破,并挤压之,引起面部感染,进而引起颅内感染。以下最先被感染的部位是 　　　　　(　)

    A. 横窦　　　　　　B. 直窦　　　　　　C. 海绵窦　　　　　　D. 上矢状窦

    E. 下矢状窦

3. 患者颅底骨折后出现患侧眼球停于外展位。检查发现眼球不能向其他方向转动,但视力正常,额部皮肤和上睑皮肤感觉消失。病变可能损伤 　　　　(　)

    A. 海绵窦内侧壁　　B. 海绵窦外侧壁　　C. 鞍背　　　　　　　D. 垂体窝

    E. 前床突

4. 患者因头痛、恶心呕吐、视力障碍入院。诊断为脑积水并伴有视神经盘水肿。颅内高压引起视神经盘水肿的原因是 　　　　　　　　　　　　　(　)

    A. 脑硬膜下隙延伸至视神经周围　　　　B. 脊髓蛛网膜下隙延伸至视神经周围

    C. 脑蛛网膜下隙延伸至视神经周围　　　D. 脊髓硬膜外隙延伸至视神经周围

    E. 脊髓硬膜下隙延伸至视神经周围

5. 患者,女,50 岁,脑出血后,出现典型的"三偏症"。临床诊断为内囊病变。其破裂出血的血管可能是 　　　　　　　　　　　　　　　　　　　(　)

    A. 脉络丛前动脉　　B. 大脑前动脉　　　C. 前交通动脉　　　　D. 迷路动脉

    E. 豆纹动脉

6. 患者,男,56 岁,表现为舌下神经交叉性偏瘫的症状。临床影像学资料显示出现血管栓塞。可能发生栓塞的动脉是 　　　　　　　　　　　　　(　)

    A. 豆纹动脉　　　　B. 椎动脉延髓支　　C. 基底动脉分支　　　D. 小脑上动脉分支

    E. 大脑后动脉分支

三、B1 型单项选择题

(1~3 题共用备选答案)

    A. 硬脑膜　　　　　B. 硬脊膜　　　　　C. 软脊膜　　　　　　D. 脊髓蛛网膜

    E. 软脑膜

1. 齿状韧带形成于 　　　　　　　　　　　　　　　　　　　　　　(　)

2. 小脑幕形成于 　　　　　　　　　　　　　　　　　　　　　　　(　)

3. 参与形成脉络丛的是 　　　　　　　　　　　　　　　　　　　　(　)

(4~6 题共用备选答案)

    A. 侧脑室　　　　　B. 第 3 脑室　　　　C. 第 4 脑室　　　　　D. 室间孔

    E. 外侧孔

4. 直接连通向蛛网膜下隙的是 　　　　　　　　　　　　　　　　　(　)

5. 位于间脑的充满脑脊液的间隙是 　　　　　　　　　　　　　　　(　)

6. 菱形窝参与构成的是 　　　　　　　　　　　　　　　　　　　　(　)

(7～11题共用备选答案)

　　A. 眶上裂　　　　　　B. 枕骨大孔　　　　C. 卵圆孔　　　　D. 棘孔

　　E. 破裂孔

7. 颈内动脉入颅时会经过　　　　　　　　　　　　　　　　　　　（　　）

8. 动眼神经和滑车神经出颅的孔是　　　　　　　　　　　　　　　（　　）

9. 脑膜中动脉入颅的孔是　　　　　　　　　　　　　　　　　　　（　　）

10. 椎动脉入颅的孔是　　　　　　　　　　　　　　　　　　　　　（　　）

11. 三叉神经的下颌神经出入颅骨处是　　　　　　　　　　　　　　（　　）

四、X 型多项选择题

1. 硬脑膜形成物包括　　　　　　　　　　　　　　　　　　　　　（　　）

　　A. 大脑镰　　　　　　B. 鞍膈　　　　　　C. 小脑幕　　　　D. 小脑镰

　　E. 海绵窦

2. 经过海绵窦的结构有　　　　　　　　　　　　　　　　　　　　（　　）

　　A. 眼神经　　　　　　B. 动眼神经　　　　C. 滑车神经　　　D. 展神经

　　E. 颈内动脉

3. 椎-基底动脉系的供应范围　　　　　　　　　　　　　　　　　　（　　）

　　A. 延髓　　　　　　　B. 脑桥　　　　　　C. 小脑　　　　　D. 中脑

　　E. 端脑

4. 下述哪些动脉参与构成大脑动脉环　　　　　　　　　　　　　　（　　）

　　A. 大脑前动脉　　　B. 前交通动脉　　　C. 大脑中动脉　　　D.后交通动脉

　　E. 大脑后动脉

5. 关于大脑动脉环的描述,正确的有　　　　　　　　　　　　　　（　　）

　　A. 大脑动脉环环绕视交叉、灰结节和乳头体

　　B. 颈内动脉可发出大脑前、中动脉

　　C. 前交通动脉连结两侧大脑前动脉

　　D. 基底动脉可发出左、右大脑后动脉

　　E. 颈内动脉发出后交通动脉与大脑后动脉吻合

(王征、季华)

附　录

附录一　内分泌系统实验

【实验目的】

1. 掌握内分泌各器官的形态与位置。
2. 了解内分泌各器官的功能。

【实验材料】

1. 头部正中矢状切面标本,示垂体和松果体。
2. 示胸腺的童尸标本。
3. 腹后壁示肾上腺标本
4. 颈部示甲状腺标本。

【实验提示】

1. 内分泌器官有的很小,又比较分散,故需要配合多个标本,细心寻找。
2. 脑垂体通常在实物标本上很难见到,在取脑过程中多留在垂体窝内。因此,可借助头部矢状切面标本观察其位置,借助图谱观察其形态。
3. 甲状腺主要在颈部标本和喉的标本上观察,着重观察甲状腺的形态及其与血管的关系。
4. 肾上腺位于肾的上端,仔细观察左、右肾上腺的形态区别。

【实验内容】

1. 垂　体

位于垂体窝内,呈椭圆形,借垂体柄与丘脑下部的漏斗相连。实物标本上很难见到垂体,因垂体窝上方覆盖 1 层膜(鞍膈),往往在取脑过程中留在垂体窝内。因此,借助颅底标本和头部正中矢状切面标本显示其位置,借助模型观察其形态。根据垂体的组织结构将其分为腺垂体和神经垂体 2 个部分:腺垂体包括远侧部、结节部和中间部;神经垂体包括神经部和漏斗部。

垂体和松果体

垂体能够分泌生长激素、促甲状腺激素、促肾上腺皮质激素和促性腺激素。后三者分别促进甲状腺、肾上腺和性腺的分泌活动;生长激素可促进骨的生长发育;加压素调节肾脏的活动;催产素可促进子宫的收缩和乳腺分泌乳汁。

2. 甲状腺

在头颈部标本上观察,可见甲状腺位于颈前部及两侧,形态呈"H"字形。甲状腺由左、右 2 个侧叶及两侧叶之间的甲状腺峡部组成。有些个体在峡部上方凸出有锥状叶。甲状腺表面被 2 层结缔组织被膜所包裹,并将甲状腺固定于喉软骨,因此,在吞咽时甲状腺可随喉上下移动。

甲状腺和
甲状旁腺

甲状腺分泌的甲状腺素具有调节机体基础代谢的功能，影响机体的生长和发育。

3. 甲状旁腺

在标本和模型上观察。通常在甲状腺左、右 2 个侧叶的后面，可见上、下 2 对棕黄色的卵圆形小体，即为甲状旁腺，其形态和大小略似黄豆。有的甲状旁腺埋于甲状腺的实质内，甲状腺手术时应注意勿伤及甲状旁腺。

甲状旁腺产生的激素的主要作用是调节机体的钙磷代谢，维持血钙平衡。

4. 肾上腺

肾上腺

在尸体标本上原位观察，可见左、右肾上腺分别位于左、右肾的上方，在活体和新鲜标本中呈深黄色。左肾上腺呈半月形，右肾上腺约呈三角形。肾上腺的组织分为皮质和髓质 2 个部分，分泌不同的激素，具有重要机能。

肾上腺皮质分泌盐皮质激素调节机体水盐代谢，分泌糖皮质激素调节碳水化合物的合成代谢，分泌性激素调节性行为和第二性征。肾上腺髓质分泌肾上腺素和去甲肾上腺素，调节心血管和内脏平滑肌的活动。

5. 胸　腺

胸腺

在童尸上观察其位置与形态。胸腺在新生儿和幼儿中较发达，在性成熟时发育至顶峰，以后逐渐萎缩和退化，在成年已被结缔组织所取代。因此，在成年尸体胸骨后方可以见到一些结缔组织，而在童尸的胸骨后见到的腺体便是胸腺。其可以分为左、右两叶。

胸腺本身是 T 淋巴细胞分化、发育和成熟的场所。胸腺产生胸腺素，对 T 淋巴细胞进行培育和促使其发育成熟，参与机体的免疫反应。

6. 松果体

位于上丘脑的后上方，在新鲜标本中呈灰红色（示教）。在幼年，松果体较发达并有重要的生理机能，7 岁后逐渐退化，成人松果体已钙化。

松果体可分泌褪黑激素，参与调节生殖系统的发育。

实验拓展

【练习题】

一、A1 型单项选择题

1. 属于内分泌腺的器官是　　　　　　　　　　　　　　　　　　　　　　　　（　　）

　　A. 前庭大腺　　　　　B. 垂体　　　　　　C. 前列腺　　　　　D. 胰腺

　　E. 睾丸

2. 对于垂体的描述，错误的是　　　　　　　　　　　　　　　　　　　　　　（　　）

　　A. 位于蝶骨体上面的垂体窝内　　　　B. 借漏斗向上连于下丘脑

　　C. 可分为腺垂体和神经垂体 2 个部分　　D. 神经垂体可分泌垂体激素

　　E. 腺垂体可分泌多种激素

3. 抗利尿激素和催产素是由以下哪个结构产生的　　　　　　　　　　　　　　（　　）

　　A. 腺垂体　　　　　B. 神经垂体　　　　C. 垂体前叶　　　　D. 视上核和室旁核

E. 垂体后叶

4. 甲状旁腺位于　　　　　　　　　　　　　　　　　　　　　　　　（　　）

  A. 甲状腺的前面　　　　　　　　　　　B. 甲状腺的两侧

  C. 甲状腺的两层被膜之间　　　　　　　D. 甲状腺的上方

  E. 甲状腺的下方

5. 关于肾上腺的描述,错误的是　　　　　　　　　　　　　　　　　　（　　）

  A. 左、右各一　　　　　　　　　　　　B. 左侧的近似半月形

  C. 右侧的呈三角形　　　　　　　　　　D. 分泌盐皮质激素

  E. 调节血钙平衡

6. 下列关于肾上腺的描述,正确的是　　　　　　　　　　　　　　　　（　　）

  A. 附于肾的内侧　　　　　　　　　　　B. 属于腹膜内位器官

  C. 左侧呈半月形,右侧呈三角形　　　　D. 可随下垂的肾下降

  E. 包在肾纤维囊内

7. 肾上腺素由哪个内分泌器官分泌　　　　　　　　　　　　　　　　　（　　）

  A. 胰岛　　　　　　B. 睾丸间质细胞　　　C. 卵巢　　　　　D. 肾上腺皮质

  E. 肾上腺髓质

8. 下列哪个内分泌腺在儿童期时功能低下可导致呆小症　　　　　　　　（　　）

  A. 垂体　　　　　　B. 松果体　　　　　　C. 甲状腺　　　　D. 甲状旁腺

  E. 肾上腺

9. 关于甲状腺的描述,错误的是　　　　　　　　　　　　　　　　　　（　　）

  A. 紧贴喉和气管上部的两侧、前方

  B. 呈"H"字形,分为左、右侧叶和中间的甲状腺峡

  C. 有时甲状腺峡向上伸出一锥状叶

  D. 甲状腺峡位于第 4～5 气管软骨环的前方

  E. 甲状腺可分泌甲状腺素

10. 可分为皮质和髓质的内分泌器官是　　　　　　　　　　　　　　　（　　）

  A. 甲状腺　　　　　B. 肾上腺　　　　　　C. 垂体　　　　　D. 松果体

  E. 卵泡和黄体

11. 不属于肾上腺分泌激素的是　　　　　　　　　　　　　　　　　　（　　）

  A. 盐皮质激素　　　B. 糖皮质激素　　　　C. 性激素　　　　D. 去甲肾上腺素

  E. 促肾上腺激素释放激素

12. 分泌雄性激素的器官是　　　　　　　　　　　　　　　　　　　　（　　）

  A. 胸腺　　　　　　B. 睾丸　　　　　　　C. 垂体　　　　　D. 甲状腺

  E. 甲状旁腺

13. 甲状腺次全切除手术后出现手足搐搦,可能是因为　　　　　　　　（　　）

  A. 甲状腺素分泌不足　　　　　　　　　B. 甲状旁腺功能亢进

  C. 切除了甲状旁腺　　　　　　　　　　D. 甲状腺功能减退

  E. 损伤甲状腺神经

人体解剖学实验(系统解剖学篇)

14. 分泌雌性激素的内分泌腺是 （　　）

    A. 甲状腺   B. 甲状旁腺   C. 卵巢   D. 松果体

    E. 胸腺

二、A2 型单项选择题

1. 患者,女,46 岁,自感轻度呼吸困难,声音嘶哑,经检查发现甲状腺上有包块。诊断为结节性甲状腺肿。该病在做甲状腺检查时可发现 （　　）

    A. 吞咽时包块可随喉向上下移动

    B. 吞咽时包块不随喉向上下移动

    C. 包块的移动与吞咽时喉的运动无关

    D. 吞咽时包块随喉向上下移动,与甲状腺囊有关

    E. 吞咽时包块不随喉向上下移动,与甲状腺鞘有关

2. 患者,男,40 岁,发现颈部有一包块,吞咽时包块可随喉向上下移动。诊断后行甲状腺次全切术,术后出现手足搐搦。与此症状相关的问题是 （　　）

    A. 甲状腺素分泌不足   B. 甲状旁腺功能相对亢进

    C. 甲状腺侧叶切除时损伤甲状旁腺   D. 甲状旁腺离甲状腺较远

    E. 分布于甲状腺的神经受损

3. 患者,男,38 岁,发现四肢肥大 10 余年,检查可见手指、脚趾肥大,下颌凸出,鼻子增大。诊断为肢端肥大症。该病为下列哪个结构异常分泌激素而促进骨的生长发育所致 （　　）

    A. 肾上腺皮质   B. 肾上腺髓质   C. 垂体前叶   D. 垂体后叶

    E. 胸腺

4. 患者,女,38 岁,颈部发现一包块,并伴有声音嘶哑。诊断为甲状腺囊肿。在甲状腺切除手术中误伤了甲状旁腺,可导致以下哪些症状 （　　）

    A. 仅钙代谢失常   B. 手足搐搦症   C. 仅磷代谢失常   D. 血钙浓度升高

    E. 血磷浓度降低

5. 患者,孕妇,超过预产期 2 周仍未分娩,胎盘检查 3 级成熟。产科医生建议行静脉滴注,加强子宫平滑肌收缩。可采用的激素是 （　　）

    A. 生长激素   B. 催乳素   C. 黑色细胞刺激素 D. 抗利尿激素

    E. 催产素

6. 患者,女,56 岁,自感乏力,有口渴感,消瘦,空腹血糖值 14.5mmol/L。诊断为糖尿病。其发生可能由哪种激素分泌不足引起 （　　）

    A. 胰高血糖素   B. 胰岛素   C. 肾上腺素   D. 糖皮质激素

    E. 褪黑素

三、B1 型单项选择题

(1～3 题共用备选答案)

    A. 侏儒症   B. 子宫收缩、乳腺泌乳

    C. 巨人症   D. 手足搐搦症

    E. 尿崩症

1. 垂体前叶分泌功能过剩可引起 （　　）

2. 甲状旁腺功能低下可引起 （　　）

3. 垂体后叶分泌功能低下可引起 （　　）

（4～7题共用备选答案）

　　A. 肾上腺　　　　B. 甲状腺　　　　C. 垂体　　　　D. 松果体

　　E. 甲状旁腺

4. 呆小症是由哪个腺体幼年分泌功能不足造成的 （　　）

5. 侏儒症是由哪个腺体幼年分泌功能不足造成的 （　　）

6. 成年后哪个腺体分泌功能亢进会导致肢端肥大症 （　　）

7. 哪个腺体在幼年期损伤会导致性发育异常 （　　）

四、X型多项选择题

1. 下列关于甲状腺的说法,正确的有 （　　）

　　A. 呈"H"字形　　　　　　　　B. 峡位于第2～4气管软骨的前面

　　C. 均由侧叶、锥体叶和峡3个部分构成　　D. 有两层被膜

　　E. 血液丰富

2. 下列关于肾上腺的说法,正确的有 （　　）

　　A. 是腹膜外位器官

　　B. 位于肾的内上方

　　C. 实质包括皮质和髓质2个部分

　　D. 其分泌物的作用与副交感神经兴奋时的作用一致

　　E. 髓质占腺体的大部分

【微知识】

生物钟与激素分泌

　　2017年诺贝尔生理学或医学奖由美国遗传学家杰弗里·霍尔(Jeffrey Hall)、迈克尔·罗斯巴什(Michael Rosbash)及迈克尔·杨(Michael Young)获得。他们三人揭示了生物钟的秘密,解释了植物、动物以及人类是如何适应这种生物节律,并如何同时与地球的自转保持同步。

　　地球上的所有生命体,包括人类在内,内部都有一个生物钟,以适应昼夜变换,并找到生命的节奏。1984年,杰弗里·霍尔、迈克尔·罗斯巴什及迈克尔·杨紧密合作,成功分离出果蝇体内 *period* 基因,并将其编码的蛋白命名为PER蛋白。同时发现,PER蛋白晚上在果蝇体内积累,到了白天又被分解;PER蛋白浓度以24小时为周期循环波动,与昼夜节律相同。1994年,迈克尔·杨发现了第2个节律基因 *timeless*,编码TIM蛋白,它与PER蛋白结合,一起进入细胞核并抑制 *period* 基因活性。1998年,迈克尔·杨又证实了 *doubletime* 基因编码的DBT蛋白可延迟PER蛋白的积累,最终解释了细胞中蛋白波动的周期为什么会稳定在24小时左右。

　　生物钟包括中枢生物钟(母钟)和外周生物钟(子钟)。中枢生物钟位于视交叉上核,可自主独立产生并维持日周期节律,由此发出的信息控制机体的行为和生理节律,包括运动、睡眠、体温、内分泌等全身的节律活动。外周生物钟存在于视交叉上核以外的多种器官,如心、肝、胰腺和肾等。它们不能自主产生节律,而是接受中枢生物钟直接或间接控制。中枢

生物钟（母钟）和外周生物钟（子钟）两者共同调节着人体昼夜节律变化。

糖皮质激素的分泌即具有典型的昼夜节律性变化特点：每天 8:00—10:00 为分泌高峰，随后逐渐减少，24:00 分泌最少。胰岛素晚上分泌减少，敏感性下降。糖尿病患者在夜间血糖控制尚可且平稳；3:00—9:00 时，由于糖皮质激素、甲状腺激素、胰高血糖素等分泌，会发生清晨高血糖。生长激素作为生长发育必需的代谢激素，在 24 小时以内呈脉冲式分泌。这些现象都是人体生物钟与激素分泌反馈式相互调节的表现。

（周焰、王统彩）

附录二　练习题参考答案

实验1　骨学总论

一、A1 型单项选择题

1.E　2.E　3.B　4.B　5.D　6.D　7.C

二、A2 型单项选择题

1.B　2.B

三、X 型多项选择题

1.ABC　2.CD

实验2　躯干骨

一、A1 型单项选择题

1.B　2.C　3.B　4.D　5.B　6.B　7.E　8.D　9.C　10.B　11.C　12.E　13.B
14.E　15.D　16.C　17.D

二、A2 型单项选择题

1.D　2.D　3.B　4.C

三、B1 型单项选择题

1.C　2.A　3.B　4.A　5.A　6.B　7.C

四、X 型多项选择题

1.AB　2.ABC　3.CD　4.BCD　5.BD

实验3　颅骨

一、A1 型多项选择题

1.E　2.E　3.B

二、A2 型单项选择题

1.D　2.D

三、B1 型单项选择题

1.A　2.A　3.B　4.C　5.B　6.E　7.A

四、X 型多项选择题

1.ABE　2.AB　3.ABCE

实验4　上肢骨

一、A1 型单项选择题

1.D　2.C　3.E　4.E　5.E　6.D　7.B　8.D　9.E　10.B　11.C　12.E

二、A2 型单项选择题
   1.D　2.B　3.B　4.B　5.D　6.D

三、B1 型单项选择题
   1.D　2.B　3.E　4.B　5.D　6.A

四、X 型多项选择题
   1.ABCDE　2.CDE

实验 5　下肢骨

一、A1 型单项选择题
   1.B　2.E　3.C　4.C　5.E

二、A2 型单项选择题
   1.B　2.C

三、B1 型单项选择题
   1.A　2.C　3.B

四、X 型多项选择题
   1.CD　2.CD

实验 6　关节总论和躯干骨的连结

一、A1 型单项选择题
   1.B　2.D　3.D　4.D　5.B　6.E　7.C　8.A　9.C　10.C　11.C　12.E　13.E
   14.C　15.E　16.C　17.B　18.C　19.D　20.E　21.B

二、A2 型单项选择题
   1.D　2.C　3.C　4.D　5.C　6.A　7.A

三、B1 型单项选择题
   1.C　2.E　3.A　4.B　5.A　6.D　7.C

四、X 型多项选择题
   1.ACD　2.ABCDE　3.AB　4.ABC　5.ABDE　6.ACE

实验 7　颅骨的连结

一、A1 型单项选择题
   1.B　2.A

二、X 型多项选择题
   1.BCE

实验 8　上肢骨的连结

一、A1 型单项选择题
   1.D　2.B　3.A　4.A　5.E　6.A　7.A　8.C　9.C　10.B　11.D

二、A2 型单项选择题
   1.C　2.A

三、B1 型单项选择题

1. A　2. B　3. C　4. B　5. A　6. A　7. B　8. C　9. A　10. B　11. C　12. C　13. A
14. D

四、X 型多项选择题

1. ABD　2. CE

实验 9　下肢骨的连结

一、A1 型单项选择题

1. B　2. E　3. C　4. E　5. D　6. B　7. D　8. E　9. A　10. B　11. D　12. C　13. C
14. E　15. C　16. D　17. E

二、A2 型单项选择题

1. C　2. E　3. D　4. B　5. A　6. B

三、B1 型单项选择题

1. C　2. A　3. B　4. D　5. E

四、X 型多项选择题

1. ABC　2. BCE　3. BCD　4. ABCDE　5. ABC　6. AB　7. ADE

实验 10　头颈肌

一、A1 型单项选择题

1. A　2. C　3. C　4. D　5. A　6. C　7. D　8. E　9. B　10. A　11. E　12. C　13. A
14. B

二、A2 型单项选择题

1. D　2. E

三、B1 型单项选择题

1. C　2. B　3. A　4. E　5. D　6. A　7. C　8. D

四、X 型多项选择题

1. ABCD　2. ABC　3. ABCDE

实 11　躯干肌

一、A1 型单项选择题

1. D　2. E　3. B　4. C　5. B　6. D　7. C　8. E　9. C　10. E　11. A　12. C　13. E
14. E　15. C　16. E　17. B　18. D　19. D　20. B　21. E

二、X 型多项选择题

1. ABCDE　2. AC　3. ABDE　4. BCD　5. AD　6. ABDE　7. CD　8. ABE　9. AD

实验 12　上肢肌

一、A1 型单项选择题

1. D　2. C　3. D　4. B　5. B　6. A　7. B　8. C　9. C　10. D　11. B　12. C　13. E
14. A　15. E　16. A　17. E　18. C　19. B　20. A　21. D

二、A2 型单项选择题
    1．C 2．E 3．A 4．C

三、B1 型单项选择题
    1．E 2．A 3．D 4．C 5．B 6．B 7．A 8．D

四、X 型多项选择题
    1．BCD 2．BC 3．AC 4．BCDE 5．BD

实验 13 下肢肌

一、A1 型单项选择题
    1．A 2．B 3．B 4．C 5．E 6．E 7．A 8．D 9．C 10．B 11．E 12．B 13．B
    14．D 15．B 16．A 17．D 18．B 19．D 20．A 21．C

二、A2 型单项选择题
    1．E 2．A 3．B 4．C 5．D

三、B1 型单项选择题
    1．A 2．C 3．B 4．D 5．E

四、X 型多项选择题
    1．BCD 2．ABCDE 3．ABCDE 4．ABC 5．BD

实验 14 消化管

一、A1 型单项选择题
    1．A 2．A 3．A 4．B 5．C 6．A 7．C 8．C 9．D 10．C 11．A 12．B 13．C
    14．B 15．C 16．E 17．A 18．C 19．B 20．C 21．D 22．E 23．A 24．B 25．C

二、A2 型单项选择题
    1．C 2．D 3．D 4．C 5．C 6．A 7．E

三、B1 型单项选择题
    1．B 2．E 3．D 4．A 5．C 6．E

四、X 型多项选择题
    1．ACDE 2．CDE 3．ABCDE 4．ABCD 5．BCD 6．ABCE 7．ACDE 8．AC
    9．ACE 10．ABCD

实验 15 消化腺

一、A1 型单项选择题
    1．D 2．C 3．B 4．C 5．C 6．D 7．E 8．B 9．D 10．A 11．B 12．C 13．C

二、A2 型单项选择题
    1．A 2．A 3．C 4．D 5．C

三、B1 型单项选择题
    1．C 2．D 3．E 4．D 5．A 6．C

四、X 型多项选择题
    1．ABCD 2．ABCD 3．AD 4．ABCD 5．ABCE 6．ABDE

实验 16　呼吸道和肺

一、A1 型单项选择题

1. A　2. D　3. A　4. D　5. D　6. D　7. B　8. E　9. B　10. D　11. B　12. D　13. B

14. E　15. C　16. D　17. E　18. C　19. C　20. A　21. D　22. A　23. B　24. D　25. D

二、A2 型单项选择题

1. D　2. E　3. A　4. B　5. D　6. B　7. E　8. A　9. D　10. D

三、B1 型单项选择题

1. C　2. E　3. D　4. A　5. B　6. D　7. C

四、X 型多项选择题

1. ACE　2. ABDE　3. ACDE　4. CDE　5. ADE　6. BDE　7. ABCE　8. ACD

9. ACDE　10. ABDE

实验 17　肾、输尿管、膀胱和女性尿道

一、A1 型单项选择题

1. A　2. A　3. B　4. E　5. C　6. A　7. B　8. C　9. C　10. A　11. B　12. D　13. D

14. E　15. A　16. D　17. A　18. D　19. B　20. E　21. D　22. C　23. A

二、A2 型单项选择题

1. B　2. A　3. E　4. E　5. C

三、B1 型单项选择题

1. B　2. A　3. E　4. A　5. B　6. C　7. D　8. E

四、X 型多项选择题

1. ABCE　2. CE　3. AB　4. BE

实验 18　男性生殖系统

一、A1 型单项选择题

1. C　2. A　3. B　4. D　5. E　6. D　7. C　8. E　9. B　10. D　11. A　12. D　13. C

14. D　15. D　16. E　17. D　18. C　19. B　20. E　21. C　22. C　23. C　24. A　25. E

二、A2 型单项选择题

1. C　2. C　3. C　4. A　5. C

三、B1 型单项选择题

1. A　2. D　3. B　4. B　5. C　6. D　7. E　8. A　9. D　10. E

四、X 型多项选择题

1. ABCE　2. AB　3. ACDE　4. ABCE　5. BC　6. ABCE

实验 19　女性生殖系统

一、A1 型单项选择题

1. C　2. E　3. B　4. B　5. D　6. C　7. D　8. C　9. C　10. D　11. B　12. D　13. A

14. A　15. E　16. D　17. C　18. B　19. C　20. B　21. E　22. B　23. D　24. C　25. D

二、A2 型单项选择题

    1．B   2．D   3．C   4．B   5．C

三、B1 型单项选择题

    1．C   2．D   3．B   4．A   5．C   6．B   7．D   8．E

四、X 型多项选择题

    1．ACE   2．ACE   3．ABCD   4．BCD   5．ABCE

实验 20　腹膜

一、A1 型单项选择题

    1．A   2．D   3．A   4．C   5．D   6．B   7．E   8．B

二、A2 型单项选择题

    1．C   2．D   3．C   4．E   5．B

三、B1 型单项选择题

    1．B   2．C   3．A   4．A   5．D   6．C

四、X 型多项选择题

    1．BCD   2．AC   3．ABCD   4．ABCD   5．ABCE   6．ABCE

实验 21　心

一、A1 型单项选择题

    1．A   2．C   3．D   4．C   5．B   6．C   7．C   8．A   9．C   10．B   11．D   12．C   13．A

    14．E   15．B   16．B   17．B   18．B   19．B   20．B   21．B   22．D   23．E   24．D   25．C

    26．E   27．C   28．A   29．C   30．C   31．C   32．E   33．E   34．B   35．D   36．B   37．B

    38．A

二、A2 型单项选择题

    1．D   2．B   3．A   4．A   5．D   6．A   7．B   8．E   9．C   10．A   11．C   12．A   13．D

    14．C   15．C

三、B1 型单项选择题

    1．B   2．E   3．C   4．A   5．C   6．B   7．A   8．A   9．B   10．C   11．D

四、X 型多项选择题

    1．ACD   2．ACD   3．ACDE   4．BC   5．ABCE   6．ABDE   7．ABD

实验 22　动脉

一、A1 型单项选择题

    1．E   2．A   3．E   4．A   5．A   6．E   7．E   8．D   9．D   10．E   11．B   12．E   13．A

    14．B   15．C   16．A   17．B   18．C   19．B   20．E   21．A   22．C   23．C   24．A   25．B

    26．B   27．D   28．C   29．D   30．C   31．B   32．A   33．D   34．D   35．C   36．E   37．C

    38．C   39．D   40．D   41．E   42．B   43．A   44．D   45．A

二、A2 型单项选择题

1.B　2.E　3.B　4.C　5.D　6.A　7.C　8.C　9.E　10.C　11.A　12.E　13.A
14.D

三、B1 型单项选择题

1.B　2.A　3.C　4.E　5.D　6.D　7.C　8.E　9.B　10.C　11.E　12.E　13.D

四、X 型多项选择题

1.CDE　2.BCDE　3.AB　4.CE　5.ACD　6.BCE

实验 23　静脉

一、A1 型单项选择题

1.E　2.E　3.C　4.B　5.D　6.A　7.E　8.E　9.D　10.C　11.D　12.E　13.C
14.C　15.C　16.B　17.D　18.C　19.C　20.E　21.A　22.C　23.A

二、A2 型单项选择题

1.A　2.E　3.D　4.D　5.B　6.B　7.A

三、B1 型单项选择题

1.E　2.A　3.B　4.B　5.A　6.D　7.B　8.C　9.C　10.C　11.A　12.B　13.E
14.D　15.B　16.A　17.C

四、X 型多项选择题

1.BCD　2.ACD　3.BC　4.ABCDE　5.BDE　6.BE　7.BCE　8.CE　9.ACDE

实验 24　淋巴导管、淋巴结和脾

一、A1 型单项选择题

1.D　2.A　3.B　4.D　5.D　6.A　7.C　8.C　9.B　10.A　11.B　12.D　13.C
14.A　15.B　16.C

二、A2 型单项选择题

1.B　2.A　3.E　4.D　5.D　6.C　7.B　8.B

三、B1 型单项选择题

1.C　2.B　3.A　4.C　5.D　6.A　7.A　8.A　9.B　10.A　11.D　12.A　13.B
14.C　15.A

四、X 型多项选择题

1.ACD

实验 25　眼球和眼副器

一、A1 型单项选择题

1.E　2.B　3.C　4.A　5.C　6.D　7.D　8.A　9.B　10.A　11.B　12.C　13.C
14.A　15.B　16.B　17.C　18.A　19.B　20.B　21.A　22.A　23.B　24.D　25.A
26.B　27.C　28.A　29.E　30.E

二、A2 型单项选择题

1.C　2.E　3.A　4.D　5.B　6.C　7.E　8.B　9.D　10.A

三、B1 型单项选择题

1. D 2. E 3. B 4. C 5. E 6. B 7. D 8. B 9. C 10. E 11. B 12. A 13. D
14. E

四、X 型多项选择题

1. ABD 2. BDE 3. ACD

实验 26 耳

一、A1 型单项选择题

1. C 2. B 3. E 4. A 5. D 6. B 7. C 8. C 9. D 10. D 11. E 12. C 13. E
14. A 15. C 16. D 17. D 18. B 19. A 20. A 21. D

二、A2 型单项选择题

1. A 2. B 3. C 4. A 5. E 6. A 7. D 8. B

三、B1 型单项选择题

1. D 2. A 3. C 4. E 5. C 6. D 7. B 8. B 9. A 10. B 11. C 12. D

四、X 型多项选择题

1. ABD 2. ABCDE 3. ABDE 4. ACE 5. ACE

实验 27 脊髓

一、A1 型单项选择题

1. B 2. C 3. E 4. D 5. C 6. C 7. C 8. A 9. C 10. D 11. D 12. C

二、A2 型单项选择题

1. E 2. C 3. E 4. A 5. B 6. B 7. C 8. B

三、B1 型单项选择题

1. A 2. C 3. D 4. B

四、X 型多项选择题

1. BE 2. ABCDE 3. ABCD

实验 28 脑

一、A1 型单项选择题

1. D 2. B 3. E 4. B 5. E 6. B 7. E 8. D 9. B 10. D 11. C 12. A 13. B
14. D 15. D 16. E 17. E 18. B 19. E 20. A 21. B 22. C 23. D 24. B 25. C
26. A 27. C 28. A 29. E 30. C 31. E 32. A

二、A2 型单项选择题

1. E 2. E 3. A 4. B 5. C

三、B1 型单项选择题

1. E 2. C 3. A 4. E 5. B 6. C

四、X 型多项选择题

1. BCE 2. BC 3. ACE 4. ABCDE 5. ABDE 6. ABCDE

实验29　脊神经

一、A1 型单项选择题

　1. A　2. A　3. C　4. B　5. D　6. A　7. A　8. E　9. B　10. B　11. D　12. D　13. D

　14. C　15. C　16. B　17. E　18. D　19. C　20. C　21. D　22. C

二、A2 型单项选择题

　1. A

三、B1 型单项选择题

　1. B　2. D　3. D　4. B　5. E　6. B

四、X 型多项选择题

　1. ABDE　2. BCDE　3. ACD　4. BCDE

实验30　脑神经

一、A1 型单项选择题

　1. E　2. B　3. E　4. E　5. D　6. B　7. D　8. B　9. E　10. D　11. D　12. D　13. E

　14. D　15. E　16. B　17. D　18. D　19. B　20. A　21. C　22. B　23. A　24. D　25. A

二、A2 型单项选择题

　1. B　2. B　3. (1)B　(2)D　(3)C　4. (1)C　(2)A

三、B1 型单项选择题

　1. E　2. A　3. D　4. B　5. C

四、X 型多项选择题

　1. ABCE　2. ACDE　3. ABCD

实验31　内脏神经系统

一、A1 型单项选择题

　1. A　2. A　3. E　4. E　5. D　6. E　7. D　8. D　9. A　10. C　11. D　12. D　13. D

　14. B　15. D　16. A　17. B　18. E　19. B　20. A　21. A

二、A2 型单项选择题

　1. A　2. E　3. B　4. C　5. C　6. A

三、B1 型单项选择题

　1. A　2. D

四、X 型多项选择题

　1. ACDE　2. ABCDE　3. ABE

实验32　感觉和运动传导通路

一、A1 型单项选择题

　1. E　2. D　3. C　4. D　5. E　6. B　7. A　8. C　9. E　10. C　11. C　12. C　13. D

　14. B　15. C　16. B　17. B　18. D　19. B　20. C　21. A　22. B　23. A　24. A　25. B

　26. B　27. A　28. C　29. D　30. E　31. D　32. E　33. C　34. D　35. D　36. A　37. B

38．E　39．C　40．A　41．C　42．E

二、A2 型单项选择题

1．C　2．C　3．B　4．E　5．D　6．A　7．D　8．E　9．C　10．D　11．B　12．D　13．E

14．E　15．E　16．B　17．(1)B　(2)D　(3)C　18．(1)C　(2)B　(3)A

三、B1 型单项选择题

1．E　2．D　3．B　4．C　5．A　6．A　7．C　8．D　9．E　10．A　11．B　12．E　13．B

14．A　15．E　16．B　17．A

四、X 型多项选择题

1．ABCD　2．ABCDE　3．BCD　4．ABE　5．BCDE

实验 33　脑和脊髓的被膜、血管、脑室和脑脊液循环

一、A1 型单项选择题

1．B　2．E　3．A　4．E　5．D　6．B　7．E　8．E　9．E　10．D　11．C　12．A　13．D

14．E　15．A　16．E　17．A　18．E　19．A　20．C　21．E　22．B　23．C　24．A　25．A

二、A2 型单项选择题

1．B　2．C　3．B　4．C　5．E　6．B

三、B1 型单项选择题

1．C　2．A　3．E　4．E　5．B　6．C　7．E　8．A　9．D　10．B　11．C

四、X 型多项选择题

1．ABCDE　2．ABCDE　3．ABCDE　4．ABDE　5．ABCDE

附录一　内分泌系统实验

一、A1 型单项选择题

1．B　2．D　3．D　4．C　5．E　6．C　7．E　8．C　9．D　10．B　11．E　12．B　13．C

14．C

二、A2 型单项选择题

1．A　2．C　3．C　4．B　5．E　6．B

三、B1 型单项选择题

1．C　2．D　3．E　4．B　5．C　6．C　7．C

四、X 型多项选择题

1．ABDE　2．ABC